Yeshi Donden

Tibetisches Heilwissen

HERDER / SPEKTRUM

Band 4664

Das Buch

Immer mehr Menschen spüren, gerade wenn sie krank sind, am eigenen Leib: Der Mensch ist nicht nur seine Organe. „Ein Beispiel für eine Heilkunde, die nüchtern und unspektakulär sowohl Körper als auch Seele behandelt" – so beschreibt die FAZ die tibetische Medizin. Die tibetische Medizin ist keine esoterische Magie, sondern beruht auf jahrhundertealter Erfahrung und systematisierter Erkenntnis mit einem großen Heilmittelschaft. Von den Tibetern wird sie auf die Zeit Buddhas zurückgeführt. Sie ist bis heute, von westlicher Medizin unbeeinflußt, in ihren diagnostischen und therapeutischen Grundlagen einzigartig – und einzigartig erfolgreich. Sie bietet ein jahrtausendealtes Wissen, das Körper und Geist einschließt. Diese seit den historisch belegten Anfängen im 7. Jahrhundert bis heute wirksame Tradition, die ganzheitlich behandelt, wird gegenwärtig im Westen immer mehr als „sanfte Alternative" gesucht.
Noch in keinem anderen Buch wurde diese tibetische Medizin so klar, authentisch und übersichtlich vorgestellt, wie in dem vorliegenden Werk von Yeshi Donden. Aus Vorlesungen vor westlichen Zuhörern hervorgegangen entwickelt er – auf eben dieses andere kulturelle Verständnis zugeschnitten – Systematik und Komplexität dieser alten Überlieferung und ihre praktische Anwendung. Zentraler Gedanke der tibetischen Medizin ist die Wiederherstellung und Erhaltung des Gleichgewichts der drei Körpersäfte. Verschiedene Behandlungsmethoden und medizinische Verfahren – bis hin zu ernährungs-und verhaltenstherapeutischen Ansätzen – werden einbezogen. Der Autor zeichnet das umfassende Instrumentarium nach, mit dem die gesamte Symptomatik erfaßbar wird und beschreibt die Heilmethoden. Ein praxisorientierter Einblick in ein faszinierendes Heilwissen einer großen Kultur.

Der Autor

Dr. Yeshi Donden wurde 1929 in Lhasa geboren, wo er eine Asubildung in traditioneller tibetischer Medizin erhielt. Er war über 20 Jahre Leibarzt des Dalai Lama und gründete das Tibetan Medical Centre in Dharamsala, wo er Patienten aus der ganzen Welt behandelt.

Yeshi Donden

Tibetisches Heilwissen

Gesundheit durch Harmonie

Der Leibarzt des Dalai Lama über die Prinzipien
eines gesunden und langen Lebens

Herausgegeben von Jeffrey Hopkins
Aus dem Amerikanischen von Burkhard Quessel

Herder
Freiburg · Basel · Wien

Gedruckt auf umweltfreundlichem,
chlorfrei gebleichtem Papier

Verlag Herder Freiburg i. Breisgau 1998
Die Originalausgabe erschien unter dem Titel Health trough Balance.
An introduction to Tibetan Medicine bei Snow Lion Publications,
Ithaca N. Y., © Yeshi Donden
Die deutsche Übersetzung erschien, unter dem Titel Gesundheit durch Harmonie. Einführung in die tibetische Medizin, im Verlag Diederichs, München.
Herstellung: Freiburger Graphische Betriebe 1998
Umschlaggestaltung: Joseph Pölzelbauer
Umschlagmotiv: Tibetischer Medizin-Thanka
ISBN: 3-451-04664-4

Inhalt

Vorwort

Im Frühjahr 1980 gab Dr. Yeshi Donden, mit der Unterstützung des Center for South Asian Studies, an der University of Virginia einen Einführungskurs in tibetische Medizin. Dr. Donden, der damals Leibarzt Seiner Heiligkeit des Dalai Lama war, gewährte in seinen Vorlesungen einen Einblick in dieses komplizierte und unzugängliche Gebiet. Im Mittelpunkt des Systems der tibetischen Medizin, das sich vor allem aus der indischen buddhistischen Medizin ableitet, steht die Wiederherstellung und Wahrung des Gleichgewichts zwischen drei Faktoren im Körper. Es sind die drei Körpersäfte, die Wind (Luft), Galle und Schleim genannt werden. (Dabei umfaßt der Begriff »Galle«, zum Beispiel, nicht nur das Sekret der Gallenblase, es ist außerdem der Körpersaft, der für gutes Sehen, eine entschlossene geistige Haltung und anderes zuständig ist. Die Bedeutung dieser drei Begriffe ist also sehr weit zu fassen.) Die Mittel, die das sehr störanfällige Gleichgewicht zwischen den drei Körpersäften wiederherstellen und erhalten, sind: Diätetik, Verhaltensregeln, Arzneimittel und zusätzliche Therapien. Das ursprüngliche System wurde bereichert und erweitert durch die Ergebnisse der praktischen Erfahrungen, die tibetische Ärzte in über tausendjähriger Praxis gewonnen haben.

Dr. Y. Donden floh während der Aufstände in Tibet im Jahre 1959 nach Indien und wurde dort zum Leibarzt des im Exil lebenden Dalai Lama ernannt. Er behandelte Mitglieder der indischen Regierung und Armee, sowie Filmstars usw. und hat sich dadurch einen Ruf in vielen Teilen des Landes erworben. Die Leute kommen aus Kalkutta, Delhi und Bombay nach Dharamsala in seine kleine, an einem Berghang gelegene Anlage von Praxisräumen. Sie kommen dorthin, weil sie sich von einem Arzt behandeln lassen wollen, dem viele Menschen aus Erfahrung großes Vertrauen entgegenbringen. Dr. Donden selbst ist ein heiterer und umgänglicher Mensch; er hat den mühevollen Wiederaufbau eines Zentrums für tibetische Medizin (des Tibetan Medical Center in Dharamsala) in gleicher Weise übernommen und bewältigt, wie den Aufbau seiner ausgedehnten Privatpraxis.

Seine Vorlesungen beginnen mit den Ursprüngen von Krankheit. Ihre entfernte Ursache ist die grundlegende Unwissenheit der im Kreislauf der Existenzen wandernden Lebewesen. Sie verstehen die wahre Natur der Phänomene nicht und geraten deswegen in Begierde, Haß und geistige Verdunklung. Diese Geistesgifte lassen Muster im Geist entstehen – die Störungen in Wind, Galle und Schleim hervorrufen. Diese Störungen im Gleichgewicht der Körpersäfte manifestieren sich dann in Form unzähliger Krankheiten. Die Mittel zur Wiederherstellung des Gleichgewichtes berücksichtigen und umfassen ganzheitliche Faktoren wie Jahreszeit, klimatische Bedingungen, Persönlichkeit, Alter, Ernährung, Verhalten und Umgebung des Patienten.

Nach meiner Erfahrung, die allerdings die eines Patienten und nicht die eines Mediziners ist, liegt die Stärke der tibetischen Medizin darin, daß sie um die Symptome des Patienten herum orientiert ist; sie hat eine sehr genaue Wahrnehmung von Symptomgruppen und läßt keine Beschwerde des Patienten außer acht. Die tibetische Medizin hat sicherlich nicht auf alles eine Antwort, aber sie verfügt über eine Fülle von Behandlungstechniken; das gilt besonders für komplizierte und langwierige Krankheiten. Wer in Indien herumgereist ist und dort studiert hat, konnte den Nutzen dieser Medizin bei Hepatitis und anderen chronischen Krankheiten am eigenen Leibe erfahren. Ich hege die Hoffnung, daß das System der tibetischen Medizin einmal von kompetenter Seite und auf wissenschaftlicher Basis untersucht wird, damit seine Vorteile auch anderen Teilen der Welt zugänglich werden.

Die Technik der modernen Medizin macht enorme Fortschritte. Und glücklicherweise setzt sich auch die Einsicht durch, daß nicht nur *eine* Richtung zu wahren Erkenntnissen führt, sondern jede ihren Beitrag leistet. Darum sind auch viele Menschen für naturheilkundliche Theorien und Behandlungsarten offen. Es ist ein besonders glücklicher Umstand, daß in

Tibet ein sehr altes medizinisches System, fast frei von allen modernen Einflüssen, erhalten geblieben ist.

Wir können es jetzt, da viele Tibeter über die ganze Welt verteilt im Exil leben, untersuchen – und zwar nicht nur als Gegenstand der Medizingeschichte, sondern auch als Quelle heilkundlicher Erkenntnisse.

Die ersten acht Kapitel sowie das Kapitel über die Herstellung der sexuellen Leistungsfähigkeit wurden in erster Fassung vom Ehrwürdigen Lobsang Rabgay übersetzt, einem tibetischen Mönch, der Dr. Donden auf seine Reise in die Vereinigten Staaten begleitete und mittlerweile in Indien seinen Doktor der Medizin gemacht hat. Die erste Fassung der Übersetzung des neunten Kapitels stammt vom Ehrwürdigen Jhampa Kelsang (B. Alan Wallace), der seit 15 Jahren tibetischen Buddhismus und tibetische Medizin studiert und der auch Dr. Dondens Buch *The Ambrosia Heart Tantra* ins Englische übersetzt hat. Ich habe zunächst die restlichen Kapitel übersetzt und anschließend die vorhandenen Kapitel neu übersetzt und den gesamten Text für den Druck vorbereitet. Die frei fließende Form des mündlichen Vortrags macht dieses Buch zu einer leicht zugänglichen Einführung in die breitgefächerte tibetische Sicht von Gesundheit und Heilen.

Über den Autor

Dr. Yeshi Donden wurde 1929 im südlichen Teil von Zentraltibet als Kind wohlhabender Bauern geboren. Das Dorf, in dem er geboren wurde, heißt Namso und liegt im Distrikt Lho-ga, etwa eine Tagesreise von Lhasa entfernt.[1] Im Alter von sechs Jahren wurde er von seinen Eltern in ein kleines Kloster mit etwa 400 Mönchen geschickt. Später, als er elf Jahre alt war, schickte man ihn von dort, wegen seiner beachtlichen Begabung zum Auswendiglernen, auf die Schule für Medizin in der Hauptstadt Lhasa. Dort lernte er die vier medizinischen Tantras auswendig und begann eine reguläre Ausbildung unter Khjenrab-nor-bu[2], dem Direktor der Schule. In einem Interview mit der *New York Times* vom 11. Januar 1981 berichtet John Avedon:

Als er zwanzig Jahre alt war, belegte Yeshi Donden bei den Prüfungen den dritten Platz in seiner Klasse. Weil die Noten der ersten drei bei der Prüfung aber sehr dicht beeinander lagen, wurden sie ein zweites Mal geprüft. Mit geschlossenen Augen sollten sie Pflanzen nur an ihrem Geruch und Geschmack erkennen. »In diesem Jahr machte ich meinen Abschluß«, erinnerte sich Dr. Donden in der ihm eigenen bescheidenen Art. »Meinen Freunden unterliefen kleine Fehler, deshalb wurde ich erster.«

Dr. Donden begann 1951 als Arzt zu praktizieren; er kehrte in seinen Heimatdistrikt zurück und erwarb sich aufgrund seiner erfolgreichen Behandlungen einen hervorragenden Ruf. Als der Dalai Lama 1959 vor den chinesischen Kommunisten floh, entschloß sich auch Dr. Donden, Tibet zu verlassen und nach Indien zu gehen, wo er zunächst damit begann, tibetische Flüchtlinge zu behandeln.

Mit seiner Ernennung zum Leibarzt des Dalai Lama ließ er sich in Dharamsala nieder und übernahm dort außerdem die Gründung des Tibetan Medical Center. Nachdem er diese Aufgabe trotz der enormen Schwierigkeiten, die die Flüchtlingssituation mit sich brachte, erfolgreich bewältigt hatte, kehrte er 1969 wieder zu seiner privaten Praxis zurück. Dort widmete er sich einer großen Zahl von Patienten verschiedenster Herkunft und blieb daneben, bis 1980, der Leibarzt des Dalai Lama. Dr. Donden behandelte immer noch Tag für Tag eine große Menge von Patienten. Außerdem reist er häufig in den Westen, um Vorträge über tibetische Medizin zu halten und sie in Praxis zu demonstrieren. Seine große Erfahrung auf diesem Gebiet verraten auch die Vorträge, die er in Virginia gehalten hat und die in diesem Buch abgedruckt sind.

Ich danke Dr. Barry Clarke für seine Hilfe bei der Identifizierung von Pflanzen, Tieren und Mineralien und für die vielen wertvollen Vorschläge, die von ihm kamen.

Jeffrey Hopkins
Charlottesville, Virginia

Einleitung

Krankheit – Ein Überblick

In dieser Welt sind alle Lebewesen – seien es Menschen, Tiere oder andere Lebewesen – verschiedenen Formen des Leidens ausgesetzt. In unserem tibetischen System wird davon ausgegangen, daß wir alle grundsätzlich krank sind – unabhängig davon, ob wir körperlich gesund sind oder nicht. Selbst wenn die Krankheit nicht manifest ist, so ist sie doch in schlummernder Form vorhanden. Diese Tatsache macht es schwierig, den Bereich von Krankheit genau zu umreißen.

Die Ursprünge von Krankheit

Buddha Śākyamuni hat in bezug auf die Ursprünge von Krankheit gelehrt, daß es, angefangen mit Begierde und Haß, 84 000 Arten von Geistesgiften gibt, die jeweils ihre Wirkung auf die Lebewesen ausüben und so 84 000 verschiedene Arten von Krankheit hervorrufen. Diese können in 1046 Arten von Krankheit zusammengefaßt werden und diese lassen sich noch einmal auf die Zahl von 404 reduzieren.

Zu den Faktoren, aus denen Krankheiten entstehen, gehören Ursachen und Bedingungen. Bedingungen erlauben es den Ursachen, zu reifen und manifest zu werden. Es gibt zwei Arten von Ursachen: entfernte und unmittelbare. Die unmittelbaren Ursachen sind die Körpersäfte Wind, Galle und Schleim.[3] Die entfernten Ursachen für die einzelnen Krankheiten sind schwer aufzuzählen, denn ursprünglich haben alle Krankheiten ihren Ursprung im geistigen Umfeld der Vergangenheit, das heißt, in früheren Geistesgiften, die letztlich für die verschiedenen Arten von Krankheit verantwortlich sind. Diese Geistesgifte sind die Triebkraft von Handlungen (*karma*), die im Geist Wirkkräfte hinterlassen, welche später in Form von bestimmten Krankheiten reifen. Es ist also schwierig, bei jeder Krankheit jeweils alle entfernten Ursachen zu bestimmen, die an ihrem Zustandekommen beteiligt sind. Das grundlegende Wesen dieser entfernten Ursachen von Krankheit jedoch sind die Geistesgifte

Begierde, Haß und (geistige) Dunkelheit. Diese drei wiederum gehen auf den Faktor der Unwissenheit zurück.

Unwissenheit bezeichnet einen Zustand des Geistes, der nicht nur nicht weiß, wie die Dinge tatsächlich existieren, sondern obendrein falsche Vorstellungen von der Natur der Phänomene hegt. Unwissenheit läßt Begierde entstehen, diese wiederum führt zu Haß, Stolz, Eifersucht, grober Rede und weiterer (geistiger) Dunkelheit und so fort. Aus der Aktivität dieser negativen Geisteszustände entstehen, grob gesagt, die Störungen der Körpersäfte Wind, Galle und Schleim: Abhängig von Begierde entstehen 42 Arten von Windkrankheiten, aus Haßfaktoren wie Stolz und Eifersucht entstehen 26 Galle-Krankheiten und abhängig von (geistiger) Dunkelheit entstehen 32 Arten von Schleim-Krankheiten. Das sind insgesamt 101 Krankheiten.

Die Klassifizierung von Krankheit

Krankheiten lassen sich nach verschiedenen Gesichtspunkten klassifizieren, etwa nach der Stelle ihres Auftretens im Körper, nach Typ, nach Umgebungsfaktoren und so weiter. Wenden wir vier solcher Gesichtspunkte auf die obenerwähnten 101 Krankheiten an, so kommen wir auf eine Zahl von 404:

1. 101 Krankheiten, die unter dem starken Einfluß von Handlungen (*karma*) aus früheren Leben entstehen.

2. 101 Krankheiten des jetzigen Lebens. Sie haben ihre Ursache in einem früher liegenden Abschnitt des Lebens und werden später im Laufe desselben Lebens manifest.

3. 101 Krankheiten, deren Entstehen mit Geistern zu tun hat.

4. 101 oberflächliche Krankheiten. Diese heißen so, weil sie sich einfach durch das Befolgen von richtigen Ernährungs- und Verhaltensmustern beheben lassen, ohne daß man dafür auf Medikamente oder zusätzliche Therapien zurückgreifen müßte.

Die letzte Klasse, die oberflächlichen Krankheiten, können aus falscher Ernährung, d. h. einer unausgewogenen Diät oder falschen Verhaltensmustern resultieren. Sie heilen von selbst und ohne Hilfe irgendeiner Behandlung, wenn die temporären Ernährungs- und Verhaltensumstände, durch die sie entstanden sind, korrigiert werden. Krankheiten, deren Ursachen in einem früheren Abschnitt dieses Lebens liegen und die erst später manifest werden und mit Karma verbunden sind, werden sich meistens als tödlich erweisen, falls sie unbehandelt bleiben. Eine Behandlung ist bei derartigen Krankheiten lebenswichtig. In einigen Fällen wird eine bloß medizinische Behandlung nicht ausreichen. Man muß dann zu spirituellen Übungen greifen, in denen man vergangene schlechte Taten offenlegt (beichtet), ihre Wirkungskraft durch die Durchführung tugendhafter Übungen vermindert und die Absicht entwickelt, in Zukunft solche Taten zu unterlassen. In diesen Fällen arbeiten tugendhaftes Handeln (auf Seiten des Patienten) und die medizinische Behandlung Hand in Hand.

Mit der dritten Gruppe, den Krankheiten, deren Entstehen mit der Einflußnahme von Geistern zu tun hat, verhält es sich folgendermaßen: Nach buddhistischer Auffassung gibt es unsichtbare Kräfte, die einzelnen Lebewesen Schaden zufügen können. Der Einfluß solcher Geister kann bewirken, daß ein Mensch, ohne daß eine sichtbare Ursache vorhanden wäre, von Schmerzen und verschiedenen gesundheitlichen Störungen heimgesucht wird, bei denen sich auch trotz langer Behandlung keine Besserung zeigt. Solange der Geist, der hinter der Krankheit steht, nicht mit Hilfe spiritueller Methoden bezwungen worden ist, ist keine Form von Therapie, sei sie äußerlich oder von anderer Art, imstande, den Patienten von dieser Krankheit zu heilen. Ist der Geist ausgetrieben, ist auch die Krankheit geheilt.

Die erste Gruppe, die Klasse von 101 Krankheiten, die aufgrund von früheren Handlungen entstehen, hat damit zu tun, daß die Buddhisten an Wiedergeburt glauben, das heißt, daß wir glauben, daß es frühere Leben gibt. Diese Art von Krankheiten wird schlechten Handlungen zugeschrieben, die jemand in früheren Leben begangen hat. Wenn ein solches Karma reift und sich im gegenwärtigen Leben als Krankheit manifestiert, dann ist diese von einer großen Macht und in der

Regel tödlich. In Tibet geben Leute, die diese Art von Krankheit haben, oft alle weltlichen Aktivitäten auf und widmen sich spirituellen Übungen.

Trotzdem überleben nur wenige diese Art von Krankheit, weil sie das Reifen einer früher begangenen wirkungsvollen Handlung darstellt.

Die grundlegende medizinische Literatur

Die Lehren des Buddha zur Medizin finden sich in erster Linie in vier Texten, die die *Vier Tantras* genannt werden.[4] Das erste ist als das *Wurzel-Tantra*[5] bekannt. Es handelt sich um einen sehr kurzen Text, der vor allem einen Überblick über die gesamte medizinische Lehre darstellt. Das zweite ist das *Tantra der Erklärung.*[6] Es behandelt die Entstehung des menschlichen Körpers (Embryologie), Anatomie, Zeichen für einen bevorstehenden Tod, die Art und Weise, in der Bedingungen das Manifestwerden von Krankheiten verursachen, die Charakteristika bestimmter Krankheiten, die Funktionen der Körpersäfte Wind, Schleim und Galle, wenn sie richtig arbeiten und wie sie Krankheiten herbeiführen, wenn sie aus dem Gleichgewicht geraten sind, sowie die Arten von Arznei, die nötig sind um die entsprechenden Krankheiten zu heilen. Dieses zweite Tantra beschreibt auch die notwendigen Ernährungs- und Verhaltensweisen zur Erhaltung der Gesundheit und zur Vorbeugung. So lehrt es zum Beispiel, welcher Arten von Nahrung man sich enthalten soll, die Qualität und die Menge von Nahrung, die man zu sich nehmen sollte, sowie die verschiedenen Arten des Verhaltens – das Verhalten während der Jahreszeiten, das tägliche Verhalten und das Verhalten bei bestimmten Gelegenheiten.

Das dritte Tantra, das *Tantra der mündlichen Tradition*[7], ist ein ausführlicher technischer Leitfaden, der die verschiedenen Krankheitsarten, die Ursache ihres Entstehens (Ätiologie), ihr Wesen (Pathologie) und ihre Therapie beschreibt. Jede der wichtigen Krankheiten wird einzeln und eingehend beschrieben. Dabei werden ihre Ursache, ihre Bedingungen und Symptome ebenso besprochen wie die Behandlungsmethoden, die auf sie anzuwenden sind.

Das vierte Tantra, das *Das letzte Tantra*[8] genannt wird, befaßt sich mit den Methoden der Diagnose, wie Urin-Untersuchung und Pulsdiagnose, und mit der Zubereitung von Arzneien.

Chronische Krankheiten

Im dritten Text, dem *Tantra der mündlichen Überlieferung*, wird unter anderem erklärt, daß wir in einem Zeitalter des Niedergangs leben, in dem die Lebewesen ein grobes Benehmen haben, voller Stolz, Begierde, Haß und (geistiger) Dunkelheit sind; in dem die Hausväter kein moralisches Verhalten haben und der Klerus lüstern ist. Der Buddha prophezeit auch, daß die Menschen im späteren Teil des Zeitalters des Niedergangs verschiedene chemische Substanzen entwickeln werden, die zu verschiedenen Arten von Krankheit führen. Diese werden die 18 bösartigen oder gefährlichen Krankheiten der Zeit des Niedergangs genannt.

Verschiedene Krebsarten, die heute im Gegensatz zu früher haufig auftreten, zählen zu diesen 18 bösartigen und gefährlichen Krankheiten. Man kann sie ebenfalls bezüglich Wind, Galle, Schleim und deren Kombinationen klassifizieren, wobei es jeweils 18 Typen mit einzelnen Unterabteilungen gibt.

Wir können aber auch z. B. verschiedene Krebsarten mit Hilfe der oben dargestellten vierfachen Klassifizierung der Krankheiten klassifizieren. So gibt es Tumoren, deren Entstehen mit oberflächlichen Faktoren zu tun hat, die also durch falsche Ernährung und falsche Verhaltensmuster verursacht werden. Diese sind auf natürliche Weise, durch Einhalten einer guten Diät und guter Verhaltensweisen, heilbar. Dann gibt es Arten, die durch Faktoren innerhalb der jetzigen Lebenszeit verursacht werden. Diese sind heilbar, sofern sie behandelt werden; bleiben sie unbehandelt, können sie tödlich sein. Die von Geistern verursachten Arten sind schwer zu behandeln und erweisen sich allgemein als tödlich, falls nicht spirituelle Methoden angewandt werden. Und schließlich gibt es Arten von

Krebs, die ihren Ursprung in einer schlechten Handlung haben, die in einem früheren Leben begangen wurde. Diese letzte Art von Krebs kann von keinem Arzt geheilt werden.

Eine andere Methode, diese gefährlichen Krankheiten noch weiter zu klassifizieren, orientiert sich an ihrer Lage im Körper oder den von ihnen betroffenen Bereich, das heißt danach, ob Vollorgane, Gefäßorgane, Gefäße, Knochen, Gewebe oder Sinnesorgane usw. betroffen sind. Tumoren werden, neben ihrer Beschreibung unter den 18 gefährlichen Krankheiten, auch noch in einer getrennten Klassifizierung nach 11 Arten unterschieden, und zwar nach ihrer Beziehung zu den 5 Vollorganen und den 6 Gefäßorganen (Herz, Lunge, Leber, Milz und Nieren bzw. Magen, Dünndarm, Dickdarm, Gallenblase, Samenblase und Harnblase). Diese werden weiter unterschieden nach Tumoren, die auf der Oberfläche, innerhalb und zwischen den beiden liegen, d. h. man unterscheidet z. B. einen Tumor, der auf der Oberfläche und einen, der innerhalb von Lunge, Leber oder Magen liegt, sowie einen, der zwischen Oberfläche und Innerem dieser Organe liegt.

Ich habe aufgrund meiner eigenen Erfahrung den Eindruck, daß die tibetische Medizin bei gewissen Fällen von Krebs erfolgreich ist. Es gab in den letzten Jahren einige indische Patienten, die als hoffnungslose Fälle galten und denen mit einer tibetischen medizinischen Behandlung sehr geholfen werden konnte. Ich möchte nicht in Anspruch nehmen, daß es eine sehr große Zahl gewesen ist.

Andere Krankheiten, von denen ich den Eindruck gewonnen habe, daß die tibetische Medizin hier sehr erfolgreich ist, sind Hepatitis, gewisse Arten von Geistesstörungen, Geschwüre, Lähmungen, Gallensteine, Nierensteine und Arthritis. Ich kann aus meiner eigenen Praxis sagen, daß unser medizinisches System sich für einige chronische Krankheiten als hilfreich erwiesen hat.

Dies war eine allgemeine Einführung bzw. ein Überblick zu den Arten von Krankheiten. Eine ausführliche Beschreibung hierzu findet sich in den Texten.

Das Studium der tibetischen Medizin

Wie sieht ein Studium der tibetischen Medizin aus? Wie schon erwähnt, gibt es vier grundlegende medizinische Lehrbücher, die von Studenten der tibetischen Medizin studiert werden müssen. In den ein oder zwei Jahren des vorbereitenden Studiums müssen sie wenigstens drei der *Vier Tantras* auswendig lernen. Es handelt sich dabei um das erste, das zweite und das vierte Tantra, also um das *Wurzel-Tantra*, das *Tantra der Erklärung* und das *Letzte Tantra*. Das dritte, das *Tantra der mündlichen Überlieferung*, wird in dieser Zeit zwar studiert, es muß aber nicht unbedingt auswendig gelernt werden.

Im ersten Jahr der eigentlichen Ausbildung lernen die Medizinstudenten dann, ausgehend von bestimmten visuellen Hilfsmitteln, die man die »Illustrierten Bäume der Medizin« nennt, das *Wurzel-Tantra*. Mit drei solcher Bäume werden die Gebiete der Physiologie, der Verursachung von Krankheiten, der Diagnose und der Behandlung von Krankheiten anschaulich gemacht.

Während des zweiten Jahres wird, angefangen mit der Embryologie und mit besonderer Betonung der Verursachung von Krankheiten, das *Tantra der Erklärung* studiert. Im dritten Jahr lernen die Studenten das *Letzte Tantra*, das sich mit der Diagnose beschäftigt. Vor allem lernen sie die Techniken der Urin-Untersuchung und des Pulsnehmens als zwei der wichtigsten Diagnoseformen der tibetischen Ärzte. Das vierte Jahr, oder auch einige Zeit darüber hinaus, verbringen sie dann bei einem Arzt in der Praxis, wo sie das Gelernte in der Anwendung kennenlernen. Nebenbei studieren sie noch Kommentare zu den medizinischen Texten.

In der tibetischen Medizin wird zwischen Arzt und Pharmazeut nicht unterschieden. Ein Arzt muß sich in allen Aspekten der Medizin auskennen. Deshalb gehen die Studenten, meist während der Sommermonate, zusammen mit einem Arzt in die Berge, um dort Kräuter und Pflanzen zu suchen, vor allem um ihre Wirkkräfte und vor- und nachteiligen Eigenschaften zu studieren. In der Winterzeit lernen sie dann ausschließlich, wie Arzneien hergestellt werden. Auf diese Weise lernen sie alle Aspekte der medizinischen Praxis kennen.

Vor der Machtübernahme in Tibet durch die Chinesen waren es zumeist Mönche, die eine medizinische Ausbildung machten um Arzt zu werden. Daneben wählte jeder Distrikt zwei Kandidaten aus der Laienbevölkerung aus, die zur Schule für Medizin und Astrologie nach Lhasa, der Hauptstadt Tibets, geschickt wurden. Der eine sollte Arzt, der andere Astrologe werden. Außerdem wählte jedes der größeren Klöster zwei Mönche aus, die die Schule für Medizin besuchten. Bei den für die Schule ausgewählten Studenten gab es also zwei Kategorien – von den Behörden der einzelnen Verwaltungsbezirke ausgesuchte Laien und Mönche aus den größeren monastischen Zentren.

Nach Abschluß der Schule gingen die aus der Laienschaft stammenden Studenten zurück in ihren Distrikt, um dort als Ärzte zu praktizieren. Von den Mönchen mußte immer einer an der Schule bleiben, um dort zu praktizieren und zu forschen. Der andere mußte zu seinem Kloster zurückkehren, um dort zu praktizieren.

Der Ursprung der vier medizinischen Tantras

Mit dem Ursprung der vier grundlegenden medizinischen Texte verhält es sich folgendermaßen: In früherer Zeit erschien der Medizin-Buddha in dieser Welt, zeigte die Zwölf Taten eines Buddha, eingeschlossen das Erlangen von Erleuchtung und die Unterweisung von Schülern. Er prophezeite, daß später der vierte Buddha (unseres Zeitalters), der Buddha Śākyamuni, sich in Indien zum Heile der Lebewesen als Medizin-Buddha manifestieren würde.

Als Buddha Śākyamuni dann später als Medizin-Buddha erschien, manifestierte sich aus seinem Herzen Akṣobhya, von seinem Scheitel Vairocana und aus seiner Kehle Amitābha, der die Bitte um die Lehre formulierte. Aus dem Nabel manifestierte sich Ratnasambhava und aus dem geheimen Bereich Amoghasiddhi. Akṣobhya, Vairocana, Ratnasambhava und Amoghasiddhi lehrten die vier medizinischen Tantras aber eigentlich war es der Medizin-Buddha, der in Form der Buddhas dieser vier Familien die Lehre offenbart hat.

Das *Wurzel-Tantra* wurde von Akṣobhya, das *Tantra der Erklärung* von Vairocana, das *Tantra der mündlichen Überlieferung* von Ratnasambhava und das *Letzte Tantra* von Amoghasiddhi gelehrt. Amitābha, die Verkörperung der unterscheidenden Weisheit, formulierte die Bitte um jede dieser Lehren. So brachte der Medizin-Buddha zuerst Amitābha hervor, der an den Medizin-Buddha die Bitte um die Lehre richtete. Der nahm die Bitte an und emanierte nacheinander die anderen Buddhas, die darauf ihre jeweilige Lehre gaben. So wie im *Guhyasamāja-Tantra*, sind der, der die Lehre gibt und der, der sie erbittet ein und dasselbe Wesen.

Der Inhalt der vier Tantras

Das *Wurzel-Tantra* besteht aus sechs Abschnitten. Das erste Thema des Hauptteils (der mit dem dritten Abschnitt beginnt) ist der gesunde Körper.[9] Man spricht vom gewöhnlichen oder unveränderten Körper, was bedeutet, daß keiner der drei Körpersäfte, Wind, Galle und Schleim, als direkte Ursache für eine Krankheit wirksam ist. Trotzdem ist Krankheit in latenter Form von Natur aus vorhanden, nur sind die Bedingungen, die sie manifest werden lassen, noch nicht gegeben. Die Körpersäfte sind somit in einem Zustand des Gleichgewichts und nicht im Ungleichgewicht.

Es ist wichtig, sich vor Augen zu halten, daß die drei Körpersäfte ständig in allen Lebewesen vorhanden sind. Solange sie sich im Gleichgewicht befinden, wirken sie als Faktoren zur Erhaltung von Gesundheit. Sobald sie ins Ungleichgewicht geraten, wirken sie als Ursachen von Krankheit. Ihre Funktion ist also zweifach: im Zustand des Gleichgewichts gewährleisten sie den Ablauf der Funktionen eines gesunden Körpers; in dem Augenblick jedoch, in dem sie aus dem Gleichgewicht geraten, werden dieselben drei Körpersäfte zu Ursachen von physischen und psychischen Störungen.

Der Hauptgegenstand der Erklärungen im Abschnitt über den gesunden Körper aus dem *Wurzel-Tantra* sind die drei Körpersäfte mit ihren jeweils fünf Unterarten, sowie die Funktionen dieser fünfzehn Arten von Körpersäften. Dies ist auch der Hauptgegenstand der tibetischen Medizin überhaupt. Der Abschnitt behandelt weiter die Tätigkeiten, die die jeweils fünf Arten von Wind, Galle und Schleim ausüben, wenn sie aus dem Gleichgewicht geraten und Krankheiten herbeiführen. Anschließend spricht das *Wurzel-Tantra* in kurzer Form über die Symptome von Krankheiten, über Heilmethoden und es gibt eine kurze Aufzählung von Themen, die in den anderen drei Tantras dann im einzelnen besprochen werden.

Der zweite Text, das *Tantra der Erklärung*, beschäftigt sich in den ersten sieben Kapiteln mit dem Zeitraum vom Entstehen des Embryos, der Entwicklung des Fötus über die Geburt bis hin zum Tode des Menschen. Es wird ausführlich diskutiert, auf welche Weise Wind, Galle und Schleim mit ihren jeweils fünf Unterarten im Zustand des Gleichgewichts für die Erhaltung der Gesundheit funktionieren. Dabei werden sowohl die Funktionen der einzelnen Unterarten besprochen als auch die allgemeinen Qualitäten von Wind, Galle und Schleim. Am Ende des siebten Kapitels steht der Vorgang des Sterbens und die Zeichen für den Tod, der entweder durch Krankheit oder auf andere Weise hervorgerufen wird.

Die nächsten drei Kapitel (d. h. die Kapitel 8, 9 und 10 dieses Tantras) beschäftigen sich mit den Ursachen, den Bedingungen und Klassifizierungen von Krankheiten. Bedingungen sind jene Faktoren, die der Ursache helfen, sich als Krankheiten zu manifestieren. Das heißt, wenn es eine Ursache gibt aber keine Bedingungen, wird die Krankheit auch nicht manifest. Anschließend (in den Kapiteln 11 und 12) werden die Klassen von Krankheiten im einzelnen besprochen und schließlich werden die charakteristischen Eigenschaften dieser Krankheitsarten beschrieben.

Die folgenden Kapitel enthalten eine Erörterung der Behandlung durch Diät und richtige Lebensführung als wesentlichen gesundheitserhaltenden Faktor. Die Behandlung des Themas Ernährung umfaßt eine Beschreibung der richtigen Art und der Menge der aufzunehmenden Nahrung sowie eine Beschreibung ungeeigneter Ernährung. Daran schließen sich Kapitel über richtige Lebensführung an; ein Kapitel über richtige Lebensführung im Hinblick auf den Tag, ein Kapitel über richtige Lebensführung zu bestimmten Zeiten (z. B. zu den Jahreszeiten) und ein Kapitel über allgemein richtige Lebensführung.

Weiter findet sich in diesem Tantra ein Abschnitt über Methoden, das Leben zu verlängern, das heißt darüber, wie man die Körpersäfte im Gleichgewicht hält und auf diese Weise Krankheiten vermeidet. Dann gibt es einen Abschnitt über die Methoden, die zur Behandlung verschiedener Krankheiten benutzt werden und schließlich, als letzter Abschnitt, das Kapitel über den Verhaltenskodex, dem der Arzt bei der Ausführung seines Berufes zu folgen hat. Insgesamt enthält das *Tantra der Erklärung* einunddreißig Kapitel.

Der dritte Text, das *Tantra der Mündlichen Unterweisung*, besteht aus 15 Hauptabschnitten mit insgesamt 92 Kapiteln. Diese behandeln die 101 Arten von Krankheit, die im Zusammenhang mit den Körpersäften Wind, Galle und Schleim entstehen, sowie die Ursachen und Bedingungen für jede dieser Krankheiten und ihre Symptome. Weiter wird ihre Therapie durch die für jede der Krankheiten empfohlene Ernährung und Lebensführung behandelt sowie die zu verabreichenden Medikamente für den Fall, daß Ernährung und richtige Lebensführung die Heilung nicht herbeiführen können. Schließlich werden noch zusätzliche Therapien für den Fall behandelt, daß auch das Verschreiben von Medikamenten erfolglos bleibt.

Das *Letzte Tantra* besteht aus vier Abschnitten mit insgesamt 25 Kapiteln. Die beiden ersten Kapitel des ersten Abschnitts, der sich mit Diagnostik beschäftigt, beschreiben die Urin-Untersuchung und die Pulsdiagnose. Der zweite Abschnitt beschäftigt sich mit der Zubereitung von Medikamenten in Form von Pillen, Pulvern, Sirupen, getrockneten Arzneien, medizinischer Butter und so weiter. Er behandelt unter anderem ihre Zubereitung, ihre Zusammensetzung, ihre Natur und Wirkkraft. Der sich anschließende dritte Abschnitt diskutiert zunächst beruhigende oder lindernde Medikamente wie Brech- und Abführmittel und anschließend Medikamente, die die Krankheit direkt zerstören oder vollständig überwinden. Der letzte Abschnitt behandelt zusätzliche Therapien von milder und von stärkerer Art. Diese werden in Fällen angewendet, in denen die Medikamente auf Kräuterbasis versagen und dienen außerdem auch als vorbeugende medizinische Behandlung. Hierher gehören unter anderem Moxa, Akupunktur und operative Eingriffe.

Dies war ein Überblick über den Inhalt der wichtigsten medizinischen Handbücher. Ich werde später einige der wichtigeren Abschnitte und Kapitel eingehender besprechen.

Die Grundursache von Krankheit

Was ist der Kern von all den Krankheitsursachen, die hier aufgezählt wurden? Der wesentliche Punkt betrifft den geistigen Faktor der Unwissenheit, denn aus diesem entstehen Wesen und Bedingungen aller Krankheiten. Auf Unwissenheit beruht geistige Dunkelheit, die dafür sorgt, daß wir unheilvolle Geisteszustände nicht als schädlich erkennen und statt dessen Begierde entwickeln, die zu vielen schlechten Handlungen und schlechtem Karma führt. So kann aus geistiger Dunkelheit Haß entstehen, als dessen Ergebnis wir zum Beispiel grobe Worte sagen, Beleidigungen äußern oder andere angreifen. Oder es entsteht aus Eifersucht sinnloser Konkurrenzstreit oder Stolz veranlaßt uns dazu, andere zu verachten. Kurz gesagt, die drei grundlegenden Geistesgifte sind Begierde, Haß und geistige Dunkelheit. Geistige Dunkelheit, die ihrem Wesen nach schwer, dumpf und trübe ist, fördert Krankheiten des Körpersaftes Schleim, der seinem Wesen nach schwer und zähflüssig ist. Aus Begierde, deren Wesen ist, daß sie den Geist gefangen nimmt, entstehen alle Arten von Wind-Krankheiten. Wind ist seinem Wesen nach leicht und unstet. Haß ist wie Feuer, aus ihm entstehen Galle-Krankheiten sowie Blut-Galle-Krankheiten. Die Wurzel ist anfanglose Unwissenheit. Aufgrund ihrer Kraft sind wir im Existenzkreislauf gefangen: die stetige Wiederholung von Geburt, Alter, Krankheit und Tod. Unwissenheit begleitet uns wie unser eigener Schatten. Mit ihr tragen wir seit anfangloser Zeit die Grundursache von Krankheit ins uns, selbst wenn wir glauben, daß wir kerngesund sind und keinen Grund haben, krank zu sein.

Teil Eins
Der Körper

Die erste Wurzel – Der Körper

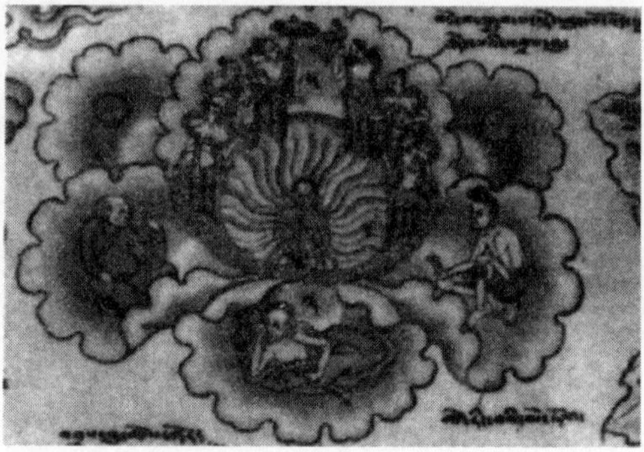

2 Stämme, 12 Zweige, 88 Blätter, 2 Blüten, 3 Früchte

STAMM DES KÖRPERS

1. *Zweig der Körpersäfte*

1. Lebenserhaltender Wind
2. Aufsteigender Wind
3. Durchdringender Wind
4. Feuerbegleitender Wind
5. Abwärts treibender Wind
6. Verdauende Galle
7. Farbe oder Glanz regulierende Galle
8. Verwirklichende Galle
9. Sehen machende Galle
10. Farbe (der Haut) hellmachende Galle
11. Stützender Schleim
12. Zersetzender Schleim
13. Schmecken machender Schleim
14. Zufriedenstellender Schleim
15. Verbindender Schleim

2. *Zweig der Grundstoffe des Körpers*

1. Chylus
2. Blut
3. Fleisch
4. Fett
5. Knochen
6. Mark
7. Samenflüssigkeit

3. *Zweig der Ausscheidungen*

1. Kot
2. Urin
3. Schweiß

ZWEI BLÜTEN

1. Freiheit von Krankheit
2. Langes Leben

DREI FRÜCHTE

1. Erfolgreiche religiöse Übung
2. Reichtum
3. Glück

STAMM DES KRANKEN KÖRPERS

1. *Zweig der Ursachen*

1. Begierde (Pfau)
2. Haß (Schlange)
3. Geistige Verdunkelung (Schwein)

2. *Zweig der Bedingungen*

1. Zeitliche Umstände
2. Geister
3. Ernährung
4. Verhalten

3. *Zweig der Einfallstore*

1. Haut
2. Fleisch
3. Gefäße
4. Knochen
5. Vollorgane
6. Gefäßorgane

4. *Zweig des Ortes*

1. Gehirn (oberer Teil des Körpers)
2. Zwerchfell (mittlerer Teil des Körpers)
3. Hüften, Steißbein (unterer Teil des Körpers)

5. *Zweig der Zirkulationswege*

Wind-Krankheiten

1. Knochen
2. Ohren
3. Haut
4. Herz
5. Dickdarm

Galle-Krankheiten

6. Blut
7. Schweiß
8. Augen
9. Leber
10. Gallenblase, Dünndarm

Schleim-Krankheiten

11. Chylus
12. Stuhl, Urin
13. Lunge, Milz, Nieren
14. Magen, Blase
15. Nase, Zunge

6. *Zweig der Zeit des Entstehens*

1. Alter
2. Erwachsenenalter

3. Kindheit
4. Kalt (Wind)
5. Trocken (Hitze)
6. Feucht
7. Sommer (Regenzeit)
8. Herbst
9. Frühling

7. *Zweig der tödlichen Wirkung*

1. Aufgebrauchtsein von Lebensspanne, Karma, Verdienst
2. Nichtansprechen auf eine angewandte Behandlung
3. Wirkungslosigkeit von Diät, Verhaltensweise, medikamentöser Behandlung, zusätzlicher Behandlung
4. Verletzung eines lebenswichtigen Organs
5. Aufhören des Lebenswindstroms im Zentralkanal
6. Nicht mehr behandlungsfähige Hitze-Krankheit
7. Nicht mehr behandlungsfähige Kälte-Krankheit
8. Der Körper akzeptiert keine Medizin
9. Lebenskraft von Dämonen gestohlen

8. *Zweig der Nebenwirkungen*

1. Galle (-Krankheit) bei Besserung von Wind (-Krankheit)
2. Schleim bei Besserung von Wind
3. Galle bei nicht erfolgreicher Behandlung von Wind
4. Schleim bei nicht erfolgreicher Behandlung von Wind
5. Wind bei Besserung von Galle
6. Schleim bei Besserung von Galle
7. Wind bei nicht erfolgreicher Behandlung von Galle
8. Schleim bei nicht erfolgreicher Behandlung von Galle
9. Wind bei Besserung von Schleim
10. Galle bei Besserung von Schleim
11. Wind bei nicht erfolgreicher Behandlung von Schleim
12. Galle bei nicht erfolgreicher Behandlung von Schleim

9. *Zweig der Zusammenfassung*

1. Kalt (Wind, Schleim)
2. Hitzig (Blut, Galle)

Der Körper

Weiter oben wurden visuelle Hilfen in Form von Baumdarstellungen erwähnt, mit denen die vier grundlegenden Lehrwerke der tibetischen Medizin, die *Vier Tantras*, studiert werden. Man nennt sie die »Illustrierten Bäume der Medizin«.[10] Es gibt drei Wurzeln, aus denen neun Stämme mit 42 Zweigen wachsen. Diese tragen 224 Blätter sowie zwei Blüten und drei Früchte.

Die erste der drei Wurzeln betrifft den Körper.[11] Sie teilt sich in zwei Stämme, den ersten nennt man den Stamm des gesunden Körpers im normalen, im Gleichgewicht befindlichen Zustand. Der zweite ist der Stamm des nicht-gesunden oder kranken Körpers, der sich im Zustand des Ungleichgewichtes (der Säfte) befindet.[12] Der Unterricht mit Hilfe der Bäume geht für gewöhnlich so vonstatten, daß zunächst die drei Wurzeln erklärt werden, woran sich die Erklärung aller neun Stämme, der 224 Blätter und schließlich der beiden Blüten und der drei Früchte anschließt. Um das Verständnis zu erleichtern, werde ich hier zunächst nur eine kurze Erklärung jeder einzelnen Wurzel mit den dazugehörigen Stämmen, Zweigen und Blättern und erst später eine ausführlichere Erklärung dazu geben. Auf diese Weise wird es Ihnen leichter fallen, ein Verständnis von den Grundzügen der tibetischen Medizin zu bekommen.

Der gesunde Körper

Die erste Wurzel, die Bestimmung des Körpers, hat zwei Stämme: den Stamm des gesunden Körpers und den Stamm des kranken Körpers. Der Stamm des gesunden Körpers hat drei Zweige: die Körpersäfte, die Grundstoffe des Körpers und die Ausscheidungen. (Siehe Seite 28.)

Die Körpersäfte

Der Zweig der Körpersäfte am Stamm des gesunden Körpers hat drei Blätter: Wind, Galle und Schleim. Im gesunden Körper befinden sich Wind, Galle und Schleim im Gleichgewicht und rufen so keine Beschwerden hervor; wenn die drei Körpersäfte im Gleichgewicht sind, wirken sie als Ursachen für die Erhaltung und Förderung der Gesundheit. Sie werden erst zur Ursache von Krankheit, wenn sie in Unordnung geraten. Hier, als Zweig am Stamm des gesunden Körpers, sind sie jedoch im Zustand des Gleichgewichts.

Es gibt fünf Arten von Wind: den lebenserhaltenden Wind, den aufsteigenden Wind, den durchdringenden Wind (der in allen Teilen des Körpers vorkommt), den feuerbegleitenden (oder Verdauungs-) Wind und den abwärts treibenden Wind.[13] Dies sind die fünf hauptsächlichen Arten von Winden oder Strömungen, die es im Körper gibt.

Es gibt fünf Arten von Galle: verdauende Galle, Farbe oder Glanz regulierende Galle, verwirklichende Galle, Sehen machende Galle und die Farbe der Haut hell machende Galle.

Auch von Schleim gibt es fünf Arten: stützender Schleim, zersetzender Schleim, Schmecken machender Schleim, zufriedenstellender Schleim und verbindender Schleim.

Diese fünfzehn Arten von Körpersäften sind in jedem Lebewesen vorhanden. Es sind Faktoren, die das Funktionieren des Körpers gewährleisten, das heißt, sie erhalten den Körper und befähigen ihn, in der notwendigen Weise zu arbeiten. Zwar ist jedes Lebewesen aufgrund der Tatsache seiner Unwissenheit krank, jedoch wird keine Krankheit manifest, solange diese fünfzehn Arten von Körpersäften im Gleichgewicht sind. Wenn sie aus dem Gleichgewicht geraten, heißt das, daß einige von ihnen zunehmen und andere abnehmen. Das Ergebnis hiervon ist eine manifeste Krankheit. Diese Körpersäfte werden repräsentiert durch fünfzehn Blätter am Zweig der Körpersäfte am Stamm des gesunden Körpers.

Die Grundstoffe des Körpers

Der nächste Zweig am Stamm des gesunden Körpers ist der Zweig der Grundstoffe des Körpers. Seine Blätter betreffen die sieben Substanzen, aus denen der Körper sich aufbaut: Chylus, Blut, Fleisch, Fett, Knochen, Mark und Samen. Jede dieser

Substanzen bringt die darauf folgende hervor. Das geschieht, vereinfachend gesagt, auf folgende Weise: Die Nahrung, die der Mensch aufnimmt, wird zunächst in einen gereinigten und einen nicht-gereinigten Teil geschieden. Der gereinigte Teil ist der Chylus. Er wandert zur Leber, wo aus ihm Blut gemacht wird. Das Blut wiederum bringt Fleisch hervor, aus Fleisch entsteht Fett, aus Fett Knochen, aus Knochen Mark und aus Mark Samen. Der Vorgang der Trennung in einen gereinigten und einen nicht-gereinigten Teil wiederholt sich viele Male, bis die Nahrung vollständig verdaut ist.

Ausscheidungen

Der dritte Zweig am Stamm des gesunden Körpers, der Zweig der Ausscheidungen, hat drei Blätter: Kot, Urin und Schweiß. Wie diese entstehen, wird im Text ausführlich beschrieben.

Es sind also insgesamt 25 Blätter, die aus dem ersten Stamm wachsen: 15 Blätter am Zweig der Körpersäfte, sieben Blätter am Zweig der Grundstoffe des Körpers und drei Blätter am Zweig der Ausscheidungen. Jedes dieser Blätter bedarf einer eingehenden Erklärung; ich habe mich hier jedoch zunächst darauf beschränkt, ihre Namen aufzuführen.

Wenn der Körper frei von Krankheit und langlebig ist, ist es möglich, die drei Früchte von guter Gesundheit zu erlangen: erfolgreiche religiöse Praxis, Reichtum und Glück. Dies sind die drei Früchte, die unter Umständen aus den beiden Blüten – Freisein von Krankheit und Besitz eines langen Lebens – reifen können.

Der kranke Körper

Der zweite Stamm, der aus der Wurzel des Körpers wächst, ist der Stamm des erkrankten Körpers. Er hat neun Zweige. Der erste ist der Zweig der Ursachen. Der zweite ist der Zweig der Bedingungen oder sekundären Ursachen, das heißt der Faktoren, die dafür sorgen, daß eine Ursache als Krankheit reift oder manifest wird.

Der dritte Zweig ist der Zweig der Einfallstore. Das sind die Stadien, die eine Krankheit bei ihrer Entwicklung und Verteilung im Körper durchläuft, sobald die Bedingungen die Ursachen zur Reife bringen. Nachdem die Krankheit durch die Einfallstore in den Körper gelangt ist, setzt sie sich an bestimmten Orten fest.

Der vierte Zweig ist somit der Ort oder Sitz der Krankheit, nachdem sie den Körper betreten hat. Anhand dieses Zweiges werden die Stellen, an denen sich Krankheiten, die durch ein Übermaß an Wind, Galle oder Schleim hervorgerufen wurden, ausführlich erklärt.

Der fünfte Zweig sind die Wege, auf denen die jeweiligen Wind-, Galle- und Schleim-Krankheiten in den oben erwähnten sieben Grundstoffen und Organen des Körpers zirkulieren. Über sie breiten die Krankheiten sich aus, nachdem sie sich an einer Stelle festgesetzt haben.

Der sechste Zweig ist der Zweig des Entstehens. Er bezieht sich darauf, wie bestimmte Faktoren wie Alter, Jahreszeit, Tageszeit und örtliche Gegebenheiten bestimmte Krankheiten fördern.

Der siebte Zweig ist der Zweig der Frucht oder der tödlichen Wirkung; er bezieht sich auf neun Kategorien von unheilbaren oder hoffnungslosen Situationen. Der achte Zweig befaßt sich mit den Nebeneffekten, die sich aus einer Behandlung ergeben können. So ist es zum Beispiel möglich, daß bei der Behandlung einer Wind-Krankheit als Nebeneffekt eine Galle-Krankheit hervorgerufen wird, oder daß durch die Behandlung einer Galle-Krankheit das Entstehen einer Wind-Krankheit gefördert wird.

Der neunte Zweig schließlich besteht in einer Zusammenfassung. Es wird erklärt, wie alle Krankheit letztlich in zwei Kategorien, den kalten und den hitzigen, zusammengefaßt werden können.

Dies sind die grundlegenden Punkte, die die Ätiologie oder die Lehre von den Ursachen der Krankheiten in der tibetischen Medizin betreffen.

Wir wollen nun die Blätter der neun Zweige am Stamm des kranken Körpers aufzählen.

Ursachen

Von den neun Zweigen am Stamm des kranken Körpers ist der erste der Zweig der Ursachen. Er hat drei Blätter: Begierde, Haß und geistige Dunkelheit, die jeweils die Ursache für Wind-, Galle- bzw. Schleim-Krankheiten bilden.

Grundsätzlich ist es so, daß jedes Lebewesen auf diesem Planeten, daß heißt Menschen ebenso wie Tiere, nach Glück streben und jede Art von Krankheit und Leiden zu vermeiden suchen. Und doch wissen wir nicht, wie wir in den Besitz der Ursache des Glücks gelangen und wir wissen auch nicht, wie wir uns der Ursachen des Leidens entledigen können. In unseren Augen machen wir die größten Anstrengungen, neue Wege zu finden, um Glück zu erreichen und Leiden zu vermeiden. Statt dessen erreichen wir jedoch meist nur das Gegenteil: wir erwerben nur noch mehr Schmerz und Leiden und was wir an Glück haben, schwindet dahin.

Hinter all dem steht die mächtige Kraft unserer früheren Handlungen, die durch die Geistesgifte von Begierde, Haß und Unwissenheit hervorgerufen wurden. Wenn wir also nach der Quelle für Krankheit forschen, stoßen wir auf eine Kraft, die unseren Augen verborgen ist und die nicht durch äußerliche Medizin oder Spritzen beseitigt werden kann. Es ist das Karma, unsere früheren Handlungen, und die Veranlagungen, die diese in unserem Geist hinterlassen haben. Die Wurzel von ungünstigem Karma wiederum sind die drei Geistesgifte Begierde, Haß und Unwissenheit. Somit liegt auch die Wurzel aller Krankheiten in nichts anderem als diesen Geistesgiften von Begierde, Haß und Unwissenheit.

Es ist der Mühe wert, die Ursache von Krankheit zu analysieren – herauszufinden, wie es zu Krankheiten kommt. Wir müssen verstehen, auf welche Weise die – bereits erwähnte – Unwissenheit bezüglich der wahren Natur von Personen und anderen Phänomenen uns unversehens zu Begierde und dann, Stufe für Stufe, zu Haß, Stolz, Eifersucht, grober Rede und so weiter führt. Dies sind die Quellen von Krankheit.

Es wurde gesagt, daß Wind-Krankheiten auf der Grundlage von Begierde entstehen. Wie kommt das? Unter dem Einfluß von Unwissenheit beginnt man, so als würde man an einem Ring in der Nase gezogen, Begierde zu entwickeln. Man will dies, man will das, man braucht dies und man braucht das. Nun gibt es keine Möglichkeit, alles zu bekommen, was man begehrt, und das meiste, das man bekommen kann, bekommt man nicht sofort. Wenn ein Mann oder eine Frau einen anderen als Partner begehrt, ist die Erfüllung dieses Wunsches nicht allein vom Wunsch der eigenen Person abhängig, sondern hängt auch von den Wünschen der anderen Person ab. Auch wenn wir uns nur materielle Dinge wünschen, können wir sie oft nicht bekommen. Wir versuchen Mittel und Wege, das zu bekommen, was wir wollen – und oft ohne Erfolg. Sobald wir das Gewünschte nicht bekommen, sind wir in Gedanken sehr viel mit diesen Dingen beschäftigt und bringen dadurch unseren Geist in Unruhe. Dies ist der Auslöser für alle Wind-Krankheiten. Es ist also Begierde, die am Anfang von Wind-Krankheiten steht.

Auf ähnliche Weise wird Galle durch Haß vermehrt. Aus Stolz neigen wir dazu, uns selbst zu wichtig zu nehmen, was zur Vermehrung von Blut und Galle führt. Wenn Haß, dessen Wesen in einem Überhitztsein besteht, unsere Handlungen bestimmt, entstehen Galle-Krankheiten, deren Wesen die Hitze ist.

Durch geistige Dunkelheit werden Schleim-Krankheiten hervorgerufen. Geistige Dunkelheit bedeutet, daß man seine eigenen Fehler nicht kennt, daß man nicht weiß, was man tut und was nicht. Diese Verwirrung führt zu unangemessenen Handlungen. Geistige Dunkelheit, zu der eine geistige Schwere gehört, bringt die entsprechenden Krankheiten des Körpersaftes Schleim hervor.

Bedingungen

Der zweite Zweig am Stamm des kranken Körpers ist der Zweig der Bedingungen oder sekundären Ursachen. Er trägt vier Blätter. Das erste ist das Blatt der Zeit, das heißt der jahreszeitlichen Faktoren, die die Ursachen – Wind, Galle und Schleim – zu Krankheiten reifen lassen. Wenn man einer Diät oder einer Lebensweise folgt, die den jahreszeitlichen Empfehlungen zuwiderläuft, wenn man also zum Beispiel zuviel oder zu wenig ißt oder im Sommer zuviel und im Winter zuwenig Kleidung trägt, dann kann das zu einer Krankheit führen. Auch wenn man zuviel oder zuwenig Maßnahmen trifft, um einem Wetterwechsel zu begegnen oder Mittel nimmt, die der Jahreszeit nicht angemessen sind, kann dies vorhandene Krankheitsursachen zur Reife bringen. Der Text beschreibt die Einzelheiten von Diät, Lebensweise und der Anwendung medizinischer Mittel für jede der Jahreszeiten.

Das nächste Blatt am Zweig der Bedingungen betrifft Geister, die plötzlich die drei Körpersäfte beeinflussen können, so daß sie in Form einer Krankheit reifen. Man spricht von plötzlicher Beeinflussung, weil man diesen Geistern, von denen es viele verschiedene Arten gibt, zumeist unvermittelt begegnet, etwa wenn man von einem Ort zu einem anderen wechselt. Weil diese Geister mit dem Auge nicht wahrnehmbar sind, sind sie sehr schwer zu diagnostizieren.

Das dritte Blatt betrifft falsche Ernährung. Wenn man es bei der Nahrung, die der eigene Körper braucht, an der nötigen Umsicht fehlen läßt, kann das eine Krankheit hervorrufen. Wenn man etwa nach einem Aufenthalt in der Sonne oder nach dem Genuß von Alkohol Nahrung zu sich nimmt, die ein großes Maß an Wärme produziert – wie zum Beispiel Rind- oder Lammfleisch – kann das Ergebnis eine Krankheit sein.

Das vierte und letzte Blatt am Zweig der Bedingungen betrifft die falsche Lebensweise. So kann es eine sekundäre Ursache für das Entstehen einer Krankheit sein, wenn jemand im Sommer zur heißesten Jahreszeit Pelzkleidung trägt.

Die Einfallstore

Der Zweig der Einfallstore bezieht sich auf die Bereiche, durch die Krankheiten in das physische System eintreten, sobald das Vorhandensein der bedingenden Faktoren die Ursachen aktiviert. Dieser Zweig hat sechs Blätter. Die Krankheit sitzt zunächst in der Haut und verbreitet sich dort, dann zirkuliert sie in den Gefäßen des Körpers, entwickelt sich im Fleisch, setzt sich in den Knochen fest, steigt hinab zu den Vollorganen oder den Gefäßorganen. Dies sind die sechs Stadien, in denen eine Krankheit abläuft, nachdem die Bedingungen die Körpersäfte gestört haben. Dies muß jedoch nicht bei jeder Art von Krankheit in dieser Reihenfolge ablaufen.

Der Ort

Der Zweig des Ortes oder des Sitzes der Krankheit hat drei Blätter: den oberen, den mittleren und unteren Teil des Körpers, die hier kurz mit »Gehirn«, »Zwerchfell« bzw. »Hüften« bezeichnet werden. Der obere Teil bezieht sich auf die Kopfregion, in der vor allem der Schleim seinen Sitz hat. Der mittlere Teil bezieht sich auf den oberen Bauch. Dies ist vor allem der Sitz von Galle. Der untere Teil bezieht sich auf die Beckenregion, in der vor allem Wind seinen Sitz hat.

Zirkulationswege

Als nächstes kommt der Zweig der Zirkulationswege mit fünfzehn Blättern. Sie beziehen sich auf die Bewegung von Krankheiten auf Zirkulationswegen, die unter dem Gesichtspunkt ihrer Zugehörigkeit zu einer der folgenden Gruppen geordnet werden: die sieben Grundstoffe des Körpers, die fünf Sinnesorgane, die drei Ausscheidungen, die fünf Voll- und die sechs Gefäßorgane.

Die Wege, auf denen sich vor allem Wind-Krankheiten bewegen sind: 1. die Knochen (Grundstoff des Körpers), 2. die Ohren (Sinnesorgane), 3. der Schweiß (Ausscheidung), 4. das Herz (Vollorgan) und 5. Dick- und Dünndarm (Gefäßorgane).

Galle-Krankheiten bewegen sich vor allem: 1. im Blut (Grundstoff), 2. im Schweiß (Ausscheidung), 3. in den Augen (Sinnesorgane), 4. in der Leber (Vollorgan) und 5. in Gallenblase und Dünndarm (Gefäßorgane).

Schleim-Krankheiten zirkulieren vor allem: 1. in Chylus, Fleisch, Fett, Mark und Samen (Grundstoffe), 2. in Nase und Zunge (Sinnesorgane), 3. in Kot und Urin (Ausscheidungen), 4. in Lunge, Milz und Nieren (Vollorgane) und 5. in Magen und Blase (Gefäßorgane).

Die Zeit des Entstehens

Der sechste von den neun Zweigen am Stamm des kranken Körpers ist die Zeit des Entstehens. Er bezieht sich auf den Zeitpunkt, an dem eine Krankheit entsteht und allmählich manifest wird, nachdem sie die Zirkulationswege durchlaufen hat. Dieser Zweig hat neun Blätter, die sich auf natürliche Faktoren beziehen, die das Zunehmen eines der Körpersäfte begünstigen. Die ersten Blätter betreffen die Lebensabschnitte Alter, Erwachsenenalter und Kindheit. Bei älteren Leuten und auch bei Personen, die physisch geschwächt sind, ist Wind vorherrschend. Das erste Blatt steht somit für das Alter und das Vorherrschen von Wind.

Bei Erwachsenen herrscht Galle vor, worauf die Tatsache hinweist, daß ein Erwachsener für gewöhnlich in einem gesteigerten Maße aktiv, aggressiv und arrogant ist. Das zweite Blatt steht also für das Erwachsenenalter und ein Vorherrschen von Galle.

Bei kleinen Kindern ist aufgrund ihrer altersbedingten physischen Schwäche Schleim vorherrschend. Das dritte Blatt steht also für Kindheit und ein Vorherrschen von Schleim. Während der verschiedenen Lebensabschnitte gibt es eine erhöhte Gefahr, an einem der altersstufenbedingt vorherrschenden Körpersäfte zu erkranken.

Es gibt weiterhin drei Blätter, die sich darauf beziehen, wie die örtliche Umgebung, das heißt, die Beschaffenheit des Ortes, an dem eine Person lebt, das Vorherrschen eines der Körpersäfte begünstigt. Eine Gegend, die hoch liegt und kalt ist, in der es somit auch viel kalten Wind gibt, führt bei dort lebenden Menschen zur Zunahme des Körpersaftes Wind. In einer trokkenen und heißen Gegend nimmt naturgemäß der Körpersaft Galle zu. In einer niedrig gelegenen und feuchten Gegend nimmt der Körpersaft Schleim zu.

Die letzten drei Blätter am Zweig der Zeit des Entstehens beziehen sich auf die Faktoren von Jahres- und Tageszeit, die das Zunehmen bestimmter Körpersäfte begünstigen. Was die Tageszeiten betrifft, so entsteht bzw. vermehrt sich eine Wind-Krankheit bei Tagesanbruch und am frühen Abend. Somit ist es ein Anzeichen dafür, daß eine Person an einer Wind-Krankheit leidet, wenn sich bei ihr die Symptome am frühen Morgen und am frühen Abend verschlimmern. Was die Jahreszeit betrifft, so ist es die Regenzeit, in der Wind-Krankheiten vorherrschen.

Die Symptome für Galle-Krankheiten treten vor allem um die Tagesmitte und um Mitternacht hervor. Die Jahreszeit, die Galle-Krankheiten fördert, ist der Herbst. Schleim-Krankheiten treten vor allem im Frühling auf und ihre Symptome verstärken sich am frühen Morgen und in der Abenddämmerung.

Tödliche Wirkung

Der nächste Zweig ist der Zweig der Frucht oder der tödlichen Wirkung. Er hat neun Blätter. Diese betreffen lebensbedrohliche Situationen, die so beschaffen sind, daß der Patient sich so schnell wie möglich religiösen Übungen widmen muß, mit denen er religiöses Verdienst ansammelt und schlechte Handlungen reinigt. Denn sobald schlechtes Karma, das zur Verkürzung seines Lebens beitragen kann, erst einmal angesammelt und dann zur Reife gekommen ist, kann es durch medizinische Behandlung nicht mehr überwunden werden.

Zur Erhaltung des physischen Lebens sind erforderlich: eine Lebensspanne, deren Länge durch frühere Handlungen gewährleistet ist, Verdienst und gutes Karma. Alle drei Faktoren müssen zusammenwirken. Das Leben wird nicht ausschließlich durch richtige Verhaltensmuster und gute Ernährung aufrechterhalten. Wäre das der Fall, so müßten Menschen, die wohlhabend sind und in einer sauberen Umgebung leben, wie die meisten Menschen in der westlichen Welt, notwendigerweise sehr lange leben. Das ist aber nicht so.

Lebensspanne, Verdienst, gutes Karma – das sind Begriffe, die nicht leicht zu verstehen sind, weil sie religiöse Aspekte mit einschließen. So setzt das Verfügen über eine lange Lebensspanne voraus, daß man in einem früheren Leben, in dem man das Karma angesammelt hat, das das jetzige Leben ausgelöst hat, keinen Mord begangen und das Leben anderer geschützt hat. Verdienst zu haben bedeutet, daß man selbstloses Verhalten geübt hat, wohltätig gewesen ist und so weiter. Gutes Karma meint in diesem Zusammenhang verschiedene andere Arten von heilvollem Handeln und Verzicht auf nicht-heilvolles Handeln.

Das erste Blatt am Zweig der tödlichen Wirkung besteht somit aus drei Faktoren, die das Leben beenden: das Aufgebrauchtsein von Lebensspanne, Verdienst und Karma. Wenn diese drei Faktoren aufgebraucht sind, ist die Krankheit tödlich. Dieser Punkt ist vielleicht zunächst schwierig zu verstehen, er gründet sich aber in den tatsächlichen Gegebenheiten unseres Lebens und wird deshalb auch immer klarer, je näher wir ihn betrachten.

Das zweite Blatt ist das Nichtansprechen auf eine angewandte Behandlung. Die Krankheit spricht auf eine Behandlung nicht an, obwohl es die richtige für die betreffende Krankheit war. Gerade die Medizin, die sie für gewöhnlich heilt, verschlimmert die Lage noch, das heißt, die Medizin fördert die Krankheit. Auch in solchen Fällen erweist sich die Krankheit als tödlich, weil das eigene Karma aufgebraucht ist.

Das dritte Blatt am Zweig der tödlichen Wirkung ist die Wirkungslosigkeit von Diät, medikamentöser Behandlung, Verhaltensweisen und zusätzlichen Therapien, das heißt das fehlende Ansprechen des Patienten auf diese Maßnahmen. Das vierte Blatt ist die tödliche Verletzung eines wichtigen, für die Erhaltung des Lebens notwendigen Organs. Wenn ein Organ wie Gehirn, Herz oder Leber mit einer Waffe, wie zum Beispiel einem Pfeil, einem scharfen Stein oder einem Messer verletzt wird, so kann das Ergebnis lebensbedrohlich und einer Heilung nicht mehr zugänglich sein.

Das fünfte Blatt am Zweig der tödlichen Wirkung ist die Beendigung des Lebenswindes, das heißt, daß die Kraft des lebenserhaltenden Windes aufgebraucht ist. Damit ist der Zeitpunkt für eine mögliche Behandlung verstrichen und die Krankheit erweist sich trotz aller Bemühungen als tödlich.

Das sechste Blatt sind außerordentlich vorangeschrittene Hitze-Krankheiten. Das sind Hitze-Krankheiten, die nicht mehr heilbar sind, weil der Zeitpunkt für eine wirkungsvolle Behandlung überschritten ist. Das nächste Blatt sind außerordentlich vorangeschrittene Kälte-Krankheiten, die man zum Beispiel versäumt hat zu behandeln, als sie gerade erst entstanden und einer Behandlung noch zugänglich gewesen wären. Auch diese Krankheiten erweisen sich als tödlich.

Das achte Blatt bezieht sich auf Fälle, bei denen eine medizinische Behandlung wirkungslos bleibt, weil die Grundstoffe des Körpers so erschöpft sind, daß sie eine Behandlung nicht mehr annehmen. Der Körper ist so schwach, daß er sich mit der Kraft der Medizin nicht mehr verträgt.

Das neunte und letzte Blatt ist das Besessensein durch einen Geist, das so weit geht, daß dem Patienten die Lebenskraft gestohlen wird. Gemeint sind die extremen, unheilbaren Fälle, denn, wie die Blätter zuvor, bezieht sich auch dieses auf die tödliche Wirkung, das heißt auf unheilbare, tödliche Zustände.

Nebenwirkungen

Der achte Zweig, der Zweig der Nebenwirkungen, hat zwölf Blätter. Das erste Blatt ist das Auftreten von Nebenwirkungen in Form von Galle-Symptomen bei der erfolgreichen Behandlung einer Wind-Krankheit. Das zweite Blatt ist das Auftreten von Nebenwirkungen in Form von Schleim-Symptomen bei der erfolgreichen Behandlung einer Wind-Krankheit. Beide Arten treten auf, wenn die Medizin für die Wind-Krankheit zu stark ist. Das dritte Blatt ist das Entstehen von Nebenwirkungen in Form von Galle-Symptomen während einer nicht erfolgreichen Behandlung von Wind-Krankheiten und das vierte das Auftreten von Nebenwirkungen in Form von Schleim-Symptomen während einer nicht erfolgreichen Behandlung von Wind-Krankheiten. In diesen beiden Fällen ist die Wirkkraft der Wind-Medizin unzureichend, was zu Unregelmäßigkeiten bei Galle und Schleim führt. Ausgehend von diesen vier Blättern lassen sich die restlichen acht Blätter verstehen.

Das fünfte ist das Auftreten von Nebenwirkungen in Form von Wind-Symptomen während der erfolgreichen Behandlung von Galle-Krankheiten. Das sechste ist das Auftreten von Nebenwirkungen in Form von Schleim-Symptomen bei der erfolgreichen Behandlung von Galle-Krankheiten. Das siebte ist das Auftreten von Nebenwirkungen in Form von Wind-Symptomen während der nicht erfolgreichen Behandlung einer Galle-Krankheit und das achte das Auftreten von Nebenwirkungen in Form von Schleim-Symptomen während der nicht erfolgreichen Behandlung einer Galle-Krankheit.

Das neunte ist das Auftreten von Nebenwirkungen in Form von Wind-Symptomen bei der erfolgreichen Behandlung einer Schleim-Krankheit, das zehnte das Auftreten von Nebenwirkungen in Form von Galle-Symptomen bei der erfolgreichen Behandlung einer Schleim-Krankheit. Das elfte ist das Auftreten von Nebenwirkungen in Form von Wind-Symptomen während der nicht erfolgreichen Behandlung einer Schleim-Krankheit, und das zwölfte das Auftreten von Nebenwirkungen in Form von Galle-Symptomen während der nicht erfolgreichen Behandlung einer Schleim-Krankheit.

Will man diese Nebenwirkungen vermeiden, muß die Wirkkraft der verabreichten Arzneien stimmen und sie müssen ergänzende Mittel enthalten, die eine Störung des Gleichgewichts der anderen Körpersäfte verhindern.

Zusammenfassung

Der neunte Zweig, eine Zusammenfassung aller Krankheiten, hat zwei Blätter: kalt und hitzig. Das heißt, daß alle Krankheiten grundsätzlich in zwei Kategorien zusammengefaßt werden können: in kalte und in hitzige Krankheiten. Von Wind- und Schleimleiden sagt man, daß ihre Natur kühl ist, wie die von Wasser. Sie werden also in die Klasse der kalten Krankheiten eingeordnet. Blut- und Galleleiden haben als Wesen Hitze, so wie Feuer, sie werden also unter den hitzigen Krankheiten eingeordnet.

Leiden, die mit Organismen und mit Lymphe zu tun haben, gibt es in beiden Kategorien. Wenn Organismen oder Lymphe mit einem Vorherrschen von Wind und Schleim einhergehen, gehört die Krankheit in die Kategorie der kalten Krankheiten. Bei gleichzeitigem Vorherrschen von Blut oder Galle werden sie dagegen den hitzigen Krankheiten zugeordnet.

Wind, Galle und Schleim

Kehren wir zurück zum ersten Stamm, dem Stamm des gesunden Körpers, mit seinen drei Zweigen – den Körpersäften, den Grundstoffen des Körpers und den Ausscheidungen. Die drei Körpersäfte sind Wind, Galle und Schleim, von denen jeder in fünf Hauptkategorien unterteilt wird. Für die sich daraus ergebenden fünfzehn Arten von Körpersäften stehen die 15 Blätter am Zweig der Körpersäfte.[14] Ich werde im folgenden den Sitz dieser 15 Körpersäfte im Körper, ihren Wirkungsbereich und ihre Wirkung erklären.

Wind

Der lebenserhaltende Wind hat seinen Sitz am Scheitel und bewegt sich hauptsächlich im Bereich vom Scheitel bis zum Brustraum. Er ermöglicht das Schlucken von Nahrung, das Einatmen, das Ausspucken von Speichel, das Aufstoßen und das Niesen. Er sorgt für Klarheit von Geist und Sinnesorganen und ist lebenserhaltend, insofern als er die physische Basis für den Geist bereitstellt.

Der Sitz des aufsteigenden Windes ist das Brustbein. Er bewegt sich vor allem im Bereich von Nase, Zunge und Kehle. Seine Funktion ist das Ermöglichen von Rede, er gibt körperliche Stärke und Spannkraft, befähigt zu Anstrengungen in dem Sinne, daß er die Tatkraft anregt, gibt ein klares Gedächtnis und Aufmerksamkeit.

Der durchdringende oder sich ausbreitende Wind sitzt im Herzen. Obwohl er grundsätzlich dort seinen Sitz hat, durchdringt er jeden Teil des Körpers. Seine Funktionen sind das Beugen und Strecken von Gliedern und das Öffnen und Schließen von Körperöffnungen wie Mund, Augen usw. Er kontrolliert somit die meisten Muskeltätigkeiten.

Der feuerbegleitende Wind sitzt im unteren Teil des Magens und bewegt sich in allen Hohlräumen des Körpers – in den Eingeweiden, der Gallenblase, den Wegen im Herzen usw.

Seine Funktionen sind die Unterstützung der Verdauung und des Stoffwechsels. Das geschieht dadurch, daß er die Nahrung »zur Reife bringt«, die gereinigten von den ungereinigten Bestandteilen trennt und schließlich die jeweiligen Farbstoffe von Galle, Blut und so weiter erschließt. Der Magen hat drei Teile: der obere ist der Sitz des zersetzenden Schleims, im mittleren arbeitet die verdauende Galle und im unteren ist der Wirkungsbereich des feuerbegleitenden Windes, der seinen Namen wegen seiner Beteiligung an der Verdauung trägt, die mit einem Feuer vergleichbar ist.

Der abwärtstreibende Wind hat seinen Sitz im Genitalbereich. Sein Wirkungsbereich ist der gesamte untere Bauchraum, das heißt er wirkt in Dickdarm, Gallenblase, in den Genitalien und in den Hüften. Seine Funktionen sind das Lassen und Halten von Monatsfluß, Samen, Kot und Urin. Dieser Wind ist es auch, der bei der Schwangerschaft den Fötus im Schoß hält und ihn bei der Geburt aus ihm entläßt.

Die hier aufgeführten Erklärungen entsprechen der Art und Weise, in der das medizinische System Sitz, Wirkungsbereich und Funktion der fünf Winde beschreibt. Bei den tantrischen Systemen gibt es einen Unterschied in bezug auf den Sitz des lebenserhaltenden Windes und des durchdringenden Windes: Die Schulen der neuen Übersetzungen lokalisieren den lebenserhaltenden Wind im Herzen und den durchdringenden Wind am Scheitel. Die Schule der alten Übersetzungen folgt dagegen der oben dargestellten Erklärungsweise. In beiden Fällen sind die Funktion der zwei Winde dieselben, nur ihr Sitz ist verschieden.

Außer den fünf Hauptarten von Winden gibt es noch fünf sekundäre Winde. Diese können wiederum nach einer ganzen Reihe von weiteren Aspekten und Kategorien unterteilt werden. Wir beschränken uns hier aber auf die Behandlung der fünf Hauptarten.

Frage: Sind diese Winde gleichzusetzen mit dem Atem, der im ganzen Körper wirksam ist oder stehen sie für etwas Anderes, Subtileres?

Antwort: Wind steht hier nicht allein für den Atem, sondern für Faktoren, die für den Atem und noch viele andere Vorgänge zuständig sind. Er ist also nicht mit dem Atem an sich gleichzusetzen, wenn seine charakteristischen Eigenschaften auch eine gewisse Entsprechung zu denen des Atems aufweisen. Die Eigenschaften von Wind sind Rauheit, Leichtigkeit, Kälte, Subtilität, Härte und Beweglichkeit.

Da Wind eines der fünf Elemente ist, ist es in diesem Zusammenhang wichtig, das System dieser fünf Elemente zu verstehen. Die ganze Welt ist aus den Elementen Erde, Wasser, Feuer, Wind und Raum aufgebaut und auch die Körper der Lebewesen bestehen in ihrem Wesen aus denselben Elementen. So ist das Wesen von Blut und Galle das Element Feuer, das von Schleim die Elemente Erde und Wasser und das Element Wind ist das, was sie bewegt. Ohne Erde gäbe es keine Basis oder Grundlage. Ohne Wasser würden die Dinge nicht miteinander zusammenhängen. Ohne Feuer könnten die Dinge sich nicht entwickeln oder reifen. Ohne Wind könnten die Dinge nicht wachsen und sich nicht vermehren. Ohne Raum hätten die Dinge keine Möglichkeit, zu wachsen und sich auszudehnen. Man muß die Körpersäfte im Zusammenhang mit den fünf Elementen verstehen.

Die äußere Umgebung ist aus den fünf Elementen zusammengesetzt und auch die Lebewesen, die in dieser Umgebung leben, bestehen aus diesen fünf Elementen. Beide haben also die gleiche Struktur.

Menschen können sechs Arten von Geschmack erfahren: süß, sauer, bitter, zusammenziehend, scharf und salzig. Auch diese werden durch den Anteil der fünf Elemente bestimmt. Das Entstehen einer Möhre, zum Beispiel, steht im Zusammenhang mit den fünf Elementen. Erde, oder der Faktor der Solidität, stellt die Grundlage. Wasser wirkt als zusammenbindender Faktor, das heißt, er hält die Möhre zusammen. Feuer ist der Faktor, der es ihr ermöglicht, sich zu entwickeln und zu reifen. Das Luft- oder Wind-Element erlaubt es ihr, zu wachsen und das Raum-Element gibt ihr die Möglichkeit, in Erscheinung zu treten und sich auszubreiten. Erde und Wasser sind bei einer Möhre die vorherrschenden Elemente. Ergebnis davon ist, daß ihr Geschmack süß ist und daß sie nach ihrem Verzehr die Kraft des Körpers vermehrt.

Frage: Stehen Rauheit und Subtilität bei den charakteristischen Eigenschaften von Wind nicht in Widerspruch zueinander?
Antwort: Rauheit und Subtilität widersprechen sich als Eigenschaften von Wind nicht. Rauheit ist hier das Gegenteil von Sanftsein, während Subtilität hier für die Fähigkeit zur freien Bewegung steht.
Frage: Ist Wind dasselbe wie Nervenimpulse?
Antwort: Es ist nicht ganz dasselbe. Es ist so, daß die Nervenimpulse von Wind kontrolliert werden.
Frage: Welcher Wind kontrolliert die Blutzirkulation im Körper?
Antwort: Die Blutzirkulation hängt insbesondere vom durchdringenden und vom feuerbegleitenden Wind ab. Der feuerbegleitende Wind bewegt sich in allen Hohlräumen des Körpers, so wie zum Beispiel in den Nerven und in den Blutgefäßen.
Frage: Wie läßt sich das Vorherrschen eines Körpersaftes bei einem Menschen feststellen?
Antwort: Grundsätzlich gibt es zwei Möglichkeiten, eine gültige Wahrnehmung der Dinge zu bekommen: direkte Wahrnehmung und (gültige) Schlußfolgerung. Das Vorhandensein der drei Körpersäfte im Körper wird erschlossen. Ist die Haut eines Menschen rauh, so läßt sich daraus zum Beispiel auf einen hohen Grad von Wind schließen. Auch wenn jemand unter Schlaflosigkeit leidet, läßt das auf ein zu hohes Maß an Wind schließen. Der Körpersaft Wind wird zwar nicht direkt wahrgenommen, sein Vorhandensein läßt sich aber aus den Symptomen erschließen, genauso wie sich aufgrund der Wahrnehmung von Rauch, als einem Zeichen für Feuer, auf das Vorhandensein von Feuer schließen läßt.

Galle

Der Körpersaft Galle ist von feurigem Wesen und es gibt von ihm ebenfalls fünf Arten. Die erste und wichtigste ist die verdauende Galle, die einen großen Einfluß ausübt. Ihr Sitz ist im Magen zwischen der bereits verdauten und der noch nicht verdauten Nahrung, daß heißt mitten im Magen. Ihre Funktion besteht darin, daß sie, vergleichbar dem Feuer, die Nahrung »zur Reife bringt« oder verdaut, die gereinigten und die nichtgereinigten Bestandteile der Nahrung trennt, körperliche Hitze erzeugt, die anderen vier Arten von Galle erzeugt und unterstützt und für körperliche Stärke sorgt.

Die nächste ist die die Farbe oder den Glanz regelnde Galle. Ihr Sitz ist vor allem die Leber, sie ist aber überall im Körper wirksam. Sie regelt die Farbe der sieben Grundstoffe des Körpers – Chylus, Blut, Fleisch, Fett, Knochen, Mark und Samenflüssigkeit. So macht sie unter anderem das Blut rot, die Knochen weiß, die Galle gelb und die Fingernägel durchsichtig.

Die dritte ist die bestimmende oder verwirklichende Galle. Ihr Sitz ist am Herzen. Ihre Funktion besteht darin, bei der Ausführung von Handlungen und bei der Verwirklichung der eigenen Wünsche für Bestimmtheit, Entschlossenheit und Selbstvertrauen zu sorgen und keine Entmutigung aufkommen zu lassen. Im Negativen verursacht sie das Entstehen von übersteigert selbstsicheren Geisteszuständen, wie zum Beispiel Stolz.

Die vierte ist die Sehen machende Galle, die für das Sehen verantwortlich ist. Sie hat ihren Sitz in den Augen und befähigt zum Sehen.

Die letzte, die Haut hell machende Galle, hat ihren Sitz in der Haut. Sie sorgt für die Spannkraft der Haut und einen guten Teint. Die charakteristischen Eigenschaften von Galle, die grundsätzlich von feuriger Natur ist, sind folgende: Sie ist scharf, beißend und leicht, sie hat einen starken Geruch, eine abführende Qualität und sie ist feucht.

Schleim

Auch von Schleim gibt es fünf Arten. Die erste ist der stützende Schleim. Er sitzt im Brustbein. Seine Funktion ist die Versorgung des ganzen Körpers mit Feuchtigkeit. So versorgt er zum Beispiel den Mund mit Speichel. Außerdem sorgt er für Zusammenhalt, das heißt, er hält den Körper zusammen und wirkt als Stütze für die vier anderen Arten von Schleim.

Der nächste ist der zersetzende Schleim. Er hat seinen Sitz im ersten Teil des Magens, an der Stelle, an der die noch unverdaute Nahrung sich zuerst sammelt. Seine Hauptfunktion ist das Mischen und Zersetzen der aufgenommenen Nahrung.

Der Schmecken machende Schleim hat seinen Sitz in der Zunge. Seine Funktion ist es, für die Fähigkeit zur Wahrnehmung der sechs Arten von Geschmack – süß, sauer, salzig, bitter, scharf und zusammenziehend – zu sorgen.

Der zufriedenstellende Schleim hat seinen Sitz im Gehirn. Er ist der Faktor, der bei der Wahrnehmung eines Gegenstandes durch das Auge oder eines Tones durch die Ohren für die Befriedigung sorgt. Mit seiner Hilfe kann man auch entscheiden, ob ein Geschmack beispielsweise süß oder sauer, ein Geruch wohlriechend ist oder nicht, ein Ton angenehm ist oder nicht und ob etwas Gesehenes schön ist oder nicht.

Der verbindende Schleim schließlich hat seinen Sitz in den großen und kleinen Gelenken. Er wirkt bei der Verbindung der Gelenke und erlaubt es, sie zu beugen und zu strecken.

Die charakteristischen Eigenschaften von Schleim sind Fettigkeit, Kühle, Schwere, Stumpfheit, Sanftheit und Klebrigkeit. Die drei Körpersäfte haben zusammen zwanzig charakteristische Eigenschaften.

Frage: Gibt es bei jedem Menschen eine Neigung zu einem bestimmten Körpersaft?

Antwort: Man kann Menschen auf der Grundlage der bei ihnen natürlich vorherrschenden Körpersäfte in sieben Gruppen unterteilen: in solche, bei denen einer der drei Körpersäfte allein vorherrscht, in solche, bei denen eine doppelte Kombination vorherrscht und in solche, mit einer dreifachen Kombination. Es gibt also Menschen mit einer Wind-Natur, einer Galle-Natur, einer Schleim-Natur, mit einer Wind-Galle-Natur, einer Wind-Schleim-Natur, einer Schleim-Galle-Natur und Menschen mit einer Wind-Galle-Schleim-Natur.

Frage: Lassen sich diese Typen von Menschen durch äußerliche Beobachtung unterscheiden?

Antwort: Ein Arzt kann den von einem einzelnen Körpersaft bestimmten Typus leicht durch Beobachtung erkennen. Er muß dafür noch nicht einmal den Urin des Betreffenden sehen oder seinen Puls nehmen. Die doppelten Kombinationen sind schwieriger, und sehr schwer ist es, die dreifache Kombination zu bestimmen. Die verschiedenen Typen werden in den Texten im einzelnen beschrieben.

Frage: Was ist der Unterschied zwischen der Fettigkeit von Schleim und der von Galle, und worin unterscheiden sich Fettigkeit und Klebrigkeit von Schleim?

Antwort: Der Unterschied zwischen der Fettigkeit von Schleim und der von Galle liegt darin, daß die Fettigkeit oder Schmierfähigkeit von Schleim nur auf einer oberflächlichen Ebene besteht, er aber letztlich seinem Wesen nach nicht fettig ist. Bei Galle dagegen ist das Fettige sowohl oberflächlich als auch Teil ihrer eigenen Natur. Klebrigkeit ist weder eine trockene noch eine nasse Qualität. Sie steht für den Faktor des Haftenbleibens bei Berührung.

Frage: Was für ein Zusammenhang besteht zwischen dem Schleim, den wir aushusten, und dem Körpersaft Schleim?

Antwort: Der Schleim, den wir aushusten, läßt sich meistens, aber nicht immer, auf einen Überschuß des Körpersaftes Schleim zurückführen. Auch Probleme mit Wind und Galle können dazu führen, daß Schleim ausgehustet wird. Außerdem kann das Aushusten von Schleim sowohl auf ein Übermaß an Wirkkraft von Schleim zurückzuführen sein als auch auf eine beeinträchtigte Wirkkraft von Schleim. Der Schleim, den wir aushusten, hat insofern einen Bezug zum Körpersaft Schleim, als beide als Wesen die Elemente Erde und Wasser haben.

Der Körpersaft Schleim sorgt für die nassen und feuchten Faktoren und dient insofern als Grundlage des Körpers. Der ausgehustete Schleim ist meistens durch die übermäßige Wirkkraft des Körpersaftes Schleim entstanden. Er wirkt zur Gesunderhaltung des Körpers, solange er sich mit den anderen Körpersäften im Gleichgewicht befindet. Dagegen verursacht er Krankheiten, wenn das Gleichgewicht gestört ist.

Die sieben Grundstoffe des Körpers

Der nächste Zweig am Stamm des gesunden Körpers ist der der Grundstoffe des Körpers. Wie oben erwähnt, hat er sieben Blätter: Chylus, Blut, Fleisch, Fett, Knochen, Mark und Samenflüssigkeit. Die physischen Bestandteile bilden sich in der Weise, daß die sechs Geschmäcke der fünf äußeren Elemente in Form von Nahrung aufgenommen werden und sich daraus die fünf inneren Elemente entwickeln. Der Verdauungsprozeß geht, einfach ausgedrückt, auf folgende Weise vonstatten: Zuerst wandert die aufgenommene Nahrung die Speiseröhre hinunter zum ersten Abschnitt des Magens, dem Sitz des zersetzenden Schleims, eines der fünf Arten von Schleim. Hier wird die Nahrung gemischt, das heißt Flüssiges wird mit Festem gemischt. Dann geht sie weiter in den mittleren Abschnitt des Magens, wo die zersetzende Galle ihren Sitz hat. Von dieser Galle wird die Nahrung weiter aufgespalten, um dann in den dritten Abschnitt des Magens weiterzuwandern, wo der feuerbegleitende Wind sitzt und eine Trennung von Nährstoffen und Abfallprodukten stattfindet. Die grobe Trennung in Nährstoffe und Abfälle beginnt also im dritten Abschnitt des Magens.

Im Laufe der aufeinanderfolgenden Stufen im Prozeß der Trennung in Nähr- und Abfallstoffe (oder in gereinigte und ungereinigte Teile) entstehen nacheinander die sieben Bestandteile des Körpers. Die Nähr- und Aufbaustoffe gelangen zunächst in die Leber, wo aus ihnen Blut entsteht. Dann trennt sich der Chylus des Blutes vom eigentlichen Blut und wird zu Fleisch transformiert. Als nächstes wird die Nährsubstanz (oder der gereinigte Teil) des Fleisches zu Fettgewebe, die Nährsubstanz des Fettgewebes wandelt sich dann zu Knochen. Die Nährsubstanz der Knochen wird zu Mark, und aus derTransformation der Nährsubstanz des Marks schließlich entsteht die Samenflüssigkeit.

Die Abfälle (oder nicht gereinigten Teile) der Nahrung, die im dritten Magenabschnitt von den Nährstoffen getrennt werden, werden in den Eingeweiden in feste und flüssige Form umgewandelt. Die festen Bestandteile werden zu Kot und die flüssigen zu Urin, der zur Blase geleitet wird.

Die im letzten Abschnitt des Magens gewonnene Nährsubstanz wird, wie gesagt, von der Leber in Blut umgewandelt. Die Abfallprodukte dieser Nährsubstanz dienen als Faktoren zur Unterstützung des zersetzenden Schleims im ersten Magenabschnitt. Die Abfallprodukte des Blutes werden in die Gallenblase geleitet. Die Abfallprodukte des Fleisches produzieren die Ausscheidungen der neun Körperöffnungen, wie zum Beispiel das Ohrenschmalz oder den Talg in den Augenwinkeln. Die Abfallstoffe des Fettgewebes werden zu Körperfett und Schweiß. Aus den Abfallprodukten der Knochen entstehen Fußnägel, Fingernägel und Haare. Der Abfall des Marks produziert den grundlegenden Fettfaktor von Haut und Fleisch. Das vorher im Zusammenhang mit dem Fettgewebe entstandene Fett ist eine Art von Schmiere, die sich wegwaschen läßt. Das Fett, das aus den Abfallprodukten des Marks entsteht, ist dagegen von einer Art inhärenter, natürlicher Fettigkeit, die durch Waschen nicht beseitigt wird.

Der Abfall oder nichtnährende Anteil der Samenflüssigkeit wird zu Samen, also zu der Flüssigkeit, aus der ein Kind entstehen kann. Der letzte oder reinste Teil der Samenflüssigkeit erhält das Leben, bestimmt die eigene Lebensdauer und gewährleistet einen strahlenden Teint und Spannkraft.

Der gesamte Verdauungszyklus, von der Aufnahme der Nahrung bis zum Entstehen der Samenflüssigkeit, nimmt allgemein sechs oder sieben Tage in Anspruch. Es gibt jedoch einige Arzneimittel, die nicht in dieser Reihenfolge abgebaut werden; so werden einige Mittel zur Unterstützung der Fruchtbarkeit in kurzer Zeit, manchmal in weniger als einem Tag, von Chylus in Samenflüssigkeit umgewandelt und überspringen die anderen Teile des Zyklus. Auch einige Nahrungsmittel überspringen Teile der Kette. In solchen Fällen braucht der Verdauungszyklus weniger als die üblichen sechs bis sieben Tage.

Dies war eine grob umrissene Darstellung des Verdauungsvorganges. Jede der erwähnten Umwandlungen ließe sich sehr viel detaillierter beschreiben.

Abschließende Bemerkungen zum Stamm des gesunden Körpers

Der dritte und letzte Zweig am Stamm des gesunden Körpers sind die Ausscheidungen, das sind Bestandteile, die vom Körper nicht assimiliert werden können und ausgestoßen werden müssen. Dieser Zweig hat nur drei Blätter: Kot, Urin und Schweiß. Zu diesen sind keine weiteren Erklärungen notwendig.

Es sind somit insgesamt 25 Blätter, die an drei Zweigen des ersten Stammes der ersten Wurzel wachsen. Sie sind alle bereits im gesunden Körper vorhanden, und von diesem ausgehend wurden sie hier auch erklärt.

Ein gesunder Körper wird definiert als ein Zustand des Gleichgewichts zwischen den 25 Blättern oder Kategorien einerseits und der Nahrung und den Verhaltensmustern andererseits. Ein gesunder und langes Leben gewährender Zustand ohne Krankheit ist gegeben, wenn das Verhältnis zwischen den 25 Faktoren, dem Geschmack und den Verhaltensmustern harmonisch und ausgeglichen ist. Der Überblick zum ersten Stamm, dem Stamm des gesunden Körpers, ist hiermit abgeschlossen.

Die Ursachen, Bedingungen und Einfallstore

Der zweite Stamm ist der des erkrankten Körpers. Wie vorher erwähnt, ist der erste Zweig an diesem Stamm der der Ursache. Die entferntere Ursache ist die anfanglose Unwissenheit. Die näheren Ursachen, Wind, Galle und Schleim, entstehen aus den drei negativen Geisteszuständen Begierde, Haß und geistige Verdunklung – gewissermaßen als ihrer psychologischen Basis. Diese drei, die ihrerseits ihren Ursprung in der Grundlage aller Krankheit haben – in der Unwissenheit –, sind die drei Blätter am Zweig der Ursachen.

In Abhängigkeit von Begierde, Haß und geistiger Verdunklung vermehren sich Wind, Galle bzw. Schleim. Die Krankheiten, die mit den drei Körpersäften in Beziehung stehen, lassen sich, wie vorher erwähnt, in 42 Arten von Wind-Krankheiten, 26 Arten von Galle-Krankheiten und 33 Arten von Schleim-Krankheiten klassifizieren. Diese 101 Erkrankungen durch die Körpersäfte leiten sich aus einer umfassenderen Klassifizierung in 1616 Krankheiten ab, die ihrerseits als eine Zusammenfassung der 84 000 Arten von Krankheiten betrachtet werden kann, die den 84 000 Arten von negativen Geisteszuständen entspricht. Mit anderen Worten, in Entsprechung zu 84 000 negativen Geisteszuständen gibt es 84 000 Krankheiten, die man klassifizieren kann als 1616 Arten oder, noch weiter zusammengefaßt, in 404 Krankheiten, die sich noch einmal zusammenfassen lassen in 101 Arten von Krankheiten, die auf Störungen im Gleichgewicht der Körpersäfte beruhen.

Eine andere Klassifizierung unterteilt die Krankheiten nach drei Arten von Ursachen. Das erste sind Krankheiten, die in diesem Leben durch eine einfache Störung der Körpersäfte oder ihres Gleichgewichts hervorgerufen sind. Das zweite sind Krankheiten, die ihre Ursachen in Handlungen haben, welche in früheren Leben begangen wurden und in diesem Leben in Form einer Krankheit reifen. Das dritte sind Krankheiten, die durch das Vorhandensein von beiden Faktoren verursacht sind, das heißt, sie entstehen aufgrund einer Störung im Gleichgewicht der Körpersäfte, dabei ist aber auch das Reifen einer Saat beteiligt, die durch eine Handlung in einem früheren Leben gepflanzt wurde.

Die erste dieser drei Arten von Krankheit bezeichnet man als die Krankheit eines Lebens, weil die Störung im Gleichgewicht der Körpersäfte allein auf Versäumnisse in bezug auf Ernährung und Lebenserfahrung zurückzuführen ist, und weil der Entstehenszyklus der Krankheit sich auf eine einzige Lebenszeit beschränkt. Die zweite Art ist bekannt als eine Krankheit, die das Ergebnis eines früheren Lebens ist. Aufgrund ihres Entstehens durch das Reifen einer in früheren Leben begangenen Tat sprechen gewöhnlich auf eine Behandlung nicht an und erweisen sich als tödlich. Man kann allgemein sagen, daß das Ergebnis einer der zehn nicht-heilvollen Handlungen während eines vorhergehenden Lebens ihr Reifen in Form von Krankheit in einem späteren Leben ist. Die Krankheit an sich hat ihre Ursache in der Vergangenheit.

Ernsthafte Krankheiten, die auf eine scheinbar geringfügige unmittelbare Ursache zurückgehen, gehören in die dritte Kategorie. Es sind Krankheiten, die von zwei Faktoren verursacht werden: zum einen von der Störung der Körpersäfte in diesem Leben und zum anderen von der Reifung einer Saat, die durch eine Handlung in einem früheren Leben gepflanzt wurde. So kann es sein, daß bei geringfügigen unmittelbaren Ursachen eine ernsthafte Krankheit entsteht.[15]

Störung der Körpersäfte

Solange die drei Körpersäfte sich im Gleichgewicht befinden, erhalten sie die Gesundheit, und die Krankheiten verbleiben in einem ruhenden, untätigen Zustand. Sobald es jedoch zu einem Ungleichgewicht der Körpersäfte kommt, werden sie zu Krankheit, schaden Körper und Leben und lassen Leiden entstehen.[16] Das bedeutet, sobald ein Ungleichgewicht eintritt, sind die Grundlagen für eine Beeinträchtigung von Körper, Lebensdauer usw. gelegt. Beim Auftreten einer Galle-Krankheit erhitzen sich die sieben Grundstoffe des Körpers. Wenn die Galle, die ihren Sitz für gewöhnlich im unteren Teil des Körpers hat, gestört wird, verbreitet sie sich aufgrund ihrer Hitze- oder Feuer-Natur (Feuer bewegt sich natürlicherweise nach oben) im oberen Teil des Körpers. Alle Hitze-Krankheiten haben ihren Ursprung in Störungen des Körpersaftes Galle. Bei Auftreten einer Schleim-Krankheit reduziert oder erstickt der Schleim die Hitze des Körpers. Schleim hat als Natur Erde und Wasser und somit Schwere und Kühle. Daher fällt er, obwohl er gewöhnlich seinen Sitz im oberen Teil des Körpers hat, in den unteren Teil des Körpers. Er ist für alle kalten Krankheiten verantwortlich, das heißt, alle kalten Krankheiten haben ihre Grundlage in einer Störung des Körpersaftes Schleim.

Wind ist beiden, den kalten wie den hitzigen Krankheiten, gemeinsam. Deshalb unterstützt er Galle oder Schleim, je nachdem, welcher der beiden vorherrschend ist. Herrscht eine Störung von Schleim vor, so bewirkt Wind ein Entstehen von kalten Krankheiten. Herrscht eine Störung von Galle vor, unterstützt Wind die Faktoren, die Galle stören und bewirkt das Entstehen von hitzigen Krankheiten. Wind durchdringt den ganzen Körper und fördert sowohl hitzige als auch kalte Krankheiten.

Die Bedingungen

Der zweite Zweig am Stamm des erkrankten Körpers ist der Zweig der Bedingungen.[17] Eine Bedingung ist definiert als ein Faktor, der eine Ursache dazu befähigt, zu reifen und sich zu entwickeln. Es gibt drei Hauptarten von Bedingungen: 1. Bedingungen für die Bildung und Vermehrung, die eine Krankheit hervorbringen und vermehren, 2. Bedingungen für die Ansammlung und das Entstehen, die eine Krankheit zusammentragen, und 3. Bedingungen für das Manifestwerden, die eine angesammelte oder gespeicherte Krankheit dazu bringen, sich zu manifestieren.

Bedingungen für die Bildung und Vermehrung

Bei den Bedingungen für die Bildung und Vermehrung von Krankheiten unterscheidet man drei Gruppen: 1. die Jahreszeiten, 2. die Sinnesorgane, 3. Verhaltensmuster. Jede wird unter denselben drei Gesichtspunkten behandelt: unter dem Gesichtspunkt des Zuwenig, unter dem Gesichtspunkt des Zuviel und unter dem Gesichtspunkt des falschen Gebrauchs. Die in diesem Zusammenhang erwähnten Jahreszeiten sind die heiße Jahreszeit, die kalte Jahreszeit und die Regenzeit. Wenn die heiße Jahreszeit heißer oder kälter ist als sie normalerweise sein soll, so kann dieses Zuviel oder Zuwenig als ein Faktor bei der Entstehung einer Krankheit wirksam werden. Falscher Gebrauch heißt in diesem Fall, daß man ein Verhaltensmuster an den Tag legt, das dem Wesen der Jahreszeit nicht entspricht. Wer zum Beispiel im Sommer zu warme Kleidung trägt, macht den falschen Gebrauch von der Jahreszeit.

Auch wenn man von Sinnesorganen übermäßigen, zu geringen oder falschen Gebrauch macht, können dadurch Störungen im Körper auftreten. Beim Kontakt der Sinnesorgane mit ihrem jeweiligen Objekt ist es wichtig, daß man diesen Kontakt in der richtigen Weise handhabt. Wenn man zum Beispiel länger als angebracht einen angenehmen Gegenstand anstarrt, einem angenehmen Ton lauscht oder etwas Angenehmes riecht, so kann das gesundheitliche Störungen hervorrufen. Auch wenn man einen furchteinflößenden oder einen abstoßenden Gegenstand zu lange betrachtet oder zu lange unangenehmen Tönen zuhört oder Unangenehmes riecht, kann das unter Umständen einen falschen Gebrauch der Sinnesorgane darstellen und das Gleichgewicht der Körpersäfte beeinträchtigen. Das gleiche gilt auch für Geschmäcke oder Objekte des Tastsinns.

Ähnliches gilt für das Verhalten von Körper, Rede und Geist. Es kann zum Beispiel die Gesundheit beeinträchtigen, wenn man übermäßig viel denkt oder redet oder den Körper zu sehr für sportliche Übungen in Anspruch nimmt. Auch gewaltsames Einhalten von Stuhl und Urin oder eine zu starke Anstrengung beim Ausscheiden der beiden kann zum Beispiel als Bedingung für die Bildung oder Vermehrung einer Krankheit dienen.

Bedingungen für die Ansammlung und das Entstehen

Die Bedingungen für die Ansammlung und das Entstehen von Krankheit werden unter drei Punkten abgehandelt: Ansammlung, Entstehen und Beruhigung. Jeder wird unter dem Aspekt der Ursachen und des Wesens (der Erkrankung) sowie der Jahreszeit (in der sie auftreten) beschrieben. Zuerst kommt es zu einer Ansammlung der Körpersäfte, darauf folgt das Entstehen oder Manifestwerden, das jedoch durch andere Faktoren auch wieder beruhigt (oder bezwungen) werden kann.

Ursachen: Das Ansammeln einer Wind-Krankheit wird zum Beispiel durch Aufnahme von Nahrung verursacht, die die gleichen charakteristischen Eigenschaften hat wie Wind, also grundsätzlich alle Lebensmittel, die rauh und leicht sind – z. B. Tee – oder leicht und kalt – z. B. Schweinefleisch. Das Kalte verursacht dann das Entstehen der Wind-Krankheit. Wenn man jedoch Nahrung zu sich nimmt, die eine warme oder fettige Qualität hat, dann hindert dies die charakteristischen Eigenschaften des angesammelten Windes daran, sich als Krankheit zu manifestieren – beruhigt sie also.

Wenn man Nahrungsmittel mit scharfen Eigenschaften zu sich nimmt, etwa Chilli oder alkoholische Getränke, die beide sowohl rauh als auch scharf sind, oder Nahrungsmittel mit fettiger Qualität, dann kommt es zu einer Ansammlung von Galle. Hitze führt dann zum Entstehen von Galle-Krankheiten. Die Aufnahme von Nahrung mit kühlen Qualitäten kann jetzt das weitere Ansammeln verhindern und das Manifestwerden der Krankheit beruhigen. Sobald aber durch die Nahrungsaufnahme mehr Galle angesammelt wird als nötig ist, und dies nicht durch Nahrung mit entgegengesetzten Eigenschaften eingeschränkt wird, kommt es zu Ansammlung und Manifestation. Man kann also ungünstigen Veränderungen der Körpersäfte durch ausgewogene Nahrung vorbeugen.

Mit Schleim verhält es sich ähnlich. Wenn man etwas ißt, das die grundlegenden Qualitäten von Schleim teilt, das heißt etwas, das schwere, fettige und kühle Eigenschaften hat, dann vermehrt sich der Schleim im Körper. Zu solchen Nahrungsmitteln gehören verschiedene Öle und tierische Fette. Kartoffeln haben eine schwere, Blumenkohl, Kohl und Möhren eine kühle Qualität. Wärme führt dann zum Entstehen der Schleim-Krankheit, so wie die Sonne das Eis zum Schmelzen bringt. Wenn man jedoch etwas ißt, das rauh und leicht ist, so werden diese Qualitäten das Entstehen der Krankheit verhindern.

Die charakteristischen Eigenschaften eines Nahrungsmittels lassen sich durch Schmecken feststellen. Der Geschmack ist der beste Indikator, was die Zusammensetzung eines Nahrungsmittels in Hinblick auf die fünf Elemente betrifft. Von diesen Elementen lassen sich dann seine Eigenschaften wie Schwere, Kühle usw. bestimmen. Daß die dominierenden Elemente bei Möhren zum Beispiel Erde und Wasser sind, läßt sich aus ihrem süßen Geschmack erschließen. Aufgrund der Elemente können die charakteristischen Eigenschaften, die Wirkkräfte usw. des Nahrungsmittels bestimmt werden. Erde hat ähnliche Eigenschaften wie Schleim, nämlich Schwere, Solidität, Festigkeit und Klebrigkeit. Wasser ist feucht, kühl, stumpf, sanft und fettig.

Das Wesen: Ansammlung ist ein normaler Vorgang der Anhäufung der Körpersäfte Wind, Galle oder Schleim an ihrem jeweiligen Sitz im Körper. Das Manifestwerden einer Krankheit dagegen zeigt, daß durch das Wirken von Bedingungen ein nicht-normaler Prozeß in Gang gesetzt worden ist. Wenn auf eine Ansammlung auch das Manifestwerden einer Krankheit folgt, kann daraus geschlossen werden, daß der angesammelte Körpersaft seinen ursprünglichen Ort im Körper verlassen und sich auf andere Bereiche des Körpers ausgedehnt hat. Das Manifestwerden oder Entstehen ist also ein anormaler Vorgang, während es sich bei der Ansammlung um einen normalen Verdauungsvorgang handelt.

Jahreszeit: In den astrologischen Texten werden fünf Jahreszeiten unterschieden: die vier Hauptjahreszeiten Frühling, Sommer, Herbst und Winter mit jeweils 72 Tagen und dazu zwischen diesen Jahreszeiten noch jeweils eine Periode von 18 Tagen, also insgesamt vier Perioden von je 18 Tagen. Das ergibt ein Jahr von 360 Tagen (bei jedem vierten Jahr wird ein Schaltmonat eingeschoben).

Im Winter sind Erde und Wasser vorherrschend, im Frühling Wasser und Holz, im Sommer Feuer und Wind und im Herbst Eisen und Erde. In den Zwischenjahreszeiten dominiert das Element Erde. Der Anfang der »westlichen« Jahreszeiten entspricht der Mitte der tibetischen Jahreszeiten. Die Sommersonnenwende, wenn die Sonne am weitesten im Norden steht, liegt im tibetischen Kalender daher in der Mitte des Sommers (und nicht an seinem Anfang wie im westlichen) entsprechend liegt auch die Wintersonnenwende, wenn die Sonne am weitesten im Süden steht, in der Mitte des Winters (und nicht an dessen Anfang wie im Westen). Im Frühsommer nimmt der Wind zu, im Spätsommer (das heißt in der Regenzeit) vermehrt sich die Galle und im Spätwinter der Schleim. In diesen Zeiten kommt es also zu einer Ansammlung des jeweiligen Körpersaftes.

Wind: Der Grund für die Ansammlung von Wind im frühen Sommer liegt in den charakteristischen Eigenschaften von Leichtigkeit und Rauheit. Die charakteristischen Eigenschaften der Jahreszeit entsprechen denen des Windes und so kommt es zu einer Ansammlung von Wind in diesem Zeitraum. Im Frühsommer gibt es eine Ansammlung des Körpersaftes Wind. Es kommt jedoch nicht zum Manifestwerden einer Wind-Krankheit, weil die Hitze der Jahreszeit der Kühle des Windes entgegensteht und ein Entstehen der Krankheit verhindert. Die Krankheit bleibt statt dessen in einem ruhenden, latenten Zustand.

Im späten Sommer kann sich der angesammelte Wind dann manifestieren, es ist Regenzeit (in Indien) und damit kühl und windig. Die Kühle aktiviert den angesammelten Wind (der selber kühl ist) und bringt ihn dazu, sich zu manifestieren. Das Ansammeln geschieht noch am angestammten Sitz des Körpersaftes im Körper; wenn er manifest wird, heißt das, daß sein Maß über das hinausgeht, was sein ursprünglicher Aufenthaltsort fassen kann und er sich neue Wege sucht.

Eine solche anormale Ortsveränderung kann der Herbst auf natürliche Weise wieder beruhigen, weil er (nach Ende der

Regenzeit) die Eigenschaften warm und fettig hat. Diese Eigenschaften helfen, den manifest gewordenen Wind zu überwinden oder zu kontrollieren. »Fettig« steht hier für eine vorherrschende Qualität im Herbst, die hilft, die leichte und bewegliche Natur des manifestierten Windes zu bändigen.

Galle: Während des Spätsommers (in der Regenzeit) kommt es wegen der fettigen Natur dieses Zeitraums zu einer Ansammlung von Galle. Die kühle Eigenschaft dieser Jahreszeit, die der Hitze der Galle entgegensteht, verhindert allerdings ein Manifestwerden. Im Herbst, der durch die Eigenschaften fettig und warm charakterisiert ist, kommt es nach dem Ende der Regenzeit zur Manifestation oder zum Entstehen von Galle-Krankheiten. Während des Winters beruhigen sich aufgrund der kühlen Natur der Jahreszeit die manifesten Galle-Krankheiten.

Schleim: Während des letzten Abschnittes im Winter kommt es wegen der schweren, kalten und fettigen Eigenschaft dieser Jahreszeit zu einer Ansammlung von Schleim. Wegen der besonders kalten Eigenschaft der Zeit bleibt der Schleim sozusagen in einem gefrorenen Zustand. Mit Anfang des Frühlings schmilzt die Hitze der Sonne den »gefrorenen« Schleim und durch seine Verbreitung auf Stellen und Wege im Körper, die nicht seinem eigentlichen Sitz entsprechen, kann es zum Entstehen von Schleim-Krankheiten kommen. Die heißen, leichten und groben Eigenschaften des Frühsommers können die Schleim-Krankheiten jedoch auf natürliche Art und Weise beruhigen. So erklärt sich, daß Manifestationen sich auf natürliche Weise durch die Eigenschaften der Jahreszeiten wieder beruhigen können, ohne daß äußere Methoden angewandt werden müßten.

Bedingungen für das Manifestwerden

Wenn jedoch eine Person falsche Nahrung zu sich nimmt oder falsche Verhaltensmuster hat, kann eine Krankheit entstehen, auch ohne daß die jahreszeitgemäße Ansammlung und Entstehung der Körpersäfte daran beteiligt ist. Falsche Ernährung, falsches Verhalten und die natürliche Veranlagung eines Menschen können zu jeder Jahreszeit Ursachen für das Manifestwerden einer Krankheit der Körpersäfte sein.

Für das Manifestwerden von Krankheiten gibt es zwei Arten von Bedingungen: die allgemeinen und die spezifischen. Allgemeine Bedingungen, die eine Störung im Gleichgewicht der Körpersäfte verursachen, sind falsche Ernährung, falsche Verhaltensmuster, Geister, jahreszeitliche Faktoren (wie sie gerade behandelt wurden), falsche medizinische Behandlung, Gift und die Reifung von negativen Handlungen.

Die spezifischen Bedingungen beziehen sich auf das – jeweils einen der Körpersäfte betreffende – Manifestwerden einer Krankheit. Zu den Bedingungen, die *Wind*-Krankheiten entstehen lassen, gehört jeder übermäßige Genuß von allem, was einen bitteren Geschmack oder ein leichtes und rauhes Wesen hat – sei es feste Nahrung, flüssige Nahrung oder Medizin. Dies führt ebenso zum Manifestwerden von Wind-Krankheiten wie übermäßige Begierde (insbesondere sexueller Art aber auch andere Arten von Begierde), Hunger, fehlender Schlaf und übermäßige Aktivität von Rede und Körper – vor allem auf leeren Magen. Anstrengende Tätigkeiten, wie zum Beispiel sportliche Übungen, die man morgens auf leeren Magen ausübt, können Wind-Krankheiten hervorrufen. Das gilt auch für starken Blutverlust (der dem Wind Gelegenheit gibt, sich in den betreffenden Bereichen auszubreiten), für Erbrechen und Durchfall (die den Körper schwächen, was der leichten Qualität des Windes eine gute Gelegenheit gibt, sich zu formieren), für kalte Zugluft, für übermäßige Freude oder Traurigkeit, für exzessives Weinen, für Niedergeschlagenheit (zum Beispiel wenn man versagt hat oder bei Besessenheit), für den Verzehr großer Mengen von nicht-nahrhaftem Essen und für Anstrengung beim Ausscheiden oder Einhalten von Stuhl oder Urin.

Um es zu wiederholen, es gibt Faktoren oder Bedingungen, die angesammelte Wind-Krankheiten dazu veranlassen, sich plötzlich zu manifestieren. Wenn man große Mengen von Nahrung zu sich nimmt, die vom Geschmack her bitter und von ihrer Wirkkraft her leicht und rauh ist, wird der angesammelte Wind verschlimmert. Zum Beispiel geschieht das durch zuviel

Kaffee oder starken Tee oder durch Nahrungsmittel wie Salatgurken, die leicht und rauh sind. Auch Schweinefleisch verschlimmert angesammelten Wind, weil es kühl und leicht ist. Diese Dinge sind allerdings nur schädlich, wenn man sie in zu großen Mengen zu sich nimmt, nicht aber, wenn man sie in Maßen genießt. Weiter gibt es Verhaltensmuster, die angesammelten Wind manifest werden lassen. Dazu gehört das Aufkommen von übermäßigem Verlangen – vor allem sexueller Art aber auch Verlangen nach materiellen Dingen –, länger andauerndes Hungern, fehlender Schlaf, anstrengende Tätigkeit, wie sportliche Übungen auf leeren Magen, exzessives Reden, Bluten, Erbrechen und starker Durchfall. Bei Begierden ist es so, daß man an einem Gegenstand haftet, viel darüber nachdenkt, wie man ihn bekommen könnte und ihn schließlich doch nicht bekommt; die daraus resultierende Spannung kann den angesammelten Wind in Unruhe versetzen.

Sich über einen längeren Zeitraum hinweg kalter, zugiger Luft auszusetzen führt ebenso zu einer Verschlimmerung von Wind wie übermäßige Freude als Reaktion auf ein Ereignis, schwere Depressionen oder über lange Zeit andauerndes Weinen. Auch eine exzessive Verstandestätigkeit kann zur Manifestation von angesammeltem Wind führen. Die gleiche Wirkung hat oft der Verzehr von großen Mengen nichtnahrhafter Lebensmitteln. So sind Kartoffeln, Erbsen und Bohnen wenig nahrhaft, vor allem, wenn das Wasser, in dem sie gekocht wurden, vor dem Verzehr weggeschüttet wird. Sie sollten in gerade so viel Wasser gekocht werden, daß dieses beim Kochen aufgebraucht wird; auch sind gebackene Kartoffeln nahrhafter als gekochte. Kartoffeln sind ihrem Wesen nach kühl und werden zu den nicht nahrhaften Lebensmitteln gerechnet, wenn sie alleine und nicht zusammen mit einem anderen Nahrungsmittel, etwa Butter, gegessen werden.

Schädlich ist auch das gewaltsame Halten oder Ausscheiden von Stuhl, Urin oder Schleim sowie alles angestrengte Niesen und Ausspucken. All dies schafft eine Umgebung, in der Wind sich schnell verschlimmert.

Zu den Bedingungen, die angesammelte *Galle* dazu veranlaßt, sich zu manifestieren, gehört zunächst der Genuß von großen Mengen von Nahrungsmitteln, die heiß, scharf, salzig oder fettig sind. Bei den geistigen Haltungen bringen das Aufkommen von Haß und die damit zusammenhängenden Geisteszustände, die Galle dazu, sich über ihr normales Maß hinaus zu sammeln. Das Schlafen an einem sehr heißen Nachmittag mit anschließender harter Arbeit verschlimmert angesammelte Galle und veranlaßt sie, sich von ihrem normalen Sitz aus auf andere Bereiche des Körpers auszubreiten. Weitere Dinge, die angesammelte Galle verschlechtern können, sind anstrengende Tätigkeiten wie das Tragen von zu schweren Gegenständen, das Ziehen an der Sehne eines stramm gespannten Bogens, Ringen, Laufen, übermäßige Ermüdung durch Bewegung und Arbeiten in der Tageshitze, vom Pferd geworfen zu werden, von einem steilen Abhang zu fallen oder geschlagen zu werden.

Sehr nahrhafte Nahrungsmittel, die übermäßige Hitze produzieren, so wie zum Beispiel sehr nahrhaftes Fleisch, Butter, Rohzuckersirup und Bier, können, im Übermaß genossen, angesammelte Galle dazu bringen, sich als Krankheit zu manifestieren.

Zur Wiederholung: Die Hauptfaktoren, die als Bedingungen für das Manifestwerden angesammelter Galle wirken, sind der übermäßige Genuß von Lebensmitteln mit der Geschmacksqualität heiß und mit den Wirkkraftqualitäten scharf und fettig. Alle Arten von Pfeffer, zum Beispiel, haben die Geschmacks- und Wirkkraftqualität scharf. Ein fettiges Lebensmittel wäre z. B. Öl, vor allem das aus Samen und Körnern gewonnene. Zu den Verhaltensmustern: wenn man exzessiven Haß auf etwas oder jemanden entwickelt, so führt dieser geistige Faktor dazu, daß im Körper bereits angesammelte Galle manifest wird. Schlafen während des Tages – vor allem an heißen Tagen und nach dem Mittagessen – verursacht eine Verschlimmerung von Galle, ebenso die Ausübung einer anstrengenden körperlichen Tätigkeit, wie zum Beispiel das Tragen eines besonders schweren Gegenstandes. Es ist auch schädlich, wenn man einen harten Boden mit Hacke und Schaufel bearbeitet oder wenn man mit Macht an der strammen Sehne eines Bogens zieht. All diese physischen Belastungen rufen eine enorme Spannung im Körper hervor und bewirken so eine Verschlimmerung von Galle. Das gleiche gilt, wenn man aus sportlichem Ehrgeiz über lange Strecken läuft oder joggt oder, wenn man vom Pferd geworfen wird, von einem steilen Abhang stürzt, eine rauhe Sportart betreibt, verschüttet wird (zum Beispiel unter Sand) oder mit einem Stock geschlagen wird.

Das Essen von zuviel Hammel- oder Yakfleisch hat eine schädliche Wirkung auf Galle, weil diese Arten von Fleisch sehr scharf sind und obendrein eine schwere Eigenschaft haben. Das gleiche gilt für Butter, Rohzuckersirup und alkoholische Getränke wie Whisky; Bier ist weniger schädlich, weil es von kühlerer Qualität ist als hochprozentige alkoholische Getränke. Je mehr Zeit der Herstellungsprozeß der alkoholischen Getränke in Anspruch nimmt, desto schädlicher ist es für Galle und desto größer ist die heilende Wirkung bei Schleim-Krankheiten. Bei Schleim-Krankheiten ist es daher umgekehrt: je älter der Wein oder Schnaps, desto besser. Wichtig ist, daß die erwähnten festen und flüssigen Lebensmittel erst dann schädlich werden, wenn man von ihnen mehr zu sich nimmt, als der Körper natürlicherweise aufnimmt. Dann führen sie zur Manifestation von Galle-Krankheiten.

Wir kommen nun zu den Faktoren, die das Manifestwerden von *Schleim* verursachen. Bei den Nahrungsmitteln gehört hierzu alles das, was vom Geschmack her süß und vom Wesen her schwer, kühl und fettig ist. Wenn man von Lebensmitteln mit diesen Eigenschaften mehr zu sich nimmt als für das normale körperliche Gleichgewicht benötigt wird, kommt es zu einer Ausbreitung von Schleim. Schwer sind Mehl und Hammelfleisch. Schweinefleisch hat eine sehr kühle Qualität, ebenso Orangen und Zucker. Weizenmehl ist schwer und kühl, es ist also hilfreich bei Wind und Galle, bei Schleim schädlich. Blumenkohl und Kohl sind schwer und süß, sie sind damit bei angesammeltem Schleim schädlich. Ihr Geschmack ist süß und ihre Wirkkraft schwer. Angesammelter Schleim verschlimmert sich auch, wenn man während des Tages schläft oder sich, vor allem nach schwerem Essen, zu wenig bewegt. Empfehlenswert wäre hier keine große körperliche Anstrengung, sondern nur eine leichte Bewegung.

Es ist wichtig, daß man die natürliche Neigung eines Menschen zu einem der Körpersäfte in Betracht zieht. Wenn bei dem Betreffenden z. B. von Natur aus Wind vorherrschend ist, so würde ein wenig Schlaf nach dem Essen empfohlen werden, um den natürlich vorherrschenden Wind auszugleichen. Hat eine Person dagegen von Natur aus ein hohes Maß an Schleim, so würde ein Mittagsschlaf diesen nur verschlimmern.

Es verstärkt den Schleim, wenn man an einem feuchten Ort schläft und ebenso, wenn man sich nach kalter Dusche oder kaltem Bad der Kälte aussetzt. Ungekochtes Getreide, wie Weizen oder Mais, ungekochte Erbsen usw. sowie alle unreifen Früchte verschlimmern Schleim-Krankheiten. Unreife Früchte sind vom Geschmack her sauer und weil sie noch nicht voll ausgereift sind, ist ihre Kraft noch nicht voll entwickelt, woraus eine schwere Qualität entsteht. Der Grund für die Verschlimmerung von Schleim liegt in diesem Fall darin, daß die Qualitäten sauer und schwer dem Schleim und den unreifen Früchten gemeinsam sind.

Das Fleisch von Ziegen und magerem Hornvieh trägt ebenfalls zum Manifestwerden von Schleim-Krankheiten bei. Zu den Lebensmitteln, die Schleim-Krankheiten fördern, gehören außerdem Senf-, Erdnuß-, Mais- und Sonnenblumenöl und ranzige Butter, rohes Gemüse wie Möhren, Kohl, Kopfsalat usw. und wilder Bergknoblauch. Außerdem alle Nahrungsmittel, die roh, zu sehr oder zu wenig gekocht, angebrannt oder zwar gekocht aber kalt gegessen werden. Kuhmilch und der daraus hergestellte Joghurt sind kühl und leicht, Ziegenmilch und ihr Joghurt sind dagegen kühl, schwer und süß und damit für Schleim schädlich.

Obendrein ist auch der Geschmack, den sie nach der Verdauung hat, süß, was das Entstehen von Organismen vor allem im unteren Bauchbereich fördert.

Kalter Tee und kaltes Wasser verschlimmern Schleim ebenso wie zu reichliches und zu weniges Essen. Und schließlich verstärkt es den Schleim, wenn man ißt, bevor die vorhergehende Mahlzeit verdaut wurde, vor allem, wenn es sich dabei um schwere, fettige Nahrung gehandelt hat. Nach einiger Zeit wird dadurch das Feuer der Verdauung vermindert und dazu beigetragen, den Schleim zu vermehren. Dies sind, in Kürze, die Faktoren, die nach Eintreten einer normalen Ansammlung von Schleim seine Verschlimmerung oder sein Manifestwerden bewirken. Man sollte daran denken, daß der Körper über eine enorme Fähigkeit verfügt, sich auf die Aufnahme von verschiedenen Nahrungsmitteln einzustellen. So sind Lebensmittel, die man bereits als Kind gegessen hat, für einen oft sehr leicht verdaulich und hilfreich, weil man an sie gewöhnt ist.

Frage: Was ist mit Konservierungs- und Zusatzstoffen?

Antwort: Jede Substanz auf der Erde hat ihre eigene natürliche Wirkkraft. Also haben auch Konservierungs- und Zusatzstoffe ihre eigenen Qualitäten und wenn man zum Beispiel einen Zusatzstoff mit einer groben Wirkkraft zu einem Lebensmittel gibt, das selbst seinem Wesen nach grob ist, so kann sich das schädlich auswirken. Diese Substanzen vermehren oder mindern also die natürlichen Kräfte des betreffenden Nahrungsmittels. In Tibet wuchs nach Einführung des Düngers das Getreide zwar in sehr viel größeren Mengen, es war aber weniger nahrhaft. Das Getreide, das ohne Hilfe von Dünger gezogen worden war, war nahrhafter.

Frage: Gibt es bestimmte Nahrungsmittel, die man nicht mischen sollte, das heißt kann es Probleme geben wenn man bestimmte Nahrungsmittel mischt?

Antwort: Wenn man zum Beispiel Pilze, die auf Baumstämmen wachsen, in Senföl brät, so ist das sehr giftig. Zu Lebensmittelvergiftungen kann es auch kommen, wenn man Hähnchenfleisch und Fisch zusammen im selben Gefäß kocht. Nicht, daß es den sofortigen Tod nach sich ziehen würde, aber es stellt doch innerlichen Schaden an. Hähnchenfleisch ist leicht, Fisch dagegen schwer. Ein ähnlicher Fall ist es, wenn man eine der verschiedenen Arten von Erbsen oder Bohnen mit Rohzuckersirup oder braunem Zucker kocht, dann entsteht sofort eine toxische Qualität. Noch schlimmer ist es, wenn man Joghurt dazu ißt. Das bewirkt ein ungehemmtes Wachstum bestimmter Organismen und ist dadurch sehr giftig.

Frage: Erkennen Sie diese toxische Wirkung auf einer rein theoretischen Grundlage, indem sie die Geschmacksqualitäten der Nahrungsmittel miteinander kombinieren, oder erfahren sie

davon durch rein praktische Beobachtungen von toxischen Reaktionen bei Patienten?
Antwort: Wir kennen diese Reaktionen sowohl, weil wir das Wesen der Nahrungsmittel kennen, als auch, weil sie früher schon einmal vorgekommen sind. Das Wissen des Buddha ist nicht mit Irrtum behaftet (seine Erklärung von der Natur der Lebensmittel also zutreffend). Hähnchenfleisch, zum Beispiel, ist leicht und Fisch schwer, sie geraten also miteinander in Konflikt, wenn sie im selben Topf gekocht werden. Zu diesem Schluß kommt man, wenn man Geschmack- und Wirkkräfte von beiden genau in Betracht zieht. Es ist nicht schädlich, wenn Hähnchenfleisch und Fisch zusammen gegessen werden, es ist nur schädlich, wenn man sie im selben Gefäß gart.
Damit ist der Zweig der Bedingungen abgeschlossen. Von den neun Zweigen am Stamm des erkrankten Körpers haben wir jetzt zwei behandelt, nämlich die Zweige der Ursachen und der Bedingungen.

Der Zweig der Einfallstore

Der dritte Zweig am Stamm des erkrankten Körpers ist der Zweig der Einfallstore[18]. Er hat sechs Blätter – Haut, Fleisch, Gefäße, Knochen, Gefäßorgane und Vollorgane – und beschreibt wie eine Krankheit, wenn ihre Ursachen durch die Bedingungen aktiviert sind, in verschiedenen Teilen des Körpers zirkuliert, sich ausbreitet und festsetzt.

Dieser Vorgang wird meistens als eine aufeinanderfolgende Wanderung der Krankheiten durch die sechs Einfallstore erklärt. Die Reihenfolge, in der das geschieht, ist jedoch nicht absolut. Die Krankheiten der drei Körpersäfte verbreiten sich zunächst in der *Haut,* entwickeln sich im *Fleisch,* zirkulieren in den *Gefäßen,* setzen sich in den *Knochen* fest, steigen hinab zu den *Gefäßorganen* und sammeln sich schließlich in den *Vollorganen*[19].

Der Hauptsitz von Wind sind die Knochen. Der von Galle sind Blut und Schweiß. Schleim sitzt vor allem in den anderen Bestandteilen des Körpers.

Die drei Körpersäfte sind voneinander abhängig: Schleim, dessen Wesen Erde und Wasser ist, fungiert wegen seiner schweren Qualität als die Grundlage der Körpersäfte. Galle, deren Wesen Feuer ist, arbeitet auf der von Schleim bereitgestellten Grundlage und der Wind, dessen Wesen Beweglichkeit ist, arbeitet sowohl mit Schleim als auch mit Galle und hält sie in Bewegung. Leben und Gesundheit sind nicht möglich, wenn einer der drei Körpersäfte fehlt. Sie sind voneinander abhängig und dementsprechend hat eine Störung der drei ihre Auswirkung – zunächst auf die sieben Grundstoffe des Körpers und dann auf die Ausscheidungen. Dies ist die allgemeine Reihenfolge, in der eine Störung sich nacheinander auf die verschiedenen Faktoren auswirkt.

Steht falsche Ernährung am Anfang des Eintritts einer Krankheit in den Körper, so beginnt es damit, daß man Nahrung zu sich nimmt, die die Eigenschaften von einem der drei Körpersäfte aufweist. Der durchdringende Wind verteilt dann die Speisepartikeln in allen Hohlräumen des Körpers. Möglicherweise ist einer dieser Transportwege durch eine Funktionsstörung eines der Körpersäfte blockiert, was dazu führt, daß die Nahrung in ihrer ersten Form – dem Chylus – anfangen wird, sich in einem abgegrenzten Bereich des Körpers anzustauen. Das Ergebnis dieser Blockade ist eine übermäßige Ansammlung von Chylus an dieser Stelle. Wenn über einem Ort eine schwarze Wolke am Himmel erscheint, so bedeutet das, daß dort schließlich ein schwerer Schauer niedergehen wird. Ebenso wird genau an der Stelle, an der es zu der Blockade und dem Stau des Chylus gekommen ist, unter den entsprechenden Bedingungen, eine ernsthafte Ansammlung und schließlich eine Manifestation der entsprechenden Körpersaft-Krankheit auftreten.

An diesem Punkt setzt die Erklärung von den Einfallstoren ein. Jeder Körpersaft hat seine eigenen, spezifischen Zirkulationswege[20]. Der Körpersaft Wind verbreitet sich in den Hüften und Gelenken (Körperteile), in Haut und Ohren (Sinnesorgane), im unteren Teil des Magens (Vollorgane) und im Dickdarm (Gefäßorgane). Es sind vor allem diese Stellen, an denen angesammelter Wind sich manifestiert.

Galle-Krankheiten sitzen gewöhnlich in Magen, Blut, Schweiß, Chylus, Lymphe, Augen, Haut und im mittleren Magenabschnitt. Schleim-Krankheiten haben ihren Sitz vor allem in der Brust, in der Halsregion, in Lunge, Kopf, Chylus, Fleisch, Fettgewebe, Mark, Samenflüssigkeit, Kot, Urin, Nase, Zunge und im ersten Magenabschnitt.

Die noch verbleibenden Zweige am Stamm des erkrankten Körpers werde ich hier nicht ausführlicher erklären, die oben gegebenen Erklärungen dieser Zweige mit ihren Blättern ist für unsere Zwecke ausreichend. Wir kommen nun zur Wurzel der Diagnose, die sich mit den verschiedenen Methoden der Diagnose befaßt.

Teil Zwei
Diagnose

Die zweite Wurzel – Die Diagnose

3 Stämme, 8 Zweige, 38 Blätter

STAMM DES BESCHAUENS

1. *Zweig Beschauen der Zunge*
   1. Wind
   2. Galle
   3. Schleim
2. *Zweig Beschauen des Urins*
   1. Wind
   2. Galle
   3. Schleim

STAMM DES PULSFÜHLENS

1. *Zweig Wind-Puls*
   Wind-Pulsschlag
2. *Zweig Galle-Puls*
   Galle-Pulsschlag

3. *Zweig Schleim-Puls*
Schleim-Pulsschlag

STAMM DES FRAGENS

1. *Zweig Wind*

Auslösende Bedingungen:
1. grobe Nahrung, Tee, Schweinefleisch, Ziegenfleisch, Aufenthalt in kühler, windiger Umgebung

Symptome:
2. Gähnen und sich schütteln
3. Häufiges Seufzen und Strecken der Glieder
4. Kälteschauder
5. Schmerzen in Hüfte, Gürtellinie, Gelenken
6. unbestimmte, wandernde Schmerzen
7. leeres Erbrechen
8. Unklarheit der Sinnesorgane
9. grobe und unruhige geistige Verfassung
10. Übermäßiges Schmerzgefühl bei Hunger

Heilmittel:
11. Fettes, nahrhaftes Essen, warmer Aufenthaltsort, gute Freunde

2. *Zweig Galle*

Auslösende Bedingungen:
1. Scharfes Essen (Geschmack und Wirkkraft), körperlich anstrengende Tätigkeit, Aufenthalt in der Sonne

Symptome:
2. Bitterer Geschmack im Mund
3. Häufige Kopfschmerzen
4. Gefühl von Hitze im Fleisch des Körpers
5. Schmerzen im oberen Teil des Körpers (von der Hüfte aufwärts)
6. Schmerzen beim Verdauen

Heilmittel:

7. Kühles Essen (z. B. Joghurt), kühle Tätigkeit (z. B. Aufenthalt am Rande eines Gewässers)

3. *Zweig Schleim*

Auslösende Bedingungen:

1. Schweres, fettes Essen, am Boden sitzen oder liegen

Symptome:

2. Appetitlosigkeit
3. Gefühl der Fülle im Magen, auch ohne gegessen zu haben
4. Häufiges Erbrechen
5. Schwere von Körper und Geist
6. Verdauungsschwierigkeiten
7. Häufiges Aufstoßen
8. Beeinträchtigung des Geschmackssinnes
9. Kälte in Körper und Geist
10. Unwohlsein nach dem Essen

Heilmittel:

11. Leichtes, warmes und rauhes Essen, warme Kleidung, Aufenthalt an warmen Orten (am Feuer, in der Sonne)

Der Puls – Erster Teil

Als erstes will ich die Diagnose durch Berührung – das Fühlen des Pulses – beschreiben, denn es ist die höchste der Diagnosemethoden.[21] Dieser Stamm hat drei Zweige, je einen für den Puls von Wind, Galle und Schleim. Die Pulsdiagnose wird im letzten der vier Lehrbücher, dem *Letzten Tantra,* beschrieben, und zwar im ersten von 25 Kapiteln.

Wie schon gesagt, wurde die Bitte um die Lehren dieses Textes von einer Manifestation der Rede des Medizin-Buddha formuliert und diese dann von Amoghasiddhi gegeben. Das erste Kapitel des *Letzten Tantra* hat 13 Abschnitte, in denen die verschiedenen Aspekte und das Wesen der Pulsdiagnose erklärt werden. Der erste Abschnitt behandelt die Eß- und Verhaltensvorschriften, die ein Patient, von dem der Puls genommen werden soll, am Tag vor der Untersuchung beachten muß, außerdem erklärt er, was auf seiten des Arztes vor dem Fühlen des Pulses beachtet werden muß. Der zweite Abschnitt erklärt den Zeitpunkt für die Pulsdiagnose. Der dritte Teil behandelt den Ort der Pulsdiagnose, das heißt, die Stellen am Körper, an denen der Puls am wirkungsvollsten gefühlt werden kann. Der vierte befaßt sich damit, wie stark der Druck ist, der an den Stellen der Pulsnahme ausgeübt wird. Die restlichen Kapitel beschreiben, wie der Puls genommen wird und außerdem die drei Arten von konstitutionellem Puls, die Auswirkungen der Jahreszeiten auf den Puls, die Pulsnahme als Methode der Voraussage, die Unterschiede im Puls eines gesunden und eines kranken Menschen, die allgemeinen und die besonderen Pulse, die Todespulse, die Geisterpulse und die Lebensdauer-Pulse.

Ernährung und Verhalten vor der Untersuchung

Besprechen wir zunächst die Regeln, die Arzt und Patient in bezug auf Essen und Verhalten vor der Untersuchung zu beachten haben.[22] Diesen Regeln kommt später im achten

Abschnitt eine besondere Bedeutung zu, wenn die sieben wunderbaren oder erstaunlichen Pulse erklärt werden, die zur Voraussage von verschiedenen zukünftigen Ereignissen benutzt werden. Es gibt im tibetischen System der Pulsnahme zwei Bereiche. Der eine dient der Diagnose und der andere der Voraussage. Der Abschnitt über die vorbereitenden Eß- und Verhaltensregeln spielt insbesondere für den letzten Bereich eine wichtige Rolle. Von Notfällen abgesehen, wird der Arzt mit der Pulsdiagnose erst einmal warten und dem Patienten eine bestimmte Diät nahelegen, die er zumindest für einen Tag einhalten muß, bevor die Diagnose vorgenommen wird. Dem Patienten wird geraten, weder Nahrungsmittel zu sich zu nehmen, die besonders nahrhaft oder wärmend sind, also größere Mengen von Fleisch, Butter oder Alkohol, noch Nahrungsmittel, die schwer zu verdauen sind, wie zum Beispiel kalte Nahrungsmittel. Kurz, es soll alle Art von Nahrung vermieden werden, die die Körpersäfte auf außergewöhnliche Weise beeinflussen würden. Der Patient sollte weder zuwenig noch zuviel gegessen haben und auch keine Nahrung zu sich genommen haben, an die er nicht gewöhnt ist, die ihm also bei der Verdauung Schwierigkeiten bereiten würde. Am Tage vor der Untersuchung sollte er sexuell nicht aktiv sein. Außerdem sollte er weder eine anstrengende Tätigkeit ausüben, vor allem nicht auf leeren Magen, noch zuwenig schlafen, zu viel reden, sich ängstigen oder sich streiten.

Die gleichen Eß- und Verhaltensregeln gelten auch für den Arzt.

Der Zeitpunkt für die Puls-Untersuchung

Der beste Zeitpunkt für die Pulsnahme ist der frühe Morgen, wenn das Tageslicht gerade ausreicht, um die Linien in den Handflächen sehen zu können.[23] Der Text beschreibt dies als den Zeitpunkt, zu dem die Sonne zum erstenmal erscheint, ihre Strahlen aber erst nur die Berge treffen und noch nicht die Ebene. Zu dieser Zeit sind die Energierhythmen von Tag und Nacht im Gleichgewicht. Der heiße Sonnen- und der kalte

Mondrhythmus sind jetzt am ausgewogensten. Es ist noch keine größere Menge von Atem aus- und keine größere Menge von kalter Luft eingeatmet worden. Die Winde sind im Gleichgewicht, deshalb wird der Arzt, außer in Notfällen, diesen Zeitpunkt für das Lesen des Pulses wählen. Der Patient sollte noch nicht gegessen haben.

Die Stelle für das Puls-Nehmen

Die beste Stelle für das Lesen des Pulses liegt an der Arteria radialis, der Speichenschlagader, knapp eineinhalb Zentimeter von der Handgelenksfurche entfernt.[24] Zeige-, Mittel- und Ringfinger werden von diesem Punkt ausgehend in einer Linie an die Ader gelegt. Sie sollten sich weder berühren noch zu weit auseinanderliegen. Ihr Abstand entspricht der Breite eines Reiskornes. Die Finger werden also mit ein wenig Zwischenraum in einer geraden Linie an die Speichenschlagader des Patienten gelegt.[25]
Frage: Benutzt man auch andere Arten von Puls, beispielsweise am Hals?
Antwort: Der Puls kann an jeder der größeren Arterien des Körpers genommen werden, also auch am Hals, am Herzen oder an anderen Stellen. Benutzt wird aber meistens die Speichenschlagader, außer wenn der sogenannte Todespuls gelesen wird. Das macht man am Fußgelenk. Von diesen Fällen abgesehen, wird immer die Speichenschlagader benutzt. Sie zeigt von allen Arterien den Zustand jedes der Organe am genauesten an, weil sie weder zu weit noch zu nah von ihnen entfernt liegt, sondern genau dazwischen. Von hier aus kann man erkennen, wie gut die einzelnen Organe im Körper funktionieren.
Frage: Wann nimmt der Arzt den Todespuls? Nimmt er ihn, wenn die Krankheit bedrohlich ist und er erfahren möchte, ob der Patient bald sterben muß, oder kann man ihn auch bei einem gesunden Menschen lesen um festzustellen, wann er sterben wird.
Antwort: Der Todespuls wird bei Patienten genommen, die an einer lebensbedrohlichen Krankheit leiden und bei denen es nur

noch eine Sache von Tagen ist, bis sie sterben. Ärzte benutzen diesen Puls einfach, um festzustellen, wieviel Zeit dem Patienten noch bleibt. Bei gesunden Menschen benutzt man die sieben erstaunlichen Pulse, wenn man die allgemeine Lebensdauer bestimmen will.

Der Druck, der beim Pulsnehmen ausgeübt wird

Jeder der drei Finger übt einen unterschiedlichen Druck aus.[26] Der erste drückt nur auf die Haut, der zweite drückt so stark, daß er das Fleisch spürt und der dritte so stark, daß er die darunterliegenden Knochen fühlt.

Bei einer Frau untersucht der Arzt zuerst ihren rechten Arm und benutzt dabei seine linke Hand. Bei einem Mann untersucht er zunächst den linken Arm mit seiner rechten Hand. In beiden Fällen wechselt er anschließend die Hand um den jeweils anderen Arm des Patienten zu untersuchen.

Arzt und Patient sollten beide auf gleicher Höhe sitzen. Außerdem ist es wichtig, daß die Atmung des Patienten normal ist. Wie vorher erwähnt, sind zur Zeit der Morgendämmerung der heiße und der kalten Atem gleich. Daher wird dieser Zeitpunkt bevorzugt.

Wie der Puls gelesen wird

Der Arzt legt seine Finger, die glatt, empfindsam, ohne Narben und geschmeidig sein sollten, in einer geraden Linie auf die Speichenschlagader.[27] Die Temperatur seiner Fingerspitzen sollte der Körpertemperatur des Patienten entsprechen.

Im Falle eines männlichen Patienten liest der Arzt, wie gesagt, zunächst mit seiner rechten Hand den linken Arm; bei einem weiblichen Patienten beginnt er mit seiner linken Hand am rechten Arm. Die vom Arzt benutzten drei Fingerspitzen jeder Hand sind jeweils in zwei Abschnitte unterteilt, woraus sich insgesamt 12 Abschnitte ergeben. Jeder dieser Abschnitte liest ein bestimmtes Körperorgan. Bei einem männlichen Patienten liest der obere (dem Daumen zugewandte) Abschnitt am Zeigefinger der *rechten* Hand des Arztes das Herz und der untere den Dünndarm. Der obere Abschnitt des Mittelfingers der rechten Hand des Arztes liest die Milz, der untere den Magen. Der obere Abschnitt des Ringfingers der rechten Hand liest die linke Niere und der untere die Samenblase.

Der obere Abschnitt des Zeigefingers an der *linken* Hand des Arztes liest die Lungen und der untere Abschnitt des Zeigefingers liest den Dickdarm. Der obere Abschnitt des Mittelfingers liest die Leber, der untere die Gallenblase. Der obere Abschnitt des Ringfingers liest die rechte Niere und der untere die Blase.

Bei weiblichen Patienten besteht der einzige Unterschied darin, daß die vom Zeigefinger gelesenen Organe umgekehrt sind. Bei einer Frau liest also der obere Abschnitt am rechten Zeigefinger des Arztes die Lungen und der untere den Dickdarm. Der obere Teil des linken Zeigefingers dagegen liest das Herz und der untere den Dünndarm. Der Grund für diese Umkehrung liegt darin, daß beim Mann die weiße Komponente und damit der linke Kanal dominiert, bei der Frau dagegen die rote Komponente und damit der rechte Kanal. Als Folge davon ist auch bei Mann und Frau die Stelle nicht ganz die gleiche, an der, ganz zu Beginn des Lebens, im Schoß der Geist in die Verbindung aus dem Blut (der Mutter) und dem Samen (des Vaters) eintritt und an der sich auch das Herz anfängt zu formieren.

Die Konstitutions-Pulse

Zu jedem Menschen gehört eine bestimmte Kategorie von Puls, der sein Temperament und seine Konstitution widerspiegelt.[28] Man liest diesen Puls, solange ein Mensch gesund ist und wenn man Tendenzen in der natürlichen Konstitution des Betreffenden feststellen will. Es gibt drei Arten von Konstitutions-Pulsen, deren charakteristische Eigenschaften eine gewisse Entsprechung zu denen der drei Körpersäfte haben. Sie werden als männliche, weibliche und neutrale oder »Bodhisattva«-Pulse bezeichnet. Der männliche Puls hat Ähnlichkeiten mit dem Körpersaft Wind, der weibliche mit der Galle und der Bodhisattva- oder neutrale Puls mit Schleim. [Der Begriff »Bodhisattva« hat in diesem Zusammenhang keine spirituelle Bedeutung]. Der männliche Puls ist voll und grob. Der weibliche Puls ist fein und rasch. Der Bodhisattva-Puls ist lang andauernd und weich. »Lang andauernd« heißt hier, daß der Puls in einem weichen, kontinuierlichen und langsamen Rhythmus schlägt. Die drei Pulse stehen in keinem direkten Zusammenhang mit dem Geschlecht der betreffenden Person.

Eine männliche Person mit einem weiblichen, das heißt einem feinen und raschen Puls, wird ein langes Leben haben. Eine weibliche Person mit einem männlichen, das heißt einem vollen und groben Pulsschlag, wird Kinder zur Welt bringen, die in einem früheren Leben viel Verdienst angesammelt haben.

Wenn ein Mann und seine Ehefrau beide einen Bodhisattva-Puls (kontinuierlich, langsam und weich) haben, werden sie beide ein langes Leben haben und in diesem von wenig Krankheiten heimgesucht werden. Menschen, die über ihnen stehen, werden ihnen wohlgesonnen sein; unter ihnen stehende werden dagegen schwierig sein. Von ihren Onkeln und Tanten werden sie wie Feinde behandelt werden. Sie werden ohne Nachkommen bleiben. Wenn Mann und Frau beide einen männlichen Puls haben, werden sie mehr Söhne als Töchter haben. Haben beide einen weiblichen Puls, wird die Zahl der Töchter größer sein.

Hat bei einem Ehepaar der eine Partner einen Bodhisattva-Puls und der andere einen männlichen Puls, bekommen sie nur ein Kind und zwar einen Jungen; hat der eine einen Bodhisattva-Puls und der andere einen weiblichen Puls, bekommen sie als einziges Kind eine Tochter.

Es ist wichtig, daß der Arzt den Konstitutions-Puls eines Patienten kennt, sonst besteht die Gefahr, daß er von einem männlichen oder weiblichen Konstitutions-Puls fälschlicherweise auf eine Hitze-Krankheit schließt oder von einem Bodhisattva-Puls auf eine Kälte-Krankheit.

Jahreszeiten-Pulse

Die fünf Elemente – Holz, Feuer, Erde, Eisen und Wasser – bringen während der verschiedenen Jahreszeiten bestimmte Arten von Puls hervor. Diese Jahreszeiten-Pulse entstehen durch den äußeren Einfluß der Jahreszeiten und durch den inneren Einfluß der fünf Elemente.[29]

Die vier Jahreszeiten Frühling, Sommer, Herbst und Winter bestehen, wie schon erwähnt, aus Perioden von jeweils 72 Tagen. Hinzu kommen, als fünfte Jahreszeit, die jeweils 18 Tage dauernde Zeit zwischen den vier Jahreszeiten. Der Frühling entspricht den ersten drei Monaten des Jahres im tibetischen Kalender [der nach dem »westlichen« Kalender gerechnet, um die zweite Februarwoche herum in der Mitte des Winters beginnt]. Die Frühlings-Tagundnachtgleiche liegt also genau in der Mitte der Jahreszeit, am 15. Tag des zweiten Frühlingsmonats. [Im westlichen Kalender entspricht das dem Frühlingsanfang.]

Während der 72 Tage, die der Frühling dauert, ist das Element Holz vorherrschend. Der Beginn der Jahreszeit zeigt sich an äußeren Dingen. So fangen die Bäume an zu treiben, bestimmte Blumen blühen, es gibt bestimmte Sternkonstellationen, die zu dieser Zeit am Himmel erscheinen, und die Lerchen sind zu hören. Mit den charakteristischen Eigenschaften der Jahreszeit tritt auch eine Veränderung beim Konstitutions-Puls ein. Das vorherrschende Element ist Holz, dadurch wird der Leber-Puls stärker und allgemein neigt der Puls dazu, fein und straff zu sein.

Alle Dinge, seien sie belebt oder unbelebt, haben grundsätzlich die gleichen fünf Elemente zur materiellen Grundlage. Wegen der kalten Eigenschaft des Winters verhalten sich die Elemente der äußeren Umwelt genauso wie die Elemente im Inneren der Lebewesen, so, als seien sie gefroren. Im Frühling kommt es zu einem Prozeß des Schmelzens und der Auflösung. Als Folge davon steigt der Saft in den Bäumen und Pflanzen und sie werden aktiv. Etwas Ähnliches findet im Körper statt: Die Leber, deren Tätigkeit während des Winters gestockt hatte, ist jetzt aktiv. Ein Grund für die Entsprechung, die die Leber zum Element Holz hat, liegt in ihrer Funktion – genauso wie die

Teile des Baumes Wasser leiten, kanalisiert die Leber den Fluß des Blutes im Körper. Während der 18 Tage dauernden Übergangsperiode zwischen den Jahreszeiten ist das Element Erde vorherrschend. Auch die Milz steht mit dem Element Erde in Verbindung und deshalb zeigt der Puls zu dieser Zeit die der Milz entsprechenden Eigenschaften. Der Arzt muß sich der jahreszeitlich bedingten Änderungen im Puls bewußt sein, damit er sie nicht fälschlicherweise für die Anzeichen einer Erkrankung hält.

Der Sommer entspricht im tibetischen Kalender dem vierten, dem fünften und dem sechsten Monat. Auch in diesem Fall besteht die Jahreszeit aus einer Periode von 72 Tagen, an die sich die 18 Tage der Zwischenjahreszeit anschließen. Die Sommer-Sonnenwende liegt genau in der Mitte der Jahreszeit [und entspricht damit dem Sommeranfang im westlichen Kalender]. Im Laufe des Sommers erscheinen drei bestimmte Sternkonstellationen am Himmel und man hört den Gesang des Kuckucks. Äußerlich herrscht in Form der Sommerhitze das Feuer- oder Hitze-Element vor und folglich dominiert im Körper der Herz-Puls, der mit dem Element Feuer korrespondiert. Der allgemeine Puls ist dementsprechend im Sommer voll und langandauernd. Für den Arzt ist es wichtig zu wissen, daß der Konstitutions-Puls des Patienten auf diese Weise durch die Jahreszeit beeinflußt wird. Er spürt diese Veränderung bei der Pulsnahme nicht nur unter dem Teil der Fingerspitze, mit dem er den Herz-Puls fühlt, sondern unter allen Fingerspitzen. Die Jahreszeiten-Pulse stellen in gewisser Hinsicht eine Erweiterung dessen dar, was zu den Konstitutions-Pulsen gesagt wurde.

Die Monate sieben bis neun im tibetischen Kalender bilden den Herbst. In dieser Jahreszeit ändern sich die Sternbilder, es gibt mehr Spatzen und sie sind aktiver; Pflanzen und Blumen erreichen mit dem Reifen der Früchte ihren Höhepunkt. Außen herrscht das Element Eisen vor und entsprechend übt der Lungen-Puls, dessen Schlag kurz und rauh ist, seinen Einfluß auf den allgemeinen Puls aus. Die Herbst-Tagundnachtgleiche findet am 15. Tag des zweiten Herbstmonates, genau in der Mitte der Jahreszeit, statt [dem Herbstanfang im westlichen Kalender].

Der Winter besteht aus dem zehnten, dem elften und dem zwölften Monat im tibetischen Kalender; die Wintersonnenwende liegt, genau in der Mitte der Jahreszeit, auf dem 15. Tag des zweiten Wintermonates. Man hört das Heulen des schwarzen Hirsches[30], der aus den gefrorenen Gewässern nicht trinken kann, und die Sternbilder ändern sich. Außen ist das Element Wasser vorherrschend und innen dominiert der mit dem Element Wasser korrespondierende Nieren-Puls, dessen Schlag langsam und sanft ist. Dies beeinflußt den allgemeinen Puls im Winter.

Mutter und Kind, Freund und Feind

Zur Veranschaulichung der Beziehungen Mutter und Kind beziehungsweise Freund und Feind unter den fünf Elementen kann folgende Übersicht dienen. In ihr stehen Holz, Feuer, Erde, Eisen und Wasser einmal in vertikaler und einmal in horizontaler Ebene:

		HOLZ		
		FEUER		
FEUER	WASSER	ERDE	HOLZ	EISEN
		EISEN		
		WASSER		

In der (vertikalen) Reihe von Holz, Feuer, Erde, Eisen und Wasser entsteht jedes der Elemente jeweils aus dem vorhergehenden, das heißt, die vorhergehenden Elemente sind jeweils die »Mutter« des folgenden Elementes. Wenn wir mit Wasser, dem letzten Element in der Reihe unten auf dem Diagramm, beginnen, so ist seine Mutter das Element Eisen; die Mutter von Eisen ist Erde; die Mutter von Erde ist Feuer und die Mutter von Feuer ist Holz. Die Mutter von Holz ist wiederum Wasser. Das ist der Mutter-Zyklus der Elemente.

Weil das vorhergehende Element das jeweils folgende hervorbringt, ist das folgende immer das »Kind« des vorhergehenden. Wenn man auf der vertikalen Liste oben auf dem Diagramm anfängt, so ist das Kind von Holz Feuer, das Kind von Feuer Erde, das Kind von Erde Eisen und das Kind von Eisen Wasser.

Das Kind von Wasser ist wiederum Holz. Das ist der Kind-Zyklus.

Neben diesen beiden Zyklen gibt es noch den Feind- und den Freund-Zyklus, der hier auf der horizontalen Ebene dargestellt wird. Der Feind des Elementes Feuer, ganz links auf dem Diagramm, ist Wasser, der Feind von Wasser ist Erde, der Feind von Erde ist Holz und der Feind von Holz ist Eisen; dessen Feind wiederum ist Feuer.

Der Freund von Eisen, rechts auf dem Diagramm, ist Holz, der Freund von Holz ist Erde, der Freund von Erde ist Wasser und der Freund von Wasser ist Feuer. Der Freund von Feuer ist wieder Wasser.

Der Sinn dieses Schemas liegt in der Beziehung, die jedes Element zu jeweils einem der Voll- und Gefäßorgane hat. Es handelt sich um folgende Beziehungen:

FEUER:	Herz und Dünndarm
ERDE:	Milz und Magen
WASSER:	linke Niere und Samenblase
EISEN:	Lunge und Dickdarm
HOLZ:	Leber und Gallenblase
WASSER:	rechte Niere und Blase

Es wurde vorher schon gesagt, daß die Elemente alle Aspekte physischer Erfahrung durchdringen und daß sich somit der Zustand der Elemente und sein Wechsel während der Jahreszeiten auch im Körper widerspiegelt. Im Frühling, wenn der Saft in den Bäumen steigt, die Zweige knospen usw., ist das Element Holz am einflußreichsten. Deshalb wird auch der Leber-Puls, der mit dem Element Holz in Verbindung steht, in größerem Maße aktiv. Das bedeutet, daß im Frühling der allgemeine Puls stärker vom Element Holz und dadurch durch den Schlag des Leber-Pulses beeinflußt wird; das heißt, er wird straff und schnell. Die Mutter von Holz/Leber ist Wasser. Wasser steht in Beziehung zu Niere und Blase. Bei Anwendung der Mutter/Kind-Regel ist es ein gutes Zeichen für den Patienten, wenn es Frühling ist und sein Nieren-Puls fein und straff ist, das heißt, wenn er die gleichen Eigenschaften hat, wie der mit der Jahreszeit in Beziehung stehende Holz/Leber-Puls. Wenn im

Frühjahr der Puls des Freundes von Holz, der Puls des Elementes Erde und damit der Milz-Puls, ebenfalls fein und straff ist, so heißt das, daß der Patient im gerade angefangenen Jahr viele Freunde haben wird. Das Kind von Holz/Leber ist das mit dem Herzen in Verbindung stehende Element Feuer. Wenn der Herz-Puls im Frühling fein und straff ist, heißt das, daß die betreffende Person mächtig und einflußreich werden wird. Der Feind von Holz/Leber ist das Element Eisen, das mit den Lungen in Beziehung steht. Wenn der Lungen-Puls des Patienten im Frühling fein und straff ist, bedeutet das, daß er im nächsten Jahr mit Widersachern zu rechnen haben wird. Die hier aufgeführten Regeln gelten auch für die anderen Jahreszeiten.

Die sieben erstaunlichen Pulse

Bei einem gesunden Menschen kann man den Puls als ein Mittel zur Voraussage benutzen.[31] In dieser Kategorie gibt es sieben Arten von Puls:

1. Familien-Puls
2. Gast-Puls
3. Feind-Puls
4. Freund-Puls
5. Geister-Puls
6. Stellvertreter-Puls
7. Schwangerschafts-Puls

Familien-Puls

Man untersucht das älteste Mitglied der Familie, um Auskunft über die Situation der Familie zu bekommen. Dafür wird bei beiden Speichenschlagadern die allgemeine Beschaffenheit des Pulses gelesen. Wenn der Puls absinkt und den Eindruck macht als sei er bedeckt, dann zeigt er »Verunreinigungen« an, es wird innerhalb der Familie Zwistigkeiten oder Schwierigkeiten mit der körperlichen und emotionalen Gesundheit geben. Es kann zu Problemen beim Fällen klarer Entscheidungen kommen.

Wenn der Puls des ältesten Familienmitgliedes dem Biß eines zahnlosen Hundes gleicht, d. h. wenn er sehr unklar ist, werden Sorgen und unglückliche Ereignisse die Familie treffen; so kann es sein, daß unerwartet Feinde auftauchen oder ein Familienmitglied plötzlich stirbt.

Ist der Puls stark und schnell wie ein Gebirgsbach, wird ein Mitglied der Familie die Erfahrung von starker Furcht und Schrecken machen. Wenn der Puls so beschaffen ist, daß er die Fingerspitzen zu durchbohren scheint, wird die Familie unerwartete Leiden erfahren, denen sie nicht entgehen kann. Gleicht der Puls einer heißen Quelle wird die Familie zum Gegenstand von Klatsch und Verleumdung. Wenn der Puls eine Ähnlichkeit mit züngelnden Flammen aufweist, wenn er in Frequenz und Stärke ungleichmäßig ist, wird ein Verlust an Vermögen eintreten. Wenn der Arzt diese ungünstigen Anzeichen feststellt, wird er der Familie raten, als Gegenmaßnahme bestimmte religiöse Riten durchführen zu lassen. Zeigt der Puls keine Fehler und entspricht er in seinen Qualitäten dem üblichen Puls, wird das Geschick der Familie gut sein.

Die Deutung des Familien-Pulses wird sowohl durch die Jahreszeiten-Pulse als auch durch den Mutter/Kind- und den Freund/Feind-Zyklus der Elemente beeinflußt. Wenn einer der sechs ungünstigen Familien-Pulse im Frühling – wo der Leber-Puls dominiert – auftritt, muß das Oberhaupt der Familie die angekündigten Ereignisse erdulden. Wenn im Frühling nicht der Leber-Puls, sondern seine Mutter, der Nieren-Puls, die ungünstigen Merkmale aufweist, wird entweder der geistige Führer der Familie oder die Mutter der Person, deren Puls gelesen wurde, zu leiden haben. Wenn im Frühling das Kind, also der Feuer- bzw. Herz-Puls, beeinträchtigt ist, werden die Kinder des Familienoberhauptes irgendein Leid erfahren. Der Frühling ist mit Holz assoziiert und ebenso die Leber; der Feind dieses Komplexes ist Lunge/Eisen. Ist im Frühling der Freund, d. h. der Milz-Puls, durch einen der ungünstigen Familien-Pulse beeinträchtigt, so wird das Vermögen der Familie in Mitleidenschaft gezogen. Wenn dagegen im Frühling der Feind, d. h. der Lungen-Puls, betroffen ist, so wird ein Gegner der Familie zu leiden haben.

Gast-Puls

Dieser Puls wird gelesen, wenn bestimmt werden soll, wo sich ein Gast gerade befindet, der von der Familie erwartet wird. Der Arzt nimmt den Puls von dem Familienmitglied, das dem Gast am nächsten steht. Wenn der Leber-Puls des Untersuchten stark ist, befindet sich der Gast zu Hause und hat die Reise noch nicht angetreten. Ist der Lungen-Puls stark, ist der Gast auf dem Weg. Wenn der Milz-Puls stark ist, ist eine Verzögerung auf dem Weg eingetreten und bei starkem Nieren-Puls ist es auf der Reise zu einer Begegnung mit feindlichen Personen oder zu einem Unfall gekommen.

Man benutzt auch die Mutter/Kind-Beziehung der Elemente um festzustellen, wie nahe die Ankunft des erwarteten Gastes ist. So zeigt ein voller Mutter-Puls (im Frühling wäre der Nieren-Puls die Mutter des jahreszeitlichen Leber-Pulses), daß der Gast die Reise noch nicht angetreten hat usw.

Zum Lesen der sieben erstaunlichen Pulse konzentriert man sich am besten auf die Pulse der Vollorgane, also auf die oberen Pulse, weil diese in direkter Beziehung zu den Jahreszeiten stehen.

Feind-Puls

Der Feind-Puls wird vom Arzt gelesen, um dem Patienten mitzuteilen, welche Folgen ein von ihm geplanter Angriff auf einen Feind haben wird. Wenn der Angreifer einen starken Lungen- und einen starken Nieren-Puls hat, wird er den Feind besiegen. Bei besonders starkem Milz-Puls wird der Feind siegreich sein. Das Gegenteil trifft zu, wenn der Feind der Angreifer ist.

Freund-Puls

Für diesen Puls wird das Oberhaupt der Familie untersucht. Bei starkem Leber-Puls wird die Familie viele Freunde und großen Reichtum haben und ihre Unternehmungen werden erfolgreich sein. Sind Herz- und Milz-Puls schwach und der Nieren-Puls stark, wird die Familie wenig Freunde und Vermögen haben und viele ihrer Unternehmungen werden scheitern. Bei starkem Lungen-Puls wird die Menge von Freunden und Vermögen durchschnittlich sein. Weitere Auskünfte ergeben sich in diesem Zusammenhang aus den Mutter/Kind- und den Freund/Feind-Beziehungen. Wenn der Freund-Puls stark ist, wird die betreffende Person viele Freunde haben und großen Reichtum ansammeln. Bei vorherrschendem Feind-Puls wird »der Feind den Freund rauben«, das heißt, andere Menschen werden die Freundschaften stören, so daß der Betreffende wenig Freunde behalten wird. Ist der Mutter-Puls stark, wird es eine gewisse Menge von Reichtum und Freunden geben; bei vorherrschendem Kind-Puls dagegen, wird niemand sich mit der betreffenden Person befreunden. Dies war eine sehr allgemeine Erklärung zum Freund-Puls.

Geister-Puls

Diesen Puls nimmt man bei einer ansonsten gesunden Person, bei der sich die Lebensumstände auf eine ungewöhnliche Art und Weise geändert haben. Die Hauptmerkmale von Geister-Pulsen bestehen darin, daß der Puls schwankt, sich verändert und daß es zu plötzlichen Abweichungen kommt, die durch die sichtbaren Umstände nicht gerechtfertigt sind. Wenn der Holz/Leber-Puls plötzlich anhält oder zuerst sehr angespannt und dann wieder sehr locker ist, ist ein Schadensgeist[32] oder ein Königsgeist[33] verantwortlich. Ist der Feuer/Herz-Puls betroffen, so ist entweder ein Gewalttätiger Geist[34] oder ein Dämon[35] oder beide zusammen verantwortlich. Ist der Eisen/Lungen-Puls betroffen, so ist ein Königsgeist oder ein Beschützer von religiösem Eigentum[36] oder beide zusammen verantwortlich. Ist der Erde/Milz-Puls betroffen, ist ein Erdherr[37] und/oder ein *ma mo* verantwortlich. Ist der Wasser/Nieren-Puls betroffen, ist es ein Schlangengeist, ein Schlangengewürm[38] oder ein Gnom[39], der Unruhe stiftet. Die Gesetze der Mutter/Kind- und Freund/Feind-Zyklen der Elemente werden auch auf die Geister-Pulse angewendet. Wenn der Mutter-Puls betroffen ist, ist der Gott, der von dem Vermögen der Familie angezogen wird und mit ihm verbunden ist, für die Probleme verantwortlich.

Wenn der Kind-Puls betroffen ist (im Frühling wäre das der Feuer/Herz-Puls) ist die Familiengottheit der Tante oder des Onkels mütterlicherseits verantwortlich.

Wenn der Feind-Puls betroffen ist (im Frühling also der Milz-Puls) geht das Unglück auf Hexerei zurück. Ist der Freund-Puls betroffen, werden die Probleme von Geistern hervorgerufen, die mit dem Vermögen der Familie in Zusammenhang stehen, vor allem bei dem Besitz von Vieh, Juwelen oder Land. Wenn schließlich der Jahreszeiten-Puls selbst betroffen ist, wird das Unglück Geistern zugeschrieben, die einen Bezug zum Vermögen der Ehefrau oder eines nahen Freundes haben.

Denken Sie bitte daran, daß ich hier nur eine stark gekürzte Darstellung zu den behandelten Themen gebe.

Stellvertreter-Puls

Dieser Puls wird benutzt, wenn man den gesundheitlichen Zustand eines Patienten feststellen will, der selbst nicht imstande ist, den Arzt aufzusuchen. So ist zum Beispiel in den bergigen Gegenden in Tibet für einen Schwerkranken die Reise zu einem Arzt nicht möglich. Man kann dann jedoch stellvertretend den Puls von einem Mitglied derselben Familie nehmen, um eine Prognose zu stellen und Maßnahmen zu treffen. Wenn der Vater krank ist, kann zum Beispiel der Puls des gesunden Sohnes untersucht werden. Ist der Leber-Puls des Sohnes vollständig, wird der Vater nicht sterben; ist der Leber-Puls nicht vollständig, wird der Vater sterben. Auch der Mutter/Kind- und der Freund/Feind-Zyklus können herangezogen werden. Wenn es Frühling ist und der Mutter-Puls (Wasser/Niere) ist beim Sohn vollständig, heißt das, daß der Vater gesund wird.

Im Falle eines kranken Sohnes kann der gesunde Vater untersucht werden: Wenn sein Herz-Puls vollständig ist, wird der Sohn sich erholen; ist er nicht vollständig, wird der Sohn mit Sicherheit sterben. Auch wenn der Kind-Puls (das Kind von Feuer/Herz ist Erde/Milz) vollständig ist, wird es zu einer Genesung kommen; ist er es nicht, ist die Krankheit tödlich. Ähnliche Untersuchungen kann man auch bei Mutter und

Tochter oder auch bei Eheleuten vornehmen. So kann man im Falle einer Erkrankung des Ehemannes den Puls der Frau untersuchen – vorausgesetzt, daß diese selbst gesund ist. Ist ihr Leber-Puls vollständig, wird der Ehemann genesen; wenn nicht, wird er sterben. Ist es die Frau, die krank ist, kann man den gesunden Ehemann untersuchen. Wenn sein Nieren-Puls vollständig ist, wird die Frau überleben – usw. Der Arzt kann durch das Lesen des Stellvertreter-Pulses nicht die Art der Krankheit feststellen, er kann aber eine Prognose darüber abgeben, ob die Krankheit tödlich verlaufen wird oder nicht.

Schwangerschafts-Puls

Der Schwangerschafts-Puls wird bestimmt, indem man den Nieren-Puls der Frau liest. Wenn die Frau schwanger ist, rollt der Puls und ist anschwellend. Ist der Puls der rechten Niere stark, wird sie einen Sohn zur Welt bringen; ist der Puls der linken Niere stark, wird es eine Tochter.

Man kann die Mutter/Kind- und die Freund/Feind-Beziehungen heranziehen, um zu bestimmen, ob die Entbindung schwierig oder einfach sein wird, wie leicht oder schwer es sein wird das Kind aufzuziehen, ob das Kind erfolgreich sein wird und ob es den Fortbestand der Familie sichern wird oder nicht – usw.

Die Hände des Arztes und die Abschnitte auf den Fingerspitzen, mit denen er die verschiedenen Organe liest. (Vergl. S. 80f.)
Oben: Rechte Hand (behandelt den linken Arm des Patienten).
Unten: Linke Hand (behandelt den rechten Arm des Patienten).

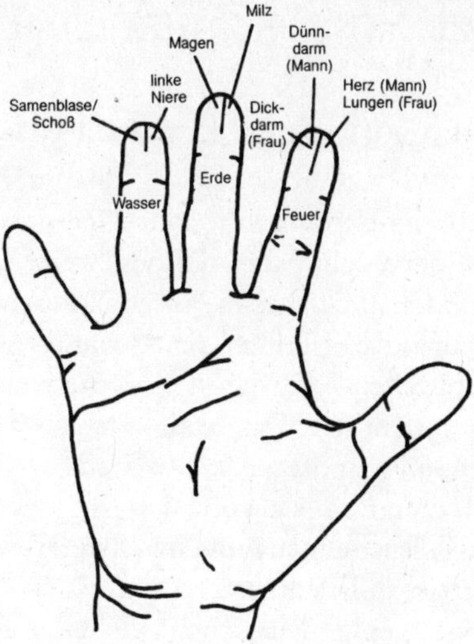
Milz
Magen
Dünn-
darm
(Mann)
linke
Niere
Herz (Mann)
Lungen (Frau)
Samenblase/
Schoß
Dick-
darm
(Frau)
Erde
Wasser
Feuer

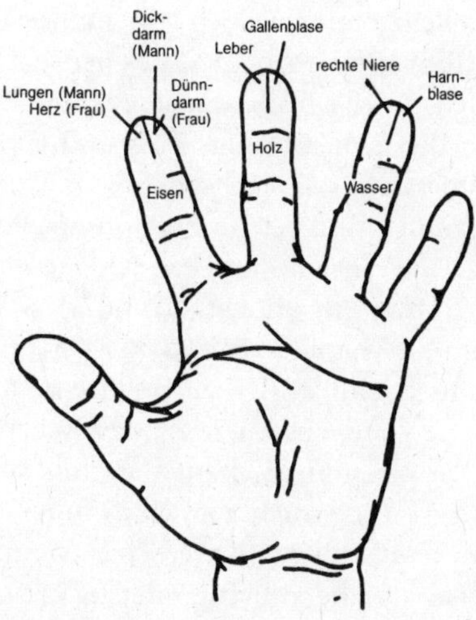
Dick-
darm
(Mann)
Gallenblase
Leber
rechte Niere
Harn-
blase
Lungen (Mann)
Herz (Frau)
Dünn-
darm
(Frau)
Holz
Eisen
Wasser

Der Puls – Zweiter Teil

Gesunde und kranke Pulse

Von den 13 Abschnitten über die Puls-Diagnose ist der neunte Abschnitt eine der wichtigsten. Er beschreibt die Unterscheidung von gesunden und kranken Pulsen.[40] Noch bevor der Arzt daran geht, anhand des Pulses den Gesundheitszustand eines Patienten festzustellen, möchte er wissen, welchen Konstitutions-Puls der Patient hat. Das ist das erste, was der Arzt neue Patienten fragt und sehr oft wissen diese auch, wie wichtig diese Information ist und sagen von sich aus gleich, ob sie als Konstitutions-Puls einen männlichen, einen weiblichen oder einen Bodhisattva-Puls haben.

Es gibt einige wenige Menschen, vielleicht einer oder zwei von hundert, bei denen der Konstitutions-Puls an einer anderen Stelle als am Handgelenk gelesen wird. Daneben gibt es noch einige wenige Fälle, in denen sich durch die Speichenschlagader keine zutreffenden Informationen über die inneren Organe gewinnen lassen. In solchen Fällen, die allerdings sehr sehr selten sind und vielleicht nur auf einen von hundert oder tausend Menschen zutreffen, kann man die Speichenschlagader nicht benutzen. Werden solche Fälle nicht erkannt, besteht die Gefahr, daß man den Konstitutions-Puls und den Todes-Puls des Patienten miteinander verwechselt.

Das erste Kriterium um zu bestimmen, ob eine Person gesund oder krank ist, ist die Anzahl ihrer Pulsschläge während eines Atemzyklus des Arztes. Aus diesem Grund ist es wichtig, daß der Arzt ruhig und entspannt bleibt und die oben erwähnten Eß- und Verhaltensmuster einhält. Zu einem Atemzyklus gehören Einatmen, Ausatmen und eine kurze Zeit zwischen den beiden. Die untersuchte Person ist mit Sicherheit gesund, wenn ihr Puls in einem Zeitraum von 100 solcher Zyklen immer etwa fünfmal schlägt und wenn sein Schlag in dieser Zeit regelmäßig ist, das heißt, daß er weder auffallend heftig oder locker usw. ist, und wenn unter jeder der Fingerspitzen ein gleichartiger Puls zu fühlen ist. Der Pulsschlag muß dafür unter allen Fingerspitzen gleich sein, so darf etwa der Puls unter dem Zeigefinger nicht von dem unter dem Ringfinger abweichen. Eventuelle Unterschiede im Pulsschlag lassen vermuten, daß die betreffende Person nicht vollständig gesund ist. Wenn unter dem Zeigefinger, beispielsweise, ein auffallender Puls wahrzunehmen ist, das heißt ein Puls, der sich zunächst stark anfühlt aber dann langsam an innerer Kraft verliert, dann ist dies ein Zeichen von Krankheit. Ein heftiger Pulsschlag ist ein Puls, der zunächst kaum wahrnehmbar scheint und dann plötzlich ausbricht. Bei jeder Unregelmäßigkeit des Schlages unter den Fingerspitzen, oder selbst nur dem Teil einer der Fingerspitzen, ist anzunehmen, daß der Untersuchte nicht ganz gesund ist – auch wenn der Puls regelmäßig fünfmal pro Zyklus schlägt.

Bei den Abweichungen, die die Häufigkeit des Schlages betreffen, weist eine Zahl von mehr als fünf Schlägen pro Atemzyklus auf eine hitzige Krankheit des Patienten hin, eine Zahl von weniger als fünf Schlägen auf eine kalte Krankheit.

Bei sechs Schlägen pro Atemzyklus handelt es sich um eine leichtere hitzige Krankheit, bei sieben Schlägen um eine mittelschwere und bei acht und mehr Schlägen um eine schwere hitzige Krankheit.

Auf der anderen Seite liegt bei vier Pulsschlägen pro Zyklus eine leichtere kalte Krankheit vor und bei drei Pulsschlägen eine mittelschwere Krankheit. Unter drei Schlägen pro Zyklus schließlich, handelt es sich um eine sehr schwere kalte Krankheit. Eine solche Krankheit ist für gewöhnlich nicht heilbar, man beschreibt sie als eine Krankheit, die »jenseits gegangen ist«, das bedeutet, daß sie sich jenseits der Reichweite einer Behandlung befindet.

Die Anzahl von Pulsschlägen bei einem gesunden Menschen beträgt für gewöhnlich fünf pro Zyklus, sie kann sich aber je nach dem Konstitutions-Puls der einzelnen Person ändern. So kann jemand einen Konstitutions-Puls haben, der schnell und fein ist, so daß der Arzt bei ihm nicht von der Standardzahl von fünf Schlägen pro Zyklus im gesunden Zustand ausgehen kann. Das bedeutet, daß der Arzt den Konstitutions-Puls des Patienten kennen sollte, weil er sonst leicht den männlichen oder den weiblichen Konstitutions-Puls einer Person mit dem Puls einer hitzigen Erkrankung verwechseln könnte, oder einen Bodhisattva-Puls, der langsam und sanft ist, mit dem einer kalten Erkrankung. Er muß auch zum Beispiel wissen, wenn ein Patient einen Galle-Konstitutions-Puls hat, der von Natur aus schnell und fein schlägt. In diesem Fall kann er nämlich nicht von genau fünf Schlägen pro Zykus als Grundlage ausgehen – der Patient braucht trotz eines schnellen Pulses keine hitzige Krankheit zu haben, er könnte vollkommen gesund sein.

Frage: Wird bei kleinen Kindern der Puls auf die gleiche Weise gelesen wie bei Erwachsenen?

Antwort: Nein, in diesem Fall werden statt der Speichenschlagader die Blutgefäße im Ohr untersucht.

Frage: Nehmen Sie auch Ihren eigenen Puls, wenn Sie krank sind?

Antwort: Ja, natürlich. Für einen Arzt ist die Diagnose seiner eigenen Krankheit sehr viel einfacher, weil er genau weiß, was er in den letzten Tagen gegessen hat und welche Eigenschaften das Essen hatte. Außerdem kennt er seine Verhaltensmuster und den Einfluß, den sie auf seinen Körper haben.

Frage: Ist es denkbar, daß jemand von Natur aus durch den Körpersaft Schleim bestimmt ist und gleichzeitig einen männlichen Konstitutions-Puls hat?

Anwort: Ein Mensch, in dem von Natur aus Schleim vorherrschend ist, kann jeden der drei Konstitutions-Pulse haben. Das gleiche gilt für Galle und Wind.

Frage: Wie kann man feststellen, welcher der drei Körpersäfte in einem Menschen vorherrscht, es ist ja nicht so, daß der Puls notwendigerweise darüber Auskunft gibt?

Antwort: Der Puls ist das wichtigste Mittel bei der Bestimmung des natürlich vorherrschenden Körpersaftes. Daneben läßt sich viel durch Beobachtung des jeweiligen Menschen erfahren. Jemand, der von Wind dominiert wird, neigt zum Beispiel dazu, sich dauernd auf die eine oder andere Seite zu beugen, egal ob er auf einer Stelle sitzt oder sich bewegt. Er ist oft kälteempfindlich und außerdem eher dünn und von dunklem Aussehen; er ist eigen mit Nahrung, er spricht viel und hat die Neigung, Laute von sich zu geben, wenn er sich bewegt. Der Wind-Typ ist sehr wechselhaft. Wenn man seine Natur genau bestimmen will, müssen auch Puls und Urin untersucht werden. Dafür muß der Mensch gesund sein.

Allgemeine und spezifische Pulse

Der zehnte Abschnitt befaßt sich mit den allgemeinen und den spezifischen Pulsschlägen.[41] Die Behandlung der allgemeinen Pulse umfaßt zwei Kategorien: sechs allgemeine hitzige Pulse und sechs allgemeine kalte Pulse.

Die sechs hitzigen Pulse sind der starke, der ausgedehnte, der rollende, der schnelle, der angespannte und der harte Puls. Diese sechs Pulse treten auf drei Ebenen auf: auf der Ebene der leichten, der mittelschweren und der chronischen hitzigen Krankheit. Es liegt eine leichte, oder eine im Anfangsstadium befindliche, hitzige Krankheit vor, wenn bei der Untersuchung des Pulses die Schläge zahlreich und oberflächlich sind (»oberflächlich« heißt, daß der Puls sofort zu spüren ist, wenn die Fingerspitzen an die Pulsader gelegt werden). Der Puls könnte eine fiebrige Erkrankung aufgrund einer Infektion anzeigen. Sind die Schläge schnell und tiefliegend heißt das, daß es sich um eine alte, chronische Krankheit handelt.

Die sechs allgemeinen kalten Pulse sind der schwache, der abgesunkene, der abfallende, der langsame, der lockere und der hohle Puls. Jeder dieser Pulse zeigt eine kalte Krankheit an. Es ist eine leichtere oder im Anfangsstadium befindliche Krankheit, wenn die Pulsschläge tiefliegend und schwach sind; sind die Schläge an der Oberfläche (d. h. sind sie sofort zu spüren, sobald die Haut berührt wird) heißt das, daß die Krankheit alt und chronisch ist.

Mit Hilfe der spezifischen Pulse kann festgestellt werden, um welche Krankheit es sich im einzelnen handelt. Die Untersuchung dieser Pulse kann auf zwei Arten vorgenommen werden. Zunächst prüft man den Puls auf einer breiteren Ebene, das heißt unter allen Fingerspitzen. Danach liest man nacheinander den Pulsschlag der zwölf Organe unter den entsprechenden zwölf Abschnitten der Fingerspitzen. Für die erste Methode beschreibt der Text zunächst den Wind-Puls. Er ist gleitend, leer und er stoppt von Zeit zu Zeit. Er ähnelt stark einem Ballon – wenn man ihn eindrückt, spürt man die Vertiefung. Bei Ausübung von Druck bemerkt man, daß der Pulsschlag von Zeit zu Zeit anhält. Ein Wind-Puls liegt also vor, wenn ein oberflächlicher Pulsschlag wahrzunehmen ist, der bei Druck gelegentlich aussetzt aber sofort wieder zurückkehrt, sobald man den Druck zurücknimmt.

Der Galle-Puls ist dünn und straff. Der Schleim-Puls ist absinkend und abfallend.

Der Puls einer Wind-Hitze [fiebrigen] Erkrankung, die auch Wind-Galle-Krankheit genannt wird, ist leer und schnell. Der Schleim-Galle-Pulsschlag ist auf der Oberfläche schwach und in der Tiefe straff. Der Schleim-Wind-Pulsschlag ist leer und langsam. Die Langsamkeit zeigt eine Schleim-Krankheit an; die Leerheit eine Wind-Krankheit.

Im Falle von braunem Schleim – das ist eine Krankheit, in der alle drei Körpersäfte in Unordnung geraten sind – ist der Pulsschlag dick und unter dem mittleren Finger läßt sich eine hinkende Qualität des Pulses wahrnehmen. Unter den anderen beiden Fingerspitzen ist der Puls schwach. Bei einer Blut-Krankheit schwillt der Puls hervor, er rollt und er ist oberflächlich, er vollzieht eine stark nach oben schleudernde Bewegung. Eine Krankheit, die mit einer Ansammlung von gelber Flüssigkeit [Lymphe] einhergeht, kann man dadurch bestimmen, daß der Puls eine bebende, manchmal auch eine zögerliche Qualität hat. Beim Vorhandensein von Würmern im Körper ist der Pulsschlag mal knotig und mal flach. Der Pulsschlag bei Lepra ist hinkend und bebend wie ein Schauern. »Hinkend« heißt hier, daß er sich gegen Ende zusammenzieht wie ein Mensch, der hinkt. Der Pulsschlag bei Fieber, das aus einer Störung im Körper entsteht, ist massig, schwellend und rollend. In Fällen von Entzündungen, die sich von einer Stelle im Körper auf andere Teile ausbreiten, ist der Puls dünn, hart und stramm. Bei ansteckendem Fieber oder bei bösartigen Krankheiten ist der Puls knotig und vermittelt manchmal den Eindruck, als handelte es sich um zwei Pulse zur gleichen Zeit. Bei schweren Schmerzen ist der Puls kurz und vollzieht eine nach oben schleudernde Bewegung.

Bei Vergiftungen mit zusammengesetzten (das heißt künstlich hergestellten) Substanzen ist der Puls stark und macht eine nach oben schleudernde Bewegung, die sich plötzlich nicht mehr wahrnehmen läßt. Der Pulsschlag einer Lebensmittelvergiftung ist dünn und schnell, und er hinkt.

Der Puls eines nicht gereiften, frischen Fiebers ist dünn, schnell und wechselhaft; er ist leicht mit dem Wind-Puls zu verwechseln. Bei entwickeltem Fieber schlägt der Puls stark und straff. Der Puls von leerem Fieber ist leer, das heißt, wenn man Druck ausübt, hört der Pulsschlag plötzlich auf und kehrt wieder, wenn der Druck aufhört.[42] Der Puls von verborgenem Fieber ist insofern irreführend, als sein oberflächlicher Schlag auf eine kalte Krankheit hinzuweisen scheint, bei stärkerem Druck sich dagegen ein straffer Pulsschlag feststellen läßt. Der Puls eines alten oder chronischen Fiebers ist dünn und straff. Der Puls bei einem komplexen Fieber[43] ist dünn und bei tiefer Palpation schnell. Bei entzündeten Wunden ist der Pulsschlag massig, hart und schnell. Wenn im Körper nach einer Verletzung noch fremdes Material vorhanden ist, hinkt der Pulsschlag, außerdem fühlt er sich an, als sei er dopelt, so als ob er aus zwei Arterien stammen würde. Bei Kopfverletzungen, die etwa durch einen Stein hervorgerufen wurden und Fleisch, Knochen oder das Gehirn in Mitleidenschaft gezogen haben, wird je nach Verletzung unter verschiedenen Fingern ein fester und schneller Puls gefühlt. Bei Verletzung des Fleisches ist der Puls unter der Spitze des Zeigefingers fest und schnell. Ist der Knochen verletzt, lassen sich dieselben Pulsmerkmale unter dem Mittelfinger fühlen und bei Verletzung des Gehirns fühlt der Ringfinger den festen und schnellen Pulsschlag.

Bei der Bildung von Abszessen gibt es ein Beben im Puls oder ein zweiter Schlag und ein Gefühl von Hitze im Puls treten auf.

Nun zu den spezifischen kalten Pulsen. Bei einer frischen Krankheit, die aufgrund von Störungen in der Verdauung entstanden ist, ist der Pulsschlag dick und hart. Handelt es sich um eine chronische Verdauungsstörung, ist der Puls schwach.

Pulse, die auf Tumoren hinweisen, sind schwach und hinken. Bei Fällen von Wassersucht ist in allen drei Stadien der Puls an der Oberfläche dünn und weiter unten fest.

Bei einem Patienten, der sich häufig erbricht, ist der Puls unter den oberen Abschnitten der Fingerspitzen – die den Vollorganen entsprechen – schwach. Häufiger Durchfall läßt sich immer an den unteren Abschnitten ablesen, die für die Gefäßorgane stehen.

Mögliche Verwechslungen

Unter den oben angeführten Arten von Pulsen gibt es drei Gruppen von jeweils zwei Pulsen, die man leicht miteinander verwechseln kann. Der Puls einer Blut-Krankheit läßt sich leicht mit dem Wind-Puls verwechseln. Es ist jedoch möglich, die beiden auseinanderzuhalten, wenn man mit den Fingerspitzen Druck ausübt. Wenn der Puls stoppt, ist das die Bestätigung für einen Wind-Pulsschlag. Ist nach wie vor ein straffer Puls zu spüren, handelt es sich um eine Blut-Krankheit.

Die zweite Verwechslungsmöglichkeit besteht zwischen dem Puls eines sich entwickelnden Fiebers und dem eines leeren Fiebers (das ist ein Fieber, das sich seinem Ende nähert). Beide sind schnelle Pulse. Man kann sie aber unterscheiden, indem man versucht, ihre genaue Stärke festzustellen. Bei einem sich entwickelnden Fieber ist der Puls sehr stark, bei einem leeren Fieber dagegen schwächer.

Die dritte Verwechslungsmöglichkeit besteht zwischen dem Schleim-Puls und dem Puls von chronischen Bluterkrankungen. Beide haben eine absinkende Qualität. Schleim hat diese Qualität von Natur aus – er ist schwach, absinkend, abfallend, langsam –; beim Puls chronischer Bluterkrankungen liegt der absinkende Puls nur an der Oberfläche. Bei Vermehrung des Druckes fühlt man weiter unten den stärkeren Schlag, der dem Puls der Bluterkrankungen entspricht. Im Falle einer Erkrankung gilt es festzustellen, welches Organ oder, im weiteren Sinne, welcher Teil der Körpers betroffen ist. Wenn der fehlerhafte, auf eine Krankheit hinweisende Puls unter dem Zeigefinger gefühlt wurde, so weiß man zum Beispiel, daß Herz, Lunge, Dünn- oder Dickdarm befallen sind – also diejenigen Organe, die mit dem Zeigefinger in Verbindung stehen. Die Mittelfinger lesen Leber, Gallenblase, Magen und Milz und die Ringfinger

Nieren, Blase und die Sexualorgane. Allgemein gesprochen lesen die Zeigefinger den oberen, die Mittelfinger den mittleren und die Ringfinger den unteren Teil des Körpers.

Bei den Organ-Pulsen muß man zwei Arten unterscheiden: die heißen und die kalten Pulse. Das Heiße wird von der Sonne repräsentiert und das Kalte vom Mond. Die heißen, bzw. Sonnen-Pulse stehen mit den Vollorganen in Verbindung und werden von den oberen Abschnitten der Fingerspitzen gelesen. Die kalten bzw. Mond-Pulse sind mit den Gefäßorganen verbunden und werden von den unteren Abschnitten der Fingerspitzen gelesen.

Es ist möglich, daß heiße und kalte Krankheiten gleichzeitig auftreten. So kann eines der Vollorgane wie das Herz oder die Lunge von einer hitzigen Krankheit betroffen sein und gleichzeitig ein Gefäßorgan wie der Magen oder der Darm von einer kalten Krankheit.[44] Umgekehrt ist es jedoch nicht möglich, daß eines der Gefäßorgane wie Magen oder Darm eine heiße Krankheit hat und gleichzeitig eine kalte Krankheit bei Gefäßorganen wie Leber oder Nieren auftritt.

Auch kann eine kalte Krankheit im unteren Teil des Körpers gleichzeitig mit einer heißen Krankheit im oberen Teil des Körpers auftreten. Es ist jedoch nicht möglich, daß eine heiße Krankheit im unteren Teil des Körpers zusammen mit einer kalten Krankheit im oberen Teil des Körpers auftritt.

Ein Arzt muß alle diese Dinge kennen und den Patienten entsprechend diesem Wissen sorgfältig untersuchen.

Frage: Wie erkennt man die Qualitäten in einem feinen Pulsschlag und was tut der Arzt, um seine Finger empfindsam zu halten?

Antwort: Man sollte versuchen, seine Finger und Hände in ihrer natürlichen Form und so weich und geschmeidig wie möglich zu halten. So sollte man alle Tätigkeiten vermeiden, die die Haut der Fingerspitzen rauh werden lassen. Man sollte z. B. nicht zuviel mit heißem Wasser waschen oder mit Erde oder Steinen arbeiten oder heißes Metall berühren. Diese Tätigkeiten wirken sich auf die Dicke der Haut aus, lassen sie rauh werden und beeinträchtigen so die Wahrnehmungsfähigkeit der Fingerspitzen.

Todes-Pulse

Der elfte Abschnitt in der Erklärung der Pulse behandelt den Todes-Puls, den der Arzt nimmt, um festzustellen, wann der Patient stirbt[45]. Die Bestimmung des Todes-Pulses erfolgt auf der Basis von (1) Veränderungen, (2) Unvollständigkeit und (3) Pausen oder Unterbrechungen im Pulsschlag.

Veränderungen im Puls

Wir betrachten zunächst die Veränderungen im Pulsschlag. Wenn die tödliche Krankheit vor allem durch Wind hervorgerufen wird, zeigt der Todes-Puls – also der Puls, der den bevorstehenden Tod anzeigt – eine vibrierende Qualität, wie eine flatternde Fahne. Stammt die Krankheit, an der der Patient sterben wird, vor allem von Galle und Blut, so gleicht das Vibrieren dem Schlagen von Geierflügeln. Wird die Krankheit vornehmlich von Schleim hervorgerufen, so ähnelt der Puls herabtropfendem Wasser.

Der Todes-Puls eines Patienten, der eine Wind-Galle-Krankheit hat, gleicht einem Fisch, der in die Luft springt um nach einer Fliege zu schnappen. Ist es eine Schleim-Wind-Krankheit, an der jemand sterben wird, so gleicht der Pulsschlag einem Vogel, der Würmer pickt. Bei einem Pulsschlag, der einem springenden Frosch gleicht (der Frosch springt einige Male, bleibt kurz sitzen, springt dann wieder einige Male und bleibt wieder sitzen) handelt es sich um den Todes-Puls eines Patienten, der an einer Schleim-Galle-Krankheit leidet. Ein Puls, der einem schwingenden Elefantenrüssel gleicht, ist der Todes-Puls eines Patienten, der an einer dreifachen Kombination von Wind, Galle und Schleim leidet, wobei auch Lymphe mitbeteiligt ist. Es kann sein, daß ein Patient von starker Physis nach einem plötzlichen Trauma einen Puls hat, der untypisch dünn und schwach ist. Oder ein Patient, der seit längerer Zeit an einer schweren Krankheit leidet, die seine Körperkräfte verzehrt und aufgebraucht hat, zeigt plötzlich einen sehr starken Puls. In beiden Fällen zeigt der Puls an, daß der Patient bald stirbt. Zeigt der Puls eines Patienten mit einer kalten Krankheit die charakteristischen Eigenschaften einer heißen Krankheit, zeigt auch dies den bevorstehenden Tod des Patienten an. Das gleiche gilt für den Puls, der bei einem Patienten mit einer heißen Krankheit eine kalte Krankheit anzeigt.

Bei vier bestimmten Krankheiten ist es ein normaler, scheinbar gesunder Puls, der den bevorstehenden Tod anzeigt. Bei den vier Krankheiten handelt es sich um Lungenerkrankungen wie Tuberkulose, sowie um Fleischvergiftungen, Galle-Krankheiten – wie z. B. schwere Gelbsucht – und Magen-Krankheiten, die aus einer Kombination von Schleim und Galle hervorgehen.

Unvollständige Pulse

Es gibt einige äußere Anzeichen, die zusammen mit bestimmten Arten von Puls ebenfalls das Bevorstehen des Todes anzeigen. So deuten das Ausbleiben des Herz-Pulses, eine schwarze Zunge und ein starrer Blick darauf hin, daß der Patient innerhalb eines Tages stirbt. Wenn der Lungen-Puls ausbleibt, beide Nasenflügel zusammenfallen und die Haare in der Nase sich aufrichten, wird der Patient innerhalb von zwei Tagen sterben. Wenn der Leber-Puls ausbleibt, die Augen nach oben gehen und die Wimpern sich nach innen drehen, wird der Tod in drei Tagen eintreten. Wenn der Milz-Puls ausbleibt, die Unterlippe nach unten hängt und das Brustbein sich nach innen ausbuchtet, wird der Patient in fünf Tagen sterben. Wenn der Nieren-Puls ausbleibt, das schwirrende Geräusch in den Ohren aufhört und die Ohrmuscheln sich an den Kopf heften, stirbt der Patient in acht Tagen.

Unterbrechungen im Pulsschlag

Der nächste Punkt sind die Unterbrechungen im Pulsschlag, die einen bevorstehenden Tod ankündigen. Zum Teil gehen diese Unterbrechungen auf Krankheiten zurück, zum Teil sind sie auf Geister zurückzuführen. Wenn die Pause krankheitsbedingt ist, ist lediglich der Puls eines bestimmten Organes betroffen, und zwar der Puls des erkrankten Organes – Lunge, Leber, Darm, Nieren usw. Der Puls der anderen Organe ist normal.

Wenn die Pause von Geistern verursacht wird, läßt sie sich nicht dem Puls eines bestimmten Organes zuordnen. Mal schlägt der Puls auf der einen Seite, mal auf der anderen Seite, mal schlägt er stark, mal sanft usw. Wenn die Pausen jedoch regelmäßiger Natur sind, zum Beispiel wenn der Puls immer am Ende des dritten oder vierten Schlages aussetzt, so ist das ein Zeichen für den unmittelbar bevorstehenden Tod des Patienten. Unregelmäßigkeiten und Pausen im Puls können unter Umständen auch lediglich auf den Einfluß bestimmter Krankheiten zurückzuführen sein.

Sie müssen also nicht unbedingt den Tod des Patienten ankündigen. Deshalb muß der Arzt bei seiner Interpretation sehr vorsichtig sein.

Eine durch den Einfluß von Geistern hervorgerufene Pulsunterbrechung kann behandelt werden, indem man verschiedene religiöse Riten der Geisteraustreibung durchführt. Werden die Pausen durch Krankheiten verursacht, verabreicht man Medikamente gegen die Krankheit. Bleibt die Behandlung erfolglos, können die Pausen im Puls als Zeichen für einen bevorstehenden Tod betrachtet werden.

Es gibt Fälle, in denen die Krankheit so stark ist, daß der Puls in die Tiefe gegangen ist. Das darf nicht mit einem Todes-Puls verwechselt werden. Daneben gibt es Fälle, in denen der Puls aufgrund der Einwirkung von Geistern undeutlich wird. Der Arzt muß auch alle diese Möglichkeiten kennen, da eine Behandlung unter diesen Umständen möglich ist.

Geister-Pulse

Ein Puls, der auf den Einfluß von Geistern hinweist, zeigt bestimmte Unregelmäßigkeiten. So kann es sein, daß er mal auf der linken Seite und mal auf der rechten Seite auftritt oder daß er sich mal auf die obere und mal auf die untere Körperhälfte bezieht oder mal das eine Organ als betroffen anzeigt und mal ein anderes. Oder er präsentiert sich mal als ein heißer und dann wieder als ein kalter Puls.[46] Die Veränderungen im Puls sind plötzlich und häufig. Die Anzahl der Schläge ist nicht eindeutig bestimmbar, mal pausiert der Puls, mal springt er und mal schlägt er doppelt.

Wenn ein Geist das Herz beeinträchtigt, handelt es sich um einen Schutzgott[47] oder einen Königsgeist[48]. Sind die Lungen betroffen, ist es ein Schlangen-Geist[49] oder ein gewalttätiger Geist[50] und beim Leber-Puls ist es ein Erdherr[51] oder das Gespenst eines Verstorbenen[52].

Wenn der Geist mit der Milz in Verbindung steht, ist die Ursache ein zorniger Erdherr oder ein bösartiges Gespenst[53]. Bei der rechten Niere ist es ein Schlangen- oder ein Schadensgeist[54]. Bei der linken Niere ist es ein Gewässergeist, den man Tsomän[55] nennt oder ein böser weiblicher Schlangen-Geist[56].

Allgemein gesprochen ist ein Geisterpuls, der voluminös, langgezogen, unklar und auf der rechten Seite lokalisiert ist, der Puls eines männlichen Geistes und ein Geister-Puls, der fein, kurz, unklar und auf der linken Seite lokalisiert ist, der Puls eines weiblichen Geistes. Weiter kann man sagen, daß ein Königsgeist, das heißt ein Hüter des Eigentums[57], für die von Geistern hervorgerufenen Wind-Krankheiten verantwortlich ist. Gewalttätige Geister[58] und gewalttätige böse Schlangen-Geister[59] sind für Lungenentzündungen verantwortlich, die von Geistern hervorgerufen werden. Von Geistern verursachte infektionäre Galle-Krankheiten werden von einer Art von weiblichen Geistern hervorgerufen, die Mamo Dschangmän[60] heißen. Für von Geistern verursachte Wassersucht, Tumoren, Gicht, Geschwüre, Lupus (Hauttuberkulose) und Lepra sind sowohl bösartige Schlangen-Geister[61] als auch Erdherren[62] verantwortlich zu machen.

Man kann Geister zwar nicht sehen, sie sind aber eindeutig existent und können auch Schaden zufügen. Es gibt zum Beispiel Menschen, die eine wunde Stelle am Arm haben, die sich stark entzündet hat und bei aller Behandlung durch einen Arzt nicht heilen will. Die Ursache der Erkrankung liegt in einer Tat (Karma), die der betroffene Mensch früher in diesem Leben begangen hat. Er hat vielleicht als Kind Geistern Schaden zugefügt, die die Erscheinungsform von Fröschen und Schlangen angenommen hatten oder er hat einen See, ein Stück Wald oder Land gestört, in dem bestimmte Geister gehaust haben.

Wegen dieser Tat kommt der Geist noch im selben Leben, um dem betreffenden Menschen Schaden zuzufügen. Auch Handlungen aus früheren Leben können zu solchen Erkrankungen führen. Es gibt außerdem Fälle, in denen die Kraft des Verdienstes eines Menschen aufgebraucht ist. Wenn zufälligerweise ein Geist in der Nähe ist, der gerade in einer sehr starken Verfassung ist, kann es sein, daß er kommt und die Kontrolle über den Menschen übernimmt. Manchmal haben Geister gar nicht die Absicht, jemandem Schaden zuzufügen, sie fassen nur Zuneigung zu einem Menschen und verursachen ihm durch ihre Nähe Schaden. Sobald der Arzt herausgefunden hat, welche Geister an einer Krankheit beteiligt sind, schlägt er Gegenmaßnahmen vor. Dazu gehört das Durchführen von Ritualen, das Darbringen von Opfergaben in Form von Nahrungsmitteln, exorzistische Riten, die von kompetenten Lamas durchzuführen sind, der Segen eines Lamas, Gaben an religiöse Personen, das Sammeln von Verdienst durch Spenden an Bedürftige usw.

Frage: Kommen die Dinge, die Sie beschrieben haben, häufig vor und, wenn ja, sind die religiösen Praktiken wirkungsvoll, die man ausübt, um sich davon zu befreien?

Antwort: Das kommt sehr häufig vor. Ich könnte die Menschen nicht zählen, die von Geistern befallen wurden. Es ist die Aufgabe des Arztes zu bestimmen, welche Art von Geist die Probleme verursacht hat. Danach geht der Patient zu einem Lama, einem Mönch, einer Nonne oder einem Tantriker, dem er vertraut und bittet ihn, bestimmte Riten durchzuführen. Wenn das geschehen ist, kann die verordnete Medizin auch wirken. Im anderen Fall bleibt sie wirkungslos – egal wieviel man davon gibt.

Frage: Was bedeutet es, daß jemand sein Verdienst aufbraucht?

Antwort: Man sagt, daß die heilvollen Kräfte des Geistes, das heißt die durch früheres gutes Handeln entwickelten Fähigkeiten, aufgebraucht sind und die Kräfte, die durch nicht-heilvolle Handlungen entwickelt wurden, dominieren. Um gute Fähigkeiten zu haben, muß man unterscheiden können, was gut und was schlecht ist und man muß an Ursache und Wirkung von Handlungen glauben. Alles, was man zum Beispiel aus der Haltung heraus tut, anderen zu helfen, ist heilvoll; Handlungen, die aus der entgegengesetzten Haltung kommen, sind nichtheilvoll. Angenommen, jemand entwickelt eine sehr schlechte geistige Einstellung – er denkt zum Beispiel »Ich will jemanden umbringen«. Damit entsteht eine böse Geistesverfassung. Dann geht der Betreffende daran, sein Vorhaben auszuführen – er beginnt zum Beispiel, mit dem Messer auf einen Menschen einzustechen oder ihn zu vergiften – und er bringt sein Vorhaben zu einem erfolgreichen Abschluß. Diese Handlung wird die Ursache für eine Wiedergeburt in einer Hölle sein und noch in diesem Leben viel Leiden verursachen. Eine gute Handlung ist es dagegen zum Beispiel, wenn man den Drei Juwelen Opfergaben darbringt und einem Lebewesen hilft, das an Armut leidet oder im Sterben liegt. Das Ergebnis solcher Handlungen wird sein, daß man gute Gesellschaft hat und in einer guten Existenzform wiedergeboren wird. Dieses Thema ist sehr kompliziert und schwer zu erklären.

Frage: Hat man immer einen Todes-Puls?

Anwort: Nein, wenn dieser Puls auftritt heißt das, daß der Patient innerhalb einer bestimmten Anzahl von Tagen sterben wird. Bei sehr sorgfältiger Vorbereitung und Durchführung der Pulsnahme ist es auch möglich zu bestimmen, ob ein Mensch in drei, in vier oder in fünf Jahren oder in einigen Monaten sterben wird. Daneben gibt es auch noch andere Zeichen: Wenn der Charakter eines Menschen sich in der Weise ändert, daß er beginnt, Dinge zu tun, die er vorher nicht getan hätte, ist das ein Zeichen, daß er in den nächsten Jahren stirbt.

Lebensdauer-Puls

Ein menschliches Leben ist schwer zu erlangen und wenn man es erlangt hat, ist es sehr kostbar.[63] Leben ist, allgemein gesprochen, die Grundlage für Wärme und Bewußtsein, wie es im *Schatzhaus des Wissens* von Vasubandhu heißt.[64]

Der Puls für die Lebensdauer wird an der Ellenschlagader am Handgelenk des Patienten genommen. Wenn der Lebensdauer-Puls an der Ellenschlagader normal schlägt, wird auch die Lebensdauer normal sein. Ist er instabil, wird auch das Leben eine unstabile Qualität haben. Ist der Puls beinahe nicht wahrnehmbar, heißt das, daß das Leben zu Ende geht, aber durch Gebete und Rituale noch verlängert werden kann. Wenn der Lebens-Puls völlig fehlt, kann der Patient sein Leben nicht länger fortsetzen.

Wenn bei einem Menschen, der Mönch oder Nonne geworden ist, der Lebens-Puls nicht von unterhalb der Sehne am Handgelenk schlägt, bedeutet das, daß die Schutzgottheiten des Betreffenden zu Dämonen geworden sind. Bei einem Laien zeigt dies einen Fluch oder das Auftreten eines bösen Geistes an.

Wenn bei einem männlichen Patienten der Lebens-Puls an der rechten Ellenschlagader wie in seinem Schlag gehemmt erscheint, wird ein männlicher Verwandter des Patienten, zum Beispiel sein Vater, bald sterben. Ist es der Lebens-Puls an der linken Ellenschlagader, der wie in seinem Schlag gehemmt erscheint, so wird das Leben seiner Frau oder seines Kindes bald enden. Zeigt der Lebens-Puls auf beiden Seiten, der rechten und der linken, diese Eigenschaft, so ist mit einem gewalttätigen Tod des Mannes selbst, etwa durch Messerstiche, zu rechnen.

Wenn bei einem weiblichen Patienten der Lebens-Puls an der rechten Ellenschlagader wie in seinem Schlag gehemmt erscheint, wird der Ehemann oder ein Mitglied seines Teils der Familie bald sterben. Ist es der linke Lebens-Puls, so wird der Vater oder ein Mitglied von dessen Teil der Familie sterben. Zeigen sowohl der rechte als auch der linke Lebens-Puls diese Eigenschaft, wird entweder der Ehemann oder ein Kind der Frau bald sterben.

Ist der Schlag eines der beiden Lebens-Pulse leer und kraftlos, wird ein Vermögensverlust eintreten. Wenn der Schlag zwar nicht stoppt aber doch gelegentlich gehemmt zu sein scheint, gibt es Zank und Streit mit anderen. Wenn der Lebens-Puls es nicht schafft, an einer Stelle zu bleiben, zeigt das die Anwesenheit eines bösen Geistes an. Dabei weist ein voller und gestörter Puls speziell auf einen männlichen Geist hin, ein kurzer und grober Puls auf einen weiblichen.

Bei einer ununterbrochenen Reihe von Schlägen des Lebens-Pulses – störungsfrei und gleichmäßig – repräsentiert jeder Schlag ein Lebensjahr. Eine ununterbrochene Reihe von 100 solcher Schläge zeigt also eine Lebensdauer von 100 Jahren an, 50 eine Lebensdauer von 50 Jahren usw.

Schlußbemerkung

Der Pulsschlag offenbart das Wesen der Krankheiten, seien sie physischer, emotionaler oder spiritueller Natur. Jeder, der ein volles Verständnis des Pulses hat, wird ein berühmter Arzt werden, der seinen Patienten wirkungsvoll helfen kann. Das Thema ist weitaus vielschichtiger und detaillierter, als ich es hier dargestellt habe.

Befragen

Der letzte Stamm an der Diagnose-Wurzel ist der Stamm des Befragens. Er hat drei Zweige: Fragen zu Wind, Galle und Schleim. Der Zweig, der sich mit den *Wind*-Krankheiten befaßt, hat elf Blätter. Das erste betrifft Ernährung und Verhalten, also die Bedingungen, die eine Wind-Krankheit entstehen lassen. Der Arzt fragt den Patienten: »Haben Sie viel starken Tee getrunken? Haben Sie Ziegenfleisch gegessen? Haben Sie Schweinefleisch gegessen? Haben Sie gefastet? Haben Sie Nahrung zu sich genommen, die leichte und rauhe Qualitäten hat?« Nach dem Verhalten erkundigt sich der Arzt zum Beispiel mit Fragen wie: »Haben Sie sich an einem Ort aufgehalten, an dem es kalten Wind gibt?«.

Die nächsten neun Blätter fragen nach Symptomen, die auf eine Wind-Krankheit hinweisen. Der Arzt fragt den Patienten: »Gähnen Sie häufig? Haben Sie Schütteln?« Diese beiden Fragen bilden ein Blatt. »Mußten Sie sich in letzter Zeit oft räkeln?« Das ist ein Blatt. »Haben Sie Schmerzen in der Hüfte, im Rückgrat oder allgemein in den Knochen und Gelenken?« Das ist ein Blatt. »Haben Sie manchmal Schmerzen, bei denen Sie nicht genau sagen können, wo sie auftreten, die mal da, mal dort auftreten, wandernde Schmerzen?« Das ist ein Blatt. »Haben Sie trockenes Erbrechen?« Ein weiteres Blatt. »Ist Ihre Sinneswahrnehmung beeinträchtigt?« Ein Blatt. »Sind Sie ruhelos? Kann ihr Geist nicht bei einer Sache bleiben, sondern schweift immer ab zu anderen Dingen? Treten grobe Charaktereigenschaften auf?« Das ist ein Blatt. »Haben Sie bei Hunger mehr Schmerzen als gewöhnlich?« Das sind die neun Blätter mit Fragen nach den Symptomen, die auf eine Wind-Krankheit hinweisen.

Das letzte Blatt bezieht sich auf Gegenmittel zu Wind-Krankheiten, also auf die Dinge, die nützlich sind, um der Krankheit zu begegnen. Dazu gehören, in bezug auf Ernährung, fettes und sehr nahrhaftes Essen und, in bezug auf Verhalten, der Aufenthalt an warmen Orten. Das sind insgesamt elf Blätter – eines, das sich auf die Bedingungen bezieht; eines, das sich mit den Gegenmitteln befaßt und dazwischen neun Blätter zu den eigentlichen Symptomen der Krankheit. Die ersten zehn Blätter bestehen aus Fragen und das letzte aus einem Rat, den der Arzt gibt, um die Krankheit zu heilen.

Der zweite Zweig, die Befragung zu *Galle*-Krankheiten, hat sieben Blätter. Am Anfang stehen die Fragen nach Ernährung und Verhalten als möglichen auslösenden Bedingungen: »Haben Sie starkes Bier getrunken? Haben Sie altes Bier getrunken? Haben Sie hochprozentigen Alkohol getrunken? Haben Sie sich lange in der Sonne oder an warmen Orten aufgehalten? Haben Sie scharfe Speisen zu sich genommen?« Diese Fragen gehören zu dem ersten Blatt, das sich mit den ursächlichen Bedingungen für eine Galle-Krankheit befaßt.

Diese Bedingungen können zu einer Erkrankung geführt haben. Die nächste Gruppe von Fragen richtet sich auf die bei einer solchen Erkrankung auftretenden Symptome: »Haben Sie – ganz egal, was Sie essen – einen bitteren Geschmack im Mund? Haben Sie häufig Kopfschmerzen? Haben Sie überall im Körper das Gefühl von übermäßiger Hitze? Haben Sie Schmerzen in der oberen Körperhälfte (im ganzen Bereich oberhalb der Hüfte)? Haben Sie beim Verdauen von Nahrung Schmerzen?« Jede dieser Fragen bildet ein Blatt; das macht fünf Blätter mit Fragen nach Symptomen für eine Galle-Krankheit.

Das Blatt mit den Gegenmitteln beinhaltet den Rat, daß der Patient kühle Nahrung und bittere Nahrung zu sich nehmen soll. Auch das Verhalten sollte kühl sein – er sollte sich in einem kühlen Park bewegen, in dem es kühlen Wind gibt und er sollte leichte Kleidung tragen.

Das sind ein Blatt zu den ursächlichen Bedingungen, fünf zu den Symptomen und ein Blatt für die Gegenmittel. Sechs Blätter bestehen aus Fragen und das siebte aus dem Ratschlag des Arztes an den Patienten.

Auch beim Zweig zur Befragung bei *Schleim*-Krankheit besteht das erste Blatt aus einer Reihe von Fragen zu den ursächlichen Bedingungen; die nächsten neun Blätter sind Fragen nach Symptomen und das letzte betrifft wieder die Gegenmittel. Zuerst wird gefragt, ob der Patient fettes Fleisch, wie zum Beispiel Murmeltierfleisch zu sich genommen hat, das vor allem aus Fett besteht und deshalb sehr fett und schwer ist.

Weiter wird gefragt: »Haben Sie nicht ganz reifes Getreide gegessen? Haben Sie die und die Art von Bohnen oder Erbsen gegessen, bevor sie reif waren?« Und eine Frage, die das Verhalten betrifft: »Haben Sie in einer feuchten Umgebung gesessen oder sich hingelegt?«

Fragen nach den Symptomen von Schleim-Krankheiten sind: »Fehlt Ihnen der Appetit; haben Sie das Gefühl, daß Sie gar nichts essen wollen? Haben Sie Sodbrennen? Steigt Ihnen oft ein saurer Geschmack in den Mund? Häufiges Aufstoßen? Haben Sie ein Gefühl von Schwere in Körper und Geist, so daß Sie weder Lust haben, Ihren Körper irgendwohin zu bewegen noch Ihren Geist mit irgend etwas zu beschäftigen? Haben Sie, ganz egal, was Sie essen, Schwierigkeiten, es zu verdauen? Häufiges Erbrechen? Fehlt Ihnen bei allem, was Sie essen, die Wahrnehmung des Geschmacks, so daß Sie nicht schmecken können, ob das Gegessene süß, sauer oder sonst etwas ist? Fühlt sich Ihr Körper von innen und außen kalt an? Frieren Sie von innen heraus und gleichzeitig auch an der Oberfläche des Körpers? Verspüren Sie Schmerzen oder ein Gefühl der Übelkeit, sobald Nahrung Ihren Magen erreicht?«

Was die Gegenmittel betrifft, so sollte die Nahrung des Patienten leicht, warm, rauh und leicht verdaulich sein. In Bezug auf das Verhalten wird ihm geraten, sich an warmen Orten aufzuhalten.

Zu den Schleim-Krankheiten hat der Stamm des Befragens somit ein Blatt mit Fragen nach Ursachen, die Schleim-Krankheiten fördern können, neun Blätter mit Fragen nach Symptomen und ein Blatt zu den Gegenmitteln.

Frage: Sind die Blätter zu den Symptomen so angeordnet, daß sie zunehmend schwere Erkrankungen anzeigen?

Antwort: Es ist nicht so, daß von Blatt zu Blatt die Symptome eine schwerere Krankheit anzeigen.

Die Blätter fragen nach Zeichen, die jeweils spezifisch sind für Wind-, Galle- und Schleim-Krankheiten. Bei einer zwei- oder dreifach kombinierten Krankheit mischen sich die Symptome der drei Arten von Krankheit.

Frage: Sind bei einer Erkrankung immer alle oder zumindest ein großer Teil der beschriebenen Symptome vorhanden?

Anwort: Bei einer besonders schweren Schleim-Krankheit, zum Beispiel, wären alle Symptome vorhanden.
Frage: Ist die Liste mit den Symptomen vollständig oder gibt es noch mehr Symptome für diese Krankheiten?
Antwort: Es gibt mehr; die hier gegebene Liste ist nur eine allgemeine Aufstellung. Bei Wind, zum Beispiel, wird noch weiter unterschieden in vermehrten Wind, stark vermehrten Wind sowie verminderten Wind und stark verminderten Wind. Man unterscheidet danach, ob ein Körpersaft zugenommen hat, ob er aufgebraucht oder ob er gestört ist. Die Listen hier entsprechen aber nur den allgemeinen Kategorien.

Die Diagnose-Wurzel hat insgesamt 38 Blätter. Der Stamm der Beobachtung hat zwei Zweige, die Beobachtung der Zunge und die Beobachtung des Urins, mit jeweils drei Zweigen. Der Stamm der Pulsdiagnose hat drei Zweige und drei Blätter. Der Stamm des Befragens hat elf, sieben und noch einmal elf, also 29 Blätter.

Mit der Kenntnis all dieser Zweige läßt sich die Krankheit eines Patienten eindeutig feststellen.
Frage: Ist die Anzahl der Blätter über die Jahrhunderte immer gleichgeblieben oder sind bestimmte Blätter hinzugefügt worden? Wird der Stamm im nächsten Jahrhundert vielleicht 40 Blätter haben?
Antwort: Die Liste hier ist eine allgemeine Beschreibung, die der grundlegenden Natur von menschlichen Wesen entspricht. Es gibt allerdings über die Jahrhunderte hinweg Veränderungen, die die Anzahl der Krankheiten betreffen. So hat der Buddha Śākyamuni für spätere Zeiten das neue Auftreten einiger Krankheiten vorausgesagt.
Frage: Bei den Schleim-Krankheiten fragt der Arzt den Patienten nach einer Schwere des Geistes und bei den Wind-Krankheiten nach einer geistigen Grobheit; gibt es auch für den Zweig, der die Galle-Krankheiten betrifft, eine Frage die auf die geistige Verfassung des Patienten zielt?
Antwort: Nein, das gibt es für Galle nicht. Die meisten Arten von mentalen Erkrankungen entstehen aus Problemen mit Wind. Das Schwanken des Geistes steht in bezug zur Natur des Windes, der seinem Wesen nach leicht und wechselhaft ist.

Frage: Kann man mit diesen Diagnosemethoden, also mit Puls- und Urin-Diagnose, auch Krankheiten erkennen, die durch Handlungen in einem früheren Leben verursacht wurden?

Antwort: Es ist sehr schwer festzustellen, wann eine Krankheit durch eine Handlung in einem früheren Leben verursacht wurde. Ich bin keine besondere Person wie ein Bodhisattva, der das vielleicht erkennen kann, wenn er eine Person nur anschaut.

Deshalb gehe ich so vor, daß ich erst eine Untersuchung vornehme, dann Medizin verordne und abwarte, ob sie hilft oder nicht. Ich muß die Methode der Schlußfolgerung anwenden, um herauszufinden, ob die Krankheit aus einer Handlung in einem früheren Leben entstanden ist. Jemand wie ich hat keine unmittelbare Wahrnehmung von solchen Dingen.

Frage: Was ist mit Vererbung? Ist es möglich, daß zum Beispiel eine ganze Familie eine Veranlagung zu Wind hat?

Antwort: Nein. Die Kinder von denselben Eltern stimmen noch nicht einmal in ihrer Gesichtsform überein. Auch ihre Neigungen mit Bezug auf das, was sie essen, denken, mögen usw. sind nicht die gleichen. Das alles hängt von ihren Handlungen in früheren Leben ab. Solche Themen sind sehr komplex. Wenn dumme Eltern ein dummes Kind bekommen, so kann das auch heißen, daß das Kind in einem früheren Leben eine ähnliche Handlung begangen hat wie die beiden Eltern und daß dies seine Wiedergeburt in dieser Situation verursacht hat. Jemand wie ich kann über so komplexe Angelegenheiten nichts sagen.

Frage: Was ist mit einer vorbeugenden Diät? Wäre eine entspechende Ernährung zum Beispiel für jemanden hilfreich, der von Natur aus eine Neigung zum Körpersaft Wind hat?

Antwort: Für Leute, in denen von Natur aus Wind, Galle oder Schleim vorherrschend ist, sind die als Gegenmittel empfohlenen Dinge auch dann hilfreich, wenn sie nicht krank sind.

Frage: Was sind kühle Nahrungsmittel?

Antwort: Salat und Kohl sind zum Beispiel kühl. Kohl bleibt ein kühles Nahrungsmittel, selbst wenn man ihn kocht und heiß ißt. Das Kochen nimmt ihm nur etwas Schwere.

Frage: Was ist mit Gewürzen?

Antwort: Gewürze können ein Gericht unter Umständen etwas wärmer machen.

Frage: Umfassen die hier behandelten Kategorien auch Probleme in der Schwangerschaft oder Menstruationsstörungen?
Antwort: Es gibt um die 40 reine Frauenkrankheiten. Bei ihrem Entstehen sind alle Körpersäfte – Wind, Galle und Schleim – sowie Blut beteiligt. In erster Linie handelt es sich aber um Probleme von Wind und Blut. Diese Krankheiten werden in der medizinischen Literatur als eigenes Thema behandelt.
Frage: Können Sie Beispiele für scharfe und rauhe Nahrungsmittel geben?
Antwort: Dazu gehören Körner, die in trockenen Gegenden wachsen. Pepperoni, überhaupt alles, was einen scharfen Geschmack hat. In Amerika ißt man, glaube ich, weniger scharfe Nahrung als süße.
Frage: Angenommen jemand wird vor allem von Wind dominiert. Bedeutet das dann auch, daß er eine Tendenz zu Wind-Krankheiten hat?
Antwort: Ja. Ich kann aber nicht sagen, daß ein Mensch, dessen Natur Wind ist, mehr Wind-Krankheiten hätte. Das gleiche gilt auch für die anderen beiden Körpersäfte. Die Häufigkeit, mit der eine Art von Krankheit auftritt, hängt von Ernährung, Verhalten usw. ab, also von den Faktoren, die zu einem bestimmten Zeitpunkt wirksam sind.
Frage: Gibt es einen Zusammenhang zwischen bestimmten Altersgruppen und dem Vorherrschen eines der Körpersäfte?
Antwort: Den gibt es. Ein Mensch kann auf drei Wegen von einem der Körpersäfte dominiert werden: über seine natürliche Veranlagung, über sein Alter und über den Ort, an dem er sich aufhält. Bei Erwachsenen gibt es ein Vorherrschen von Galle, bei alten Leuten herrscht Wind vor und bei Kindern Schleim. Was den Ort betrifft, an dem sich jemand aufhält, so herrscht in hochliegenden Gegenden Wind vor, in niedrig gelegenen, die trocken und heiß sind, ist es Galle und in feuchten Gegenden Schleim. Wenn ein alter Mensch von Natur aus ein Wind-Typ ist und sich auch noch an einem kalten Ort aufhält, dann muß der Arzt bei dieser besonders ungünstigen Kombination die stärkste Wind-Arznei verordnen. Ein Arzt muß also immer die Faktoren von Ort, Jahreszeit, Alter und Veranlagung des Patienten mit in Betracht ziehen.

URINDIAGNOSE

Genauso wie jemand in einen Spiegel sieht und ein Bild erblickt, so schaut ein guter Arzt in den Urin des Patienten und erblickt in ihm die Krankheiten des Patienten.

Die Diskussion der Urindiagnose zerfällt in viele Teile: die Vorbereitung für die Untersuchung, der richtige Zeitpunkt, das Gefäß oder die Tasse, in die der Urin für die Untersuchung gegeben wird und die Art und Weise, in der sich die Färbung auf dem Weg durch die verschiedenen Organe verändert.[65] Man unterscheidet im allgemeinen vier Arten der Urindiagnose: die Untersuchung des Urins bei gewöhnlichen Menschen ohne größere Krankheiten, bei Menschen, die krank sind, bei Menschen, die sich auf der Schwelle zum Tode befinden und bei Menschen, die von Geistern befallen sind. Insgesamt sind also acht allgemeine Themen zu behandeln.

Die Vorbereitung für die Urindiagnose

Soll der Urin des Patienten morgens untersucht werden, muß er in der Nacht zuvor bestimmte Verhaltensregeln beachten. Er sollte starken Tee genauso meiden wie Bier, anderen Alkohol oder zu große Mengen Joghurt.

Der Grund dafür liegt darin, daß die Einnahme dieser Substanzen unter anderem die Färbung des Urins beeinflußt und so die Diagnose erschwert.

Man sollte andererseits auch nicht ganz auf die Einnahme von Flüssigkeit verzichten, da man am nächsten Tag sonst nur sehr durstig wäre. Der Patient sollte sich, mit anderen Worten, ganz normal verhalten und gerade soviel trinken, daß er nicht allzu durstig ist. Man sollte in der Nacht vor der Untersuchung keinen Geschlechtsverkehr haben. Ebenso sollte man nicht die Nacht über wach bleiben, sondern seinen normalen Schlaf haben.

Man sollte sich auch nicht zuviel bewegen oder extrem darum bemüht sein, in einer Haltung liegenzubleiben. Man sollte weder zu angespannt sein noch zuviel nachdenken. Alles Extreme ist vor der Untersuchung zu vermeiden.

Für die Diagnose sollte nicht der Urin verwandt werden, der aus der Zeit vor vier bis fünf Uhr morgens stammt. Zu dieser Zeit ist der Harn noch stark von der letzten Mahlzeit beeinflußt und eignet sich deswegen nicht für die Untersuchung. Verwendet wird der Urin, der sich in der Zeit um vier bis fünf Uhr morgens bildet. Wenn man nicht schon in der Nacht, sondern erst nach dem Aufstehen sein Wasser läßt, sollte man nur den zweiten Teil des Wassers sammeln und nicht das Wasser aus dem ersten Strahl.

Der Zeitpunkt

Es gibt drei Dinge, die bei der Urindiagnose untersucht werden: Die Farbe, der vom Urin aufsteigende Dampf und das Albumen, das ist eine wolkenartige Substanz im Harn. Der Zeitpunkt für diese Untersuchungen ist die Zeit nach der Morgendämmerung.

Das Gefäß

Als Gefäß, in dem der Urin aufbewahrt wird, wird meistens eine weiße Porzellantasse verwendet, weil ihre Färbung die Erscheinung der Farbe des Urins nicht beeinträchtigt. Man kann auch einen Aluminiumtopf benutzen. Man sollte aber Gefäße vermeiden, die aus einem Material gemacht sind, das die Farbe des Urins verändert, so wie Ton, Kupfer, Messing oder andere farbige Materialien. Wenn der Topf selber farbig ist, ist es schwer die eigentliche Färbung des Urins zu bestimmen.

Am besten geeignet ist eine weiße Tasse ohne Muster. Wenn es unmöglich ist, so ein Gefäß zu bekommen, kann man auch ein anderes Gefäß nehmen und mit einem weißen Stück Papier auslegen.

Die Veränderungen der Farbe

Der vierte Punkt, von dem der Text spricht, sind die Veränderungen, die der Urin durchmacht. Am Anfang steht der Verdauungsprozeß. Im Magen wird die Nahrung aufgespalten in einen nahrhaften, subtilen Teil und in einen weniger nahrhaften, ungereinigten Teil. Der gereinigte, bessere Teil geht in das Blut. Die mehr abfallartigen Substanzen gehen in die Eingeweide. In den Eingeweiden trennen sich feste und flüssige Bestandteile. Der flüssige Teil des Abfalls geht von den Eingeweiden in die Harnblase.

Bei der Spaltung im Magen gehen die subtileren, nahrhaften Bestandteile zur Leber. Dort findet eine weitere Trennung in mehr und in weniger nahrhafte Bestandteile statt. Der nahrhaftere Teil wird zu Blut und der weniger nahrhafte Teil geht in die Gallenblase. In der Gallenblase findet schließlich noch eine Spaltung statt. Hier wird die feine Substanz zu Lymphe. Der mehr abfallartige Teil wird zu Albumen – der im Urin auftauchenden wolkenartigen Substanz.

Das Albumen wandert zusammen mit dem Urin und sammelt sich in der Harnblase. Der fortschreitende Trennungsvorgang während des Prozesses der Verdauung ist der Grund dafür, daß aufgenommene Nahrung die Farbe des Urins beeinflußt oder verändert.

Das Auftauchen von dieser wolkenähnlichen Substanz, des Albumens, im Urin geht grundsätzlich auf Probleme mit Blut und Galle zurück. Deshalb zeigt sich die Verfassung des Körpers in bezug auf Kälte und Hitze im Urin.

Wenn ein Händler auf dem Marktplatz eine illegale Ware zu verkaufen hat, stellt er sie auch nicht offen aus; er hält sie unter einem Tuch verborgen und beschreibt sie. Aus seiner Beschreibung kann man erfahren, was er zu verkaufen hat. Genauso kann man aus dem Urin erfahren, welche Arten von Krankheiten im Körper des Patienten vorhanden sind oder nicht vorhanden sind.

Der Urin des gesunden Menschen

Der Urin eines gesunden Menschen hat als Farbe im großen und ganzen das helle fröhliche Gelb der Butter vom »Dri« (das »Dri« ist das weibliche Gegenstück zum »Yak«, das immer das männliche Tier bezeichnet). Der Geruch gleicht dem der Sahne, die sich auf der Oberfläche der Milch sammelt. Die Dampfbildung ist weder allzu stark noch sehr schwach. Es ist weder viel noch wenig Dampf und seine Dauer – das heißt die Zeit, bis der Urin sich abkühlt und die Dampfbildung aufhört – ist weder besonders lang noch besonders kurz. Die Blasen- oder Schaumbildung ist nicht weiter bemerkenswert. Die Blasen sind weder sehr lang noch sehr kurz, nicht sehr groß und nicht sehr klein – eher ein durchschnittlicher Schaum an der Oberfläche des Urins.

Das Albumen mischt sich bei einem gesunden Menschen vollständig mit dem Urin. Auch Chylus ist nur in kleinen Mengen vorhanden (Chylus ist eine fetthaltige Substanz im Harn, die gewöhnlich an die Oberfläche steigt). Sobald der Dampf anfängt zu verschwinden, kann man sehen, wie eine etwas dunklere Farbe zur Mitte hinläuft – so wie Atem auf einem Spiegel sich nach und nach in der Mitte sammelt und schließlich verschwindet. Nachdem der Urin sich abgekühlt hat, ist seine Farbe hell, klar und gelblich. Außerdem ist er durchsichtig.

Der Urin des kranken Menschen

Die Erklärung zum Urin des kranken Menschen umfaßt zwei Punkte: die allgemeine Untersuchung des kranken Urins und die spezifische Untersuchung.

Die allgemeine Urindiagnose

Der Urin wird zu drei verschiedenen Zeitpunkten untersucht: wenn er warm ist, wenn er lauwarm ist und, schließlich, wenn er vollständig abgekühlt ist.

Die Untersuchung zerfällt in neun Teile, bzw. in drei Gruppen von Untersuchungen, die zu den drei aufeinanderfolgenden Zeitpunkten durchgeführt werden. Solange der Urin heiß ist, überprüft man die Farbe, den Dampf, den Geruch und die Beschaffenheit der Blasen oder des Schaums. Wenn der Urin lauwarm ist, überprüft man die Albumenwolken und den nach oben steigenden Chylus. Nach der vollständigen Abkühlung überprüft man die Zeit, in der die Farbe sich verändert und die Art der Veränderungen. Die neunte Untersuchung ist die sogenannte »nachträgliche Untersuchung«. Wenn Patienten nicht selber zum Arzt kommen können, schicken sie ihm ihren Urin. In Tibet geschieht das mit dem Yak, in Indien mit anderen Transportmitteln. Die Probe ist schon recht alt, bis sie beim Arzt eintrifft. Weil der Urin in diesem Fall schon älter ist, benutzt der Arzt zu seiner Überprüfung eine andere Art von Diagnose. Diese nennt man deshalb die »nachträgliche Untersuchung«.

Untersuchung des frischen Urins

Wir kehren zurück zum ersten der neun Punkte, zur Untersuchung der Farbe des Urin, die vorgenommen wird, solange der Urin noch sehr warm ist. Der Urin des Patienten mit einer Wind-Krankheit sieht aus wie Wasser aus einer Bergquelle – er ist von hellblauer Farbe und durchsichtig. Eine Galle-Krankheit schlägt sich im Urin in Form einer gelblichen, vielleicht sogar ins Orange gehenden, Farbe nieder. Ist der Urin sehr blaß oder weißlich, so deutet das auf eine Schleim-Krankheit hin.

Frage: Gibt es einen Unterschied in der bläulichen Farbe des Urins eines Wind-Kranken und dem blassen Farbton des Schleim-Urins?

Antwort: Der Urin eines Patienten mit einer Schleim-Krankheit ist ein wenig milchig, so als ob jemand etwas Milch genommen und in den Urin geschüttet hätte. Man kann durch ihn nicht hindurchschauen. Bei einer Wind-Krankheit ist er sehr klar – wie das Wasser einer Bergquelle.

Wenn der Urin rot ist, deutet das auf eine Blut-Krankheit hin. Hat die Farbe einen Rostton, zeigt das eine Lymphkrankheit an.

Ein bräunlicher Urin deutet auf eine komplexe Krankheit aus allen drei Körpersäften hin.

Ist die Farbe eine Mischung aus rot und gelb, zeigt sie eine Krankheit von Blut und Galle an. Ist es eine Mischung von weiß und gelb, spricht das für eine Krankheit von sowohl Schleim als auch Galle. Hat der Urin das Gelb von Senföl und ist er ölig, so deutet das sowohl auf eine Galle- als auch auf eine ansteckende Krankheit hin.

Ist der Urin orangefarben, dickflüssig und hat er einen fauligen Geruch, deutet das auf eine Art von Krankheit hin, die sich von einem Organ zum anderen ausbreitet oder auf eine allgemeine Störung des Körpers – wie etwa eine Hitze-Krankheit. Ist der Urin allgemein von dunkler Farbe, zeigt aber ein ganzes Spektrum von Farben wie ein Regenbogen, so zeigt er eine Vergiftung an. Dabei kann es sich um verschiedene Arten von Vergiftungen handeln – eine mineralische Vergiftung, eine Fleischvergiftung usw.

Dampf

Die zweite der neun Teiluntersuchungen ist die des Dampfes, die auch vorgenommen wird, solange der Urin noch sehr heiß ist. Wenn der Urin eine große Menge Dampf abgibt, zeigt das eine entwickelte Hitze-Krankheit an. Gibt es wenig Dampf, der sich aber lange hält, so spricht das entweder für eine verborgene Hitze-Krankheit oder für eine alte, chronische Hitze-Krankheit. Wenn es wenig Dampf gibt, der auch nur kurze Zeit anhält, handelt es sich um eine kalte Krankheit, die mit Schleim und Wind zu tun hat. Es gibt dann ein Übermaß an Kälte im Körper. Wenn es mal viel und mal weniger Dampf gibt, so liegt eine Kombination von Hitze- und Kälte-Krankheit im Körper vor.

Der Dampf ist etwas, das man betrachtet – etwa so wie man den Dampf betrachtet, der aus einer Tasse Tee aufsteigt.

Geruch

Der Geruch des Urins wird, natürlich, mit der Nase wahrgenommen. Ein fauliger Geruch und das Vorhandensein von Albumen zeigt eine starke Hitze-Krankheit an. Das Fehlen von

Geruch oder ein sehr leichter Geruch deuten auf eine kalte Krankheit hin.

Wenn der Urin nach Nahrungsmitteln riecht, also einen Geruch von Kohl, Fleisch usw. hat, so zeigt das an, daß die Verdauung nicht richtig arbeitet und die Verdauungshitze nicht ausreicht.

Schaum

Große Blasen mit einem bläulichen Farbton zeigen eine Wind-Krankheit an. Wenn der Schaum viele kleine Blasen hat, die platzen, wenn man rührt, dann zeigt das eine Galle-Krankheit an. Wenn die Blasen unbeweglich an einer Stelle auf dem Urin verharren – so wie eine Portion Speichel, die man auf eine Wasseroberfläche gespuckt hat – zeigt das eine Schleim-Krankheit an. Wenn die Blasen eine rötliche Farbe haben, zeigt das eine Blut-Krankheit an. Vielfarbigkeit wie bei einem Regenbogen deutet auf eine Vergiftung hin. Wenn die Blasen sich zusammenschließen und dann ganz schnell auflösen – so wie eine Gruppe von Tauben, die beim Angriff eines herabstürzenden Falken auseinanderstieben – zeigt das eine alte Erkrankung an, die mittlerweile den ganzen Körper durchdringt und gefährlich geworden ist.

Es sind vier Dinge erklärt worden, die beim Urin untersucht werden, solange er noch sehr warm ist: die Farbe, der Dampf, der Geruch und der Schaum.

Untersuchung des lauwarmen Urins

Albumen: Nachdem der Urin lauwarm geworden ist wird das Albumen und die Chylurie untersucht. Albumen erscheint meistens nur in Fällen von Hitze-Krankheiten, also von Krankheiten von Blut und Galle. Wenn sich im lauwarmen Urin sehr feines Albumen bildet, so fein wie die Härchen auf dem Arm, dann zeigt das eine Wind-Krankheit an. Bildet sich auf der Oberfläche ein Albumen, das dem wollartigen Film am Rande eines Flusses ähnelt, dann deutet das auf eine Blut- und Galle-Krankheit hin.

Wenn sich an der Oberfläche das Albumen in sehr feiner Form bildet, wie die weißen Haarspitzen bei einem Hasen, und man die Augen schon sehr anstrengen muß, um es überhaupt zu sehen, zeigt das eine Schleim-, also eine kalte Krankheit an. Wenn das Albumen sich wie zu einer Wolkenbank formiert, die den Urin durchdringt, deutet das auf eine Lungenkrankheit hin, zum Beispiel Tuberkulose. Sieht das Albumen aus wie Eiter, zeigt das möglicherweise eine Entzündung oder das Vorhandensein von Eiter im Körper an, und zwar im Magen oder in den Nieren. Wenn das Albumen an der Oberfläche zu Körnern, ähnlich Sandkörnern, erstarrt, zeigt das eine Erkrankung der Nieren an.

Ich erinnere daran, daß Albumen im Grunde aus Galle und damit aus Hitze entsteht, sein Auftreten im Urin also normalerweise eine Hitze-Krankheit anzeigt. Erscheint das Albumen an der Oberfläche, so zeigt das eine hitzige Erkrankung eines der Organe im oberen Teil des Körpers an, insbesondere von Herz oder Lungen. Erscheint das Albumen unten im Urin, zeigt es eine Störung entweder der Milz oder der Leber an. Durchdringt es den ganzen Urin, so heißt das, daß sowohl die körperlichen Grundstoffe als auch die Hitze/Kältefaktoren des Körpers von den Winden in Unordnung gebracht und gestört worden sind. Nun zur Dichte des Albumens. Ein relativ dickes Albumen zeigt eine Hitze-Krankheit an. Ist es sehr dünn, so deutet das auf eine kalte Erkrankung hin, obwohl, wie oben gesagt, das bloße Vorhandensein von Albumen an sich meist eine heiße Krankheit anzeigt.

Die Farbe des Albumen ist die des jeweiligen Urins. Eine Galle-Krankheit, zum Beispiel, wird das Albumin orange färben und wenn der Urin aufgrund einer Vergiftung die Farben eines Regenbogens hat, ist auch das Albumen vielfarbig.

Chylurie: Ist der Chylus – also jene fetthaltige Substanz, die immer an die Oberfläche steigt – sehr dünn, dann zeigt sie eine kalte Krankheit an. Ein eher dicklicher Chylus deutet auf eine Hitze-Krankheit hin.

Manchmal ist der ölige Chylus ziemlich dickflüssig, was sich bemerkbar macht, wenn man den Urin für einen Tag oder rund um die Uhr stehen läßt. Er erstarrt dann an der Oberfläche und ist der Butter auf tibetischem Tee vergleichbar. Wenn die Menge groß genug ist, kann der Arzt ihn mit einem feinen Gegenstand abnehmen und einige Tropfen auf glühende Kohlen geben. Wenn der entstehende Geruch an den von erhitzter Gerste oder anderer Getreidearten erinnert, zeigt das eine Krankheit an, die von alleine heilen wird und deshalb auch nicht behandelt zu werden braucht.

Wenn der Chylus an der Oberfläche ein Muster von sich kreuzenden Linien bildet, so bedeutet das das Vorhandensein eines tumorartigen Gewächses, nicht unbedingt von Krebs. Es ist ein Phänomen, das bei allen Arten von Tumoren auftritt. Eine anschließende Untersuchung kann dann klären, um was für eine Art von Gewächs es sich handelt.

Es gibt gelegentlich auch die Möglichkeit, bestimmte Geister oder bösartige nicht-menschliche Lebewesen an den Formen und Mustern zu erkennen, die der Chylus auf der Oberfläche bildet. Ich erwähne das hier nur kurz, wir kommen auf die Einzelheiten weiter unten zurück.

Damit ist der zweite Hauptteil, die Untersuchung des lauwarmen Urins, beendet.

Untersuchung des kalten Urins

Wir kommen nun zum dritten Abschnitt, der Untersuchung des abgekühlten Urins. Diese Untersuchung hat drei Teile: Der Zeitpunkt der Farbänderung, die Art der Farbänderung und die nachträgliche Untersuchung.

Der Zeitpunkt der Farbänderung: Wenn sich die Farbe schon beim Einfüllen des ganz frischen Urins in die Tasse und noch bevor der Dampf verflogen ist, ändert, ist das ein Zeichen für eine sehr starke Hitze-Krankheit. Der Dampf tritt beim Vorgang des Wasserlassens auf, wenn der Urin seine natürliche Wärme hat. Bis der Urin zum Arzt gebracht wird, ist er normalerweise bereits kalt und der Dampf verflogen. Dieser wird auch nicht aufs neue entstehen, wenn der Arzt ihn aus dem Transportgefäß in eine Tasse gießt. Diese Untersuchung wird also durchgeführt, bevor der Dampf verflogen ist; bei kaltem Urin ist sie nicht anwendbar, obwohl sie im Abschnitt über die Untersuchungen des kalten Urins beschrieben wird. Um es zu wiederholen: Beim Wasserlassen ist der Urin sehr warm; mit seiner Abkühlung hört die Dampfentwicklung auf. Wenn innerhalb dieses Zeitraumes bereits eine Farbveränderung auftritt, deutet das auf eine Hitze-Krankheit hin.

Frage: Sollte der Patient dem Arzt von einer solchen Tatsache Mitteilung machen?

Antwort: Nein, das kann man von dem Patienten nicht erwarten. Manchmal geht der Arzt jedoch zum Patienten und überprüft selbst den frischen Urin.

Wenn die Farbe des Urins sich erst ändert, nachdem der Dampf bereits verflogen und der Urin abgekühlt ist, so ist das ein Zeichen für eine kalte Krankheit. Wenn sich die Farbe ändert, solange der Dampf verschwindet, zeigt das, daß die heißen und die kalten Faktoren im Körper ausgewogen sind und weder eine kalte noch eine heiße Krankheit vorhanden ist. Wenn eine Krankheit vorhanden sein sollte, dann ist es keine kalte und keine heiße Krankheit, weil diese beiden Faktoren sich im Gleichgewicht befinden.

Die Art der Farbveränderung: Wenn die Farbe des Urins langsam erstarrt, was heißt, daß die dunkle Färbung sich in der Mitte der Tasse sammelt, dann zeigt dies eine kalte Krankheit an. Eine neue Hitze-Krankheit wird angezeigt, wenn die Farbe sich mit dem Albumen aufsteigend von unten her ändert.

Wenn die dunklere Färbung sich in Kreisen oder Reihen von unterschiedlicher Form zur Mitte hin bewegt, wird eine alte Hitze-Krankheit angezeigt. Wenn sich die Farbe des Albumens vor der des Urins ändert, zeigt das eine Störung oder einen Konflikt zwischen den heißen und den kalten Elementen im Körper an oder es deutet auf eine Hitze-Krankheit hin, die gegenwärtig den ganzen Körper durchdringt. Eine andere Möglichkeit ist eine kalte Krankheit, die sich gerade voll entwickelt hat; sie kann in den Nieren begonnen und sich dann in den anderen Grundstoffen des Körpers festgesetzt haben, bis sie alle befallen hat.

Bei einer durch Geister hervorgerufenen Krankheit oder bei einer Krankheit, bei der der Patient sich auf der Schwelle zum Tode befindet, verändert sich der Urin des Patienten nicht, seine Farbe bleibt konstant.

Nachträgliche Untersuchung: Die letzte der neun Teiluntersuchungen heißt »nachträgliche Untersuchung«, weil sie zeitlich nach allen vorher aufgeführten Untersuchungen durchgeführt wird. Diese Art der Untersuchung kann verwendet werden, wenn der Urin über eine längere Strecke transportiert worden ist und seit seinem Erkalten schon einige Tage vergangen sind. Die Farbe des Urins entspricht dann der Farbe des Körpersaftes, der der Krankheit zugrunde liegt. Bei einer Galle-Krankheit, zum Beispiel, hat er einen orangenen Farbton. Ist der Urin recht dickflüssig, liegt eine Hitze-Krankheit vor; ist er wässerig und dünnflüssig, zeigt er eine kalte Krankheit an.

Die spezifische Urindiagnose

Nach Beendigung der allgemeinen Urinanalyse kommen wir nun zur Darstellung der spezifischen Urindiagnose. Diese hat zwei Teile, die den Urin bei heißen und den Urin bei kalten Krankheiten betreffen.

Bei einer Hitze-Krankheit ist der Urin entweder rot oder gelb. Er ist oft ziemlich dickflüssig, weist einen fauligen Geruch auf und gibt eine große Menge lang anhaltenden Dampf ab. Die an die Oberfläche steigenden Blasen sind zahlreich und von kleiner Größe und verschwinden nach kurzer Zeit wieder. Der ölige Chylus bildet eine dicke Schicht. Die wolkenartige Substanz des Albumen durchdringt den ganzen Urin und tendiert dazu, sich in der Mitte des Gefäßes zu sammeln.

Bei Hitze-Krankheiten findet eine Veränderung der Farbe statt, noch bevor die Wärme des Urins verflogen ist und die Dampfbildung aufgehört hat. Nach vollständiger Abkühlung wird die Farbe dunkel, eher bräunlich, und der Urin bekommt eine dichte, zähflüssige Beschaffenheit.

Bei einer kalten Krankheit wird die Farbe des Urins sehr blaß oder bläulich. Seine Beschaffenheit ist eher dünnflüssig; sowohl die Dampf- als auch die Geruchsbildung sind mäßig. Die sich bildenden Blasen sind groß. Der ölige Chylus und das Albumen bilden nur eine dünne Schicht, überhaupt ist ihre Menge gering. Die Farbe ändert sich erst, wenn Dampf und Wärme des Urins verflogen sind. Nach vollständiger Abkühlung bleibt eine dünne Flüssigkeit mit bläulichem Farbton zurück.

Es gibt Fälle, in denen Kombinationen von heißen und kalten Krankheiten auftreten. So kann gleichzeitig eine hitzige Krankheit im Inneren des Körpers und eine kalte an seiner Oberfläche auftreten. Oder es treten gleichzeitig Krankheiten beiderlei Typs in verschiedenen Teilen des Körpers auf. In solchen Fällen kann der Urin blaß und von bläulicher Farbe sein und gleichzeitig eine dicke Schicht des wolkenartigen Albumen aufweisen. Das Vorhandensein solcher Zeichen verweist auf eine leichtere kalte Krankheit und eine darunter liegende schwere Hitze-Krankheit. Durch solche Umstände kann man sich leicht täuschen lassen, man betrachtet den Urin und schließt aufgrund seiner Farbe auf eine kalte Krankheit, aber die dicke Schicht von Albumen verrät, daß es auch eine Hitze-Krankheit gibt. Es kann in diesem Fall leicht passieren, daß man eine Fehldiagnose stellt.

Ein anderes Beispiel für eine solche Mischung: Die Farbe des Urins ist ins Orange gehend, es gibt aber nur wenig Chylus und gar kein Albumen. Man würde auf eine Hitze-Krankheit schließen, tatsächlich ist die vorherrschende und weitaus ernstere Erkrankung eine Kälte-Krankheit, wie sich aus dem spärlichen Auftreten von Albumen und Chylus erkennen läßt. Es wurde schon vorher gesagt, daß sich bei Hitze-Krankheiten die Farbe sehr schnell ändert. Es kann sein, daß die Farbänderung eines Urins erst sehr spät eintritt, oder daß umgekehrt ein Urin grundsätzlich eine kalte Krankheit anzuzeigen scheint, er seine Farbe aber sehr schnell verändert. In beiden Fällen zeigt er eine verborgene Hitze-Krankheit an. Im ersten Fall indiziert der Urin grundsätzlich eine heiße Krankheit, trotzdem verändert sich seine Farbe nur langsam. Im zweiten Fall zeigt ein Urin, der grundsätzlich auf eine kalte Krankheit hinweist, schnelle Farbveränderungen. Beide indizieren eine verborgene oder versteckte Hitze-Krankheit. Auch hier ist die Gefahr groß, daß der Arzt die Krankheit fehldiagnostiziert. Wenn ein Urin, der aufgrund der Untersuchung grundsätzlich eine hitzige Krankheit anzeigt, keine Blasen aufweist, dann heißt das, daß die Krankheit tief in die Bauchregion abgesunken ist. Wenn dagegen ein Urin, der grundsätzlich eine kalte Krankheit anzeigt, keine Blasen hat, deutet das auf eine chronisch gewordene kalte Krankheit hin.

Ein Urin, der grundsätzlich eine Hitze-Krankheit anzeigt und eine dicke Schicht von öligem Chylus hat, deutet auf eine Auflösung der körperlichen Grundstoffe (Chylus, Blut, Fleisch, Fett, Knochen, Mark und Fortpflanzungsflüssigkeit) hin. Die körperlichen Grundstoffe gehen verloren und man wird dadurch anämisch und schwach und der Gesundheitszustand verschlechtert sich zunehmend.

Ein Urin, der eine kalte Krankheit anzeigt aber trotzdem Chylus hat, deutet darauf hin, daß außer der kalten Krankheit noch ein Verdauungsproblem besteht, das die Verdauung von Butter, Ölen oder Fetten erschwert.

Möglichkeiten einer Verwechslung treten allgemein bei Hitze-Krankheiten auf, bei denen die Winde mit im Spiel sind. Eine solche Wind/Hitze-Krankheit kann man, wenn sie chronisch geworden ist, leicht mit einer Hitze-Krankheit verwechseln, die mit Blut kombiniert ist. Eine weitere Verwechslungsmöglichkeit liegt bei Krankheiten vor, die aus einer Kombination der drei Körpersäfte Wind, Galle und Schleim entsteht. Man kann sie leicht mit einer Lymphkrankheit, zum Beispiel mit Rheumatismus, verwechseln. Bei der einen ist die Farbe des Urins rötlich, bei der anderen bräunlich. Der Urin von Krankheiten, die entweder Nieren, Leber oder Milz betreffen, haben immer eine rote Färbung. Infolgedessen kann es leicht zu Verwechslungen zwischen diesen Krankheiten kommen. Wenn der Urin einen Stich ins Bläuliche hat, kann es leicht zu Verwechslungen zwischen einer verborgenen Hitze-Krankheit und einer kalten Krankheit kommen, die aus einer Störung sowohl von Schleim als auch Wind entsteht. Beide verursachen eine bläuliche Färbung des Urins, was Anlaß zu Verwechslungen gibt. Das waren Warnungen und allgemeine Hinweise, die besagen, daß man dies leicht mit dem verwechseln kann usw. Zum Schluß ermahnt der Text den Leser, sorgfältig zu sein und durch ein Studium ausführlicherer und mehr in die Einzelheiten gehender Kommentare zu lernen, wie man die charakteristischen Eigenschaften des Urins jeder Krankheit richtig identifiziert.

Der Urin von Patienten, die im Sterben liegen

Wir kommen nun zu einer weiteren Kategorie – dem Urin von Patienten, die im Sterben liegen. Wenn es eine Hitze-Krankheit ist, die zum Tode des Patienten führen wird, ist die Farbe des Urins rot wie Blut und er verströmt einen Geruch von Fäulnis, der an den Geruch von faulem Leder erinnert. Trotz der vom Arzt verschriebenen Medikamente, Verhaltens- und Diätvorschriften bessert sich der Zustand des Patienten nicht und der Geruch seines Urins wird immer stärker.

Der Tod aufgrund einer kalten Krankheit wird durch einen Urin angezeigt, in dem das wolkenartige Albumen unverändert an einer Stelle verharrt. Der Urin hat einen Stich ins Bläuliche, keinen Geruch, keinen Dampf und keinen Geschmack; die Behandlung des Arztes schlägt nicht an.

Ein Urin, der zahlreiche – kleine Muster bildende – Linien aufweist und einen bläulichen Farbton hat, zeigt den baldigen Tod als Folge einer Wind-Krankheit an. Die Linien ähneln denjenigen, die sich auf dem Wasser bilden, wenn man Spinat kocht. Wird der Tod als Folge einer Galle-Krankheit eintreten, bilden sich die gleichen Linien und Muster, der Farbton ist aber gelb oder orange. Ist bei denselben Linien der Farbton rötlich, bedeutet das einen Tod als Folge von einer Blut-Krankheit. Führt eine Schleim-Krankheit zum Tode, sieht der Urin aus wie geronnene Milch und weist die erwähnten Linien auf. Bei diesen Fällen ist darauf zu achten, daß der Urin verschiedene Schichten hat, die jeweils eigene Färbungen usw. haben können.

Wenn der Urin die erwähnten Linien aufweist und so aussieht, als habe man schwarze Tinte in Wasser gegeben und sich setzen lassen, dann ist das ein Zeichen für einen bevorstehenden Vergiftungstod. Wenn sich im Unterbauch Wasser sammelt, ohne daß eine Erkrankung der Nieren vorliegt, wird der Patient an einer Krankheit sterben, an der alle Körpersäfte beteiligt sind.

Der Urin eines Menschen, der von Geistern befallen ist

Der achte und letzte Abschnitt befaßt sich mit dem Diagnostizieren von bösartigen Geistern, die einem Patienten Schaden zufügen. Für diese Untersuchung nimmt der Patient ein großes Gefäß, stellt es auf einen niedrigen Tisch und uriniert in das Gefäß, ohne es noch einmal hochzuheben. Im folgenden bezeichnet »Osten« einfach die Richtung, aus der der Patient uriniert hat. Der Arzt läßt das Gefäß über Nacht unberührt stehen. In dieser Zeit bilden sich auf dem Urin Muster. Um zu sehen, welche Art von Wesen den Patienten heimsucht, benutzt man ein Schema, das an die Muster auf dem Rücken einer Schildkröte erinnert. (Siehe die folgenden Tafeln)

Untersuchung des Urins auf bösartige Geister bei einem männlichen Patienten

Linke Seite der Schildkröte

	SW Friedhof	WESTEN Haus	NW Felder	
Kopf	SÜDEN Vorfahren väterlicherseits	MITTE Selbst	NORDEN Kinder und Enkelkinder	Schwanz
	SO Götter	OSTEN Menschen	NO Geister	

Rechte Seite der Schildkröte

Die Schildkröte (beim männlichen Patienten auf dem Rücken liegend):

OSTEN:	Rechte Seite der Schildkröte
SÜDEN:	Kopf der Schildkröte
NORDEN:	Schwanz der Schildkröte
WESTEN:	Linke Seite der Schildkröte

Sitz des Geistes, der dem Patienten schadet:

SÜDOSTEN:	Götter
OSTEN:	Menschen
NORDOSTEN:	Geister
SÜDWESTEN:	Friedhof
WESTEN:	Haus
NORDWESTEN:	Felder
SÜDEN:	Vorfahren väterlicherseits
MITTE:	der Patient selbst
NORDEN:	Kinder und Enkelkinder

Untersuchung des Urins auf bösartige Geister bei einem weiblichen Patienten

Rechte Seite der Schildkröte

	SW Götter	WESTEN Menschen	NW Geister	
Kopf	SÜDEN Vorfahren mütter-lichers.	MITTE Selbst	NORDEN Kinder und Enkelkinder	Schwanz
	SO Friedhof	OSTEN Haus	NO Felder	

Linke Seite der Schildkröte

Die Schildkröte (beim weiblichen Patienten mit dem Rücken nach oben liegend):

OSTEN:	Linke Seite der Schildkröte
SÜDEN:	Kopf der Schildkröte
NORDEN:	Schwanz der Schildkröte
WESTEN:	Rechte Seite der Schildkröte

Sitz des Geistes, der der Patientin Schaden zufügt:

SÜDWESTEN:	Götter
WESTEN:	Menschen

NORDWESTEN:	Geister
SÜDOSTEN:	Friedhof
OSTEN:	Haus
NORDOSTEN:	Felder
SÜDEN:	Vorfahren mütterlicherseits
MITTE:	die Patientin selbst
NORDEN:	Kinder und Enkelkinder

Dieses Schema legt der Arzt in Gedanken über die Oberfläche des Urins. Die neun Abschnitte des Schemas stehen für den Ursprung aus dem die Probleme entstehen: Götter, Menschen, Geister, Friedhofsgeister, Hausgeister. Geister von den Feldern draußen, Vorfahren aus beiden Teilen der Familie, Nachkommen und der Patient selbst.

Der Arzt beobachtet jeden der Sektoren, die durch das Diagramm vorgegeben sind. Bei jedem Ausschnitt achtet er auf Muster und Bilder, die eventuell entstehen und darauf, ob der Farbwechsel schnell, langsam oder unter Umständen gar nicht vorhanden ist. Er sucht nach Mustern wie Fischaugen, nach Rissen und nach Blasenbildung. Er hält zuerst nach diesen Zeichen Ausschau, wenn der Urin lauwarm ist und schließlich noch einmal, wenn er vollständig abgekühlt ist. In den meisten Fällen wird der Arzt keine Gelegenheit haben, den lauwarmen Urin zu überprüfen, er muß sich dann auf eine Begutachtung des kalten Urins beschränken.

Es ist wichtig, daß nicht gegen das Gefäß gestoßen wird. Wird der Urin gestört, ist der ganze Vorgang unbrauchbar, also muß der Arzt ihn ganz sich selbst überlassen. Die Blasen und Muster bilden sich von alleine. Der Arzt projiziert in seiner Vorstellung das Schema auf die Oberfläche und führt die Deutung in der beschriebenen Weise durch.

Wenn der Sektor, der sich auf die »Götter« bezieht, ein besonderes Aussehen hat, während andere Felder, was Blasenbildung usw. angeht, einander gleichen, deutet das auf einen Gott hin, der die Probleme verursacht. Es handelt sich um einen Gott, zu dem entweder der Patient selbst oder einer seiner Verwandten eine besondere Beziehung gehabt hat, die jetzt gestört ist. Vielleicht hatte der Patient eine besondere Verehrung für eine Gottheit gezeigt und ihr geopfert und dann damit aufgehört. Irgend etwas ist jedenfalls schiefgelaufen und Veränderungen in diesem Sektor zeigen, daß die Schwierigkeiten des Patienten auf eine solche Wesenheit zurückzuführen sind.

Erscheinen besondere Zeichen in dem Sektor, der mit den Menschen in Beziehung steht, wird angezeigt, daß ein menschlicher Geist – ein Gespenst, auch »Geruchsesser« genannt – die Probleme verursacht. Erscheinen besondere Muster in dem Sektor, der den Geistern zugeordnet ist, stammen die Probleme von dem diese Welt beherrschenden Geist.

Wenn eine Welt sich bildet, entsteht mit ihr immer ein Geist, der dann in ihr vorherrschend ist. Dieser Geist wird hier angezeigt.

Besonderheiten im Sektor der eigenen Vorfahren deuten auf folgende zwei Probleme mit Geistern hin: 1. Der Patient hat etwas Bestimmtes in seinem Besitz, meistens ist es sehr kostbar oder teuer, an dem bestimmte Geister so hängen, daß sie dem Besitzer schaden wollen. 2. Jemand, der hexen kann, hat einen Geist dazu gebracht, den Patienten zu schädigen. Gibt es besondere Anzeichen im Sektor der Nachfahren, so heißt dies, daß es ein Geist eines Onkels oder einer Tante eines der beiden Teile der Familie ist, der Schaden verursacht. Ich werde nicht alle Zeichen erklären; was ich angeführt habe, ist genug, um eine Vorstellung von dieser Art der Diagnose zu vermitteln. Jeder der Sektoren deutet auf eine bestimmte Art von Geist und es gibt Erklärungen dazu, wie sich welche Art von Geist auf den Schaum in den einzelnen Sektoren auswirkt und welche spezifischen Muster sich bilden. Für unsere Zwecke brauchen wir diese Einzelheiten nicht.

Das hier erklärte Schema gilt für männliche Patienten. Bei Frauen wird es umgedreht; die Schildkröte liegt dann nicht mehr auf dem Rücken, wie beim männlichen Patienten, sondern wird so gedreht, daß die rechte Seite auf dem Schema oben ist. Außer dem Abschnitt in der Mitte sind also alle Sektoren umgekehrt.

Um es noch einmal kurz zu sagen: Der Urin ist wie ein Spiegel. So wie ein Spiegel Bilder widerspiegelt, spiegelt der Urin alle Krankheiten.

Betrachtung der Zunge

Am Stamm der Beobachtung an der Wurzel der Diagnose bleibt uns noch übrig zu beschreiben, wie die Zunge bei Wind, Galle und Schleim aussieht. Bei Wind-Krankheiten ist die Zunge rot und etwas trocken. Am Rand weist sie zahlreiche kleine Höcker auf. Bei einer Galle-Krankheit ist die Zunge mit einer gelben Schicht bedeckt und der Patient verspürt einen bitteren Geschmack im Mund. Bei einer Schleim-Krankheit hat die Zunge einen grauen und klebrigen Belag.

Mit dieser kurzen Beschreibung beschließen wir die Erklärung der Diagnose. Wir wenden uns jetzt der Behandlung zu.

Teil Drei
Behandlung

Die dritte Wurzel – Das Heilen

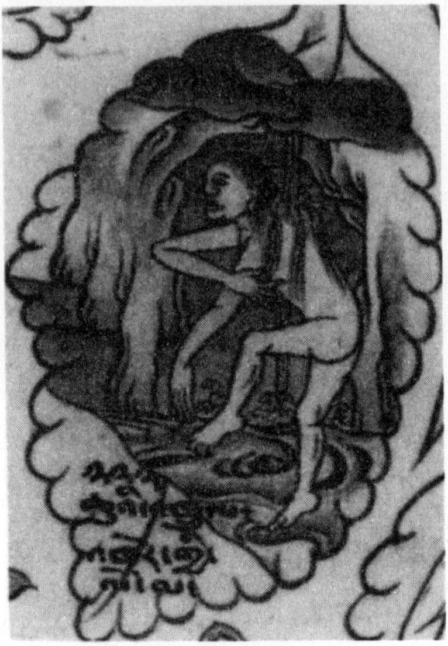

4 Stämme, 27 Zweige, 98 Blätter

STAMM DER ERNÄHRUNG

1. *Zweig der Speisen bei Wind*
   1. Pferdefleisch
   2. Eselsfleisch
   3. Murmeltierfleisch
   4. Ein Jahr altes Fleisch
   5. Fleisch eines Helden, der in der Schlacht getötet wurde (wörtlich: »Großes Fleisch«)
   6. Samenöl
   7. Ein Jahr alte Butter
   8. Rohzucker
   9. Knoblauch
   10. Zwiebel

2. *Zweig der Getränke bei Wind*

   1. Heiße Milch
   2. Wein aus Angelikawurzel und Polygonatum
   3. Wein aus Rohzucker
   4. Wein aus Knochen

3. *Zweig der Speisen bei Galle*

   1. Joghurt aus Milch von Kuh und Ziege
   2. Buttermilch aus Milch von Kuh und Ziege
   3. Frische Butter
   4. Fleisch von wilden pflanzenfressenden Tieren
   5. Ziegenfleisch
   6. Frisches Fleisch vom »Kom« (Züchtung aus ¾ Yak und ¼ gewöhnlicher Kuh)
   7. Frischer Gerstenbrei
   8. Grauer Löwenzahn
   9. Löwenzahnbrei

4. *Zweig der Getränke bei Galle*

   1. Aufgekochtes Wasser
   2. Kaltes Wasser aus Felsen- und Gletscherquellen
   3. Aufgekochtes und wieder abgekühltes Wasser

5. *Zweig der Speisen bei Schleim*

   1. Hammel
   2. Fleisch vom wilden Yak
   3. Fleisch von wilden fleischfressenden Tieren
   4. Fisch
   5. Honig
   6. Brei aus alter Gerste und Fleisch

6. *Zweig der Getränke bei Schleim*

   1. Joghurt und Buttermilch aus Milch vom »Dri« (weibliches Yak)
   2. Alter Wein
   3. Aufgekochtes Wasser

STAMM DES VERHALTENS

1. *Bei Wind*

   1. Aufenthalt an dunklen warmen Orten
   2. Angenehme Unterhaltung mit lieben Freunden

2. *Bei Galle*

   1. Aufenthalt an der See oder an kühlen Orten mit kühlen Winden
   2. Ruhige sanfte Lebensweise

3. *Bei Schleim*

   1. Körperliche Bewegung und Aufenthalt in der Sonne
   2. Aufenthalt an warmen Orten

STAMM DER ARZNEI

1. *Geschmack der Arznei bei Wind*

   1. Süß: Rohzuckersirup
   2. Sauer: Alter Wein, Essig
   3. Salzig: Rotes Steinsalz

2. *Wirkkraft der Arznei bei Wind*

   1. Fettig: Schwarzer Aloe-Baum,
   2. Schwer: Schwarzes Salz
   3. Weich: Kandakari-Baum

3. *Geschmack der Arznei bei Galle*

   1. Süß: Rosinen
   2. Bitter: Wilde Gurke
   3. Zusammenziehend: Weißes Sandelholz

4. *Wirkkraft der Arznei bei Galle*

   1. Kühl: Kampfer
   2. Flüssig: Cassia fistula
   3. Mild: Bambussaft

5. *Geschmack der Arznei bei Schleim*

1. Scharf: Schwarzer Pfeffer
2. Sauer: Granatapfel
3. Zusammenziehend: Chebulic myrobalan

6. *Wirkkraft der Arznei bei Schleim*

1. Beißend: Rotes Steinsalz
2. Grob: Hippophae rhamnoides (Beeren)
3. Leicht: Capsicum annuum

7. *Suppen zur Linderung von Wind*

1. Suppe aus Fußgelenkknochen vom Schaf
2. Suppe aus den Vier Essenzen (Fleisch, Wein, Brauner Zucker, Butter)
3. Suppe aus einem Schafskopf, der ein Jahr aufbewahrt wurde

8. *Medizinische Butter zur Linderung von Wind*

1. Muskatnußbutter
2. Knoblauchbutter
3. Butter mit Drei Früchten (Chebulic myrobalan, Beleric myrobalan, Emblica officinalis)
4. Butter mit Fünf Wurzeln (Withania somnifera, Wilder Spargel, Polygonatum cirrhifolium, Asparagus racemosus, Schwarzer Eisenhut)
5. Butter mit Schwarzem Eisenhut

9. *Sirup zur Linderung von Galle*

1. Veilchenwurzel
2. Tinospora cordifolia
3. Swertia Chirayta
4. Drei Früchte (Chebulic myrobalan, Beleric myrobalan, Emblica officinalis)

10. *Puder zur Linderung von Galle*

1. Kampfer
2. Weißes Sandelholz
3. Safran
4. Tabashir[66]

11. *Pillen zur Linderung von Schleim*

1. Schwarzer Eisenhut
2. Verschiedene Salzarten

12. *Pulver zur Linderung von Schleim*

1. Granatapfel
2. Rhododendron authopogonoides
3. Heiße, das heißt beißende Medizin
4. Gebranntes Salz
5. Kalk

13. *Einlauf zur Linderung von Wind*

1. Einlauf mit anschließenden Schütteln der Beine nach oben hin
2. Einlauf mit anschließendem Schlagen der Fußsohlen
3. Einlauf mit anschließendem Schütteln der Füße

14. *Abführmittel zur Linderung von Galle*

1. Allgemeine Abführmittel
2. Spezifische Abführmittel
3. Starke Abführmittel
4. Milde Abführmittel

15. *Brechmittel zur Linderung bei Schleim*

1. Starke Brechmittel
2. Milde Brechmittel

STAMM DER ZUSÄTZLICHEN THERAPIE

1. *Wind*

   1. Moxa, heiße Anwendung, Anissamen
   2. Massage mit Sesamöl

2. *Galle*

   1. Hervorrufen von Schweiß durch schwere Kleidung
   2. Aderlaß
   3. Anwendungen mit kaltem Wasser

3. *Schleim*

   1. Heiße Anwendungen
   2. Moxa

Verhalten

Die Empfehlungen zum Verhalten oder zur Lebensweise fallen unter drei Kategorien: Ständiges Verhalten, jahreszeitlich bedingtes Verhalten und Verhalten bei bestimmten Gelegenheiten.

Das ständige Verhalten

Jeder Mensch will Glück und ein langes Leben haben und Leiden vermeiden, und jeder sucht nach Mitteln, die ihm dabei helfen.[67] Es gibt verschiedene Methoden, mit denen man durch Krankheit verursachtes Leiden vermeiden und sein Leben verlängern kann. Man kann Edelsteine am Körper tragen, um seine Lebensdauer zu verlängern und sich vor Krankheiten zu schützen. Man kann Arzneien einnehmen, die der eigenen physischen Veranlagung entsprechen, und man kann durch die Praxis des Geheimen Mantra die Hilfe der Schutzgottheiten suchen.

Zwei Dinge sollte man vermeiden, weil sie zu Bedingungen für das Entstehen von Krankheit werden können: ungeeignete Eßgewohnheiten und ungeeignetes Verhalten. Man sollte zum Beispiel keine Mischungen aus verschiedenen Arten von alkoholischen Getränken zu sich nehmen, sich nicht zu lange in der Sonne aufhalten und dann in die Kälte zurückkehren, nicht im Winter leichte und im Sommer warme Kleidung tragen usw. Man sollte auch soweit wie möglich nicht-heilvolle Handlungen vermeiden. Gemeint sind Töten, Stehlen und sexuelles Fehlverhalten (als Handlungen des Körpers); Lügen, entzweiende Rede und sinnloses Geschwätz (als Handlungen der Rede) sowie Habsucht, böse Absicht und falsche Ansichten (als Handlungen des Geistes). Man sollte versuchen, diese so gering wie möglich zu halten.

Von den Sinnesfähigkeiten, das heißt vom Geschmackssinn usw., sollte man in ausgewogener Weise Gebrauch machen. So sollte man nicht zu lange auf etwas sehr Schönes oder sehr Häßliches blicken oder über allzu lange Zeit besonders angenehme oder besonders unangenehme Gerüche aufnehmen. Wenn man zu lange häßliche Dinge betrachtet, wird das Wind-Element im Körper in Aufruhr gebracht. In ähnlicher Weise wirkt sich auch das übermäßige Aufnehmen von unangenehmen Gerüchen auf das Wind-Element im Körper aus und verursacht Krankheiten.

Man sollte vermeiden, auf einem wilden Pferd zu reiten, in einem Wasserstrudel zu schwimmen, als Zeichen seines Mutes durch ein Feuer zu springen, um seine eigene Körperkraft zu zeigen, im Sommer auf Bäume zu klettern und herunterzuspringen oder am Rand von Höhlen herumzuspielen, die vom Sommerregen mit Wasser gefüllt wurden. Dies sind Dinge, die man immer und zu jeder Jahreszeit vermeiden sollte, weil man durch sie getötet werden oder Schaden erleiden kann. Der Ast, an den man sich hängt, kann leicht abbrechen; der Strudel, in dem man schwimmt, kann einen nach unten ziehen und das wilde Pferd kann einen abwerfen, was Verletzungen und sogar den Tod nach sich ziehen kann.

Wenn man sich fortbewegt, sollte man gut auf den Weg achten und wenn man an einer Stelle bleibt, sollte man die Gegend, in der man sich aufhält, gut kennen. Man sollte möglichst nicht in der Nacht draußen herumlaufen und wenn es wichtig ist, daß man hinausgeht, sollte man einen Freund als Schutz mitnehmen. Man sollte nicht gegen die Natur der Dinge vorgehen, sei es, daß man zur falschen Zeit oder sei es, daß man unter Mißachtung der Gegebenheiten handelt.

Man muß immer darauf achten, wo man sich aufhält und wo man sich bewegt. Wenn man zum Beispiel in einen Wald geht, kann es passieren, daß man in eine Falle gerät, die dort aufgestellt wurde, um ein Reh zu fangen. Wenn man über eine schmale Brücke geht, kann es sein, daß das letzte Stück der Brücke zu einer Falle für Tiere umgebaut wurde. Mit anderen Worten, man muß aufpassen.

Es ist nicht ratsam, dauernd zu schnell zu gehen, am Tage statt in der Nacht zu schlafen oder allzu große Anstrengung auf eine Aufgabe zu verwenden, die man eigentlich nicht bewältigen kann. Man sollte sich nicht zu viel betrinken, das führt zu einem Verlust der körperlichen Kräfte. Man sollte nicht dauernd reden, ohne ein Ende zu finden. Das führt dazu, daß der Körper vor der Zeit altert.

Der Frühling [im westlichen Kalender ist das die Zeit des Spätwinters] ist die Jahreszeit, in der die Nächte kürzer werden und die sehr rauh ist. Es ist nicht die Zeit, um zu fasten, viel zu reden oder irgendeiner der oben erwähnten Tätigkeiten nachzugehen. Wenn man das trotzdem tut, wird als Folge davon der Körper seine Kraft verlieren und das Wind-Element in ihm wird zunehmen. Wenn man in dieser Jahreszeit gleich nach dem Mittagessen ein wenig schläft, so ist das sehr nützlich. Eine halbe oder ganze Stunde Schlaf nach dem Mittagessen wirken in dieser Jahreszeit dem Kräfteverlust des Körpers und der Zunahme des Wind-Elementes entgegen. In Sommer, Herbst und Winter dagegen führt das Schlafen nach dem Mittagessen zu einer Vermehrung von Schleim. Körper und Geist werden schwerfällig, die Schärfe des Intellekts nimmt ab, man will sich nicht viel bewegen, wird faul und neigt zu häufigen Erkältungen.

Jemand, der zuviel schläft, sollte ein Brechmittel verabreicht bekommen und anschließend fasten. Der Sinn dieser Maßnahme ist, daß er den überflüssigen Schleim, der die Schwerfälligkeit verursacht, ausbricht. Zu diesem Zweck wird ein spezielles Brechmittel verwendet.

Jemand, der nicht schlafen kann, sollte gegen Mittag warme Milch zu sich nehmen und abends aus magerem Fleisch zubereitete Brühe trinken. Wenn er keinen Schlaf findet, sollte er seine Scheitelspitze mit Sesamöl einreiben. Was er noch tun kann, ist, daß er ein wenig frische Butter in einem Löffel zum Schmelzen bringt und, sobald sie etwas abgekühlt ist, einen Tropfen davon hinter jedes Ohr tut. Man sollte, ganz allgemein, keinen Ehebruch begehen, das heißt mit einer Person im Bett liegen, die verheiratet ist oder unter dem Schutz einer anderen Person steht. Man sollte auch keine Unzucht mit Tieren treiben.

Während der Menstruation sollte man keinen Geschlechtsverkehr haben. Im Winter kann man so oft Verkehr haben wie man es wünscht – da gibt es keine bestimmte Grenze. Im Herbst und Frühling sollte man allerdings nicht öfter als zwei Mal in der Woche Geschlechtsverkehr haben und im Sommer nicht öfter als ein Mal in zwei Wochen. Der Grund dafür liegt darin, daß im Sommer die Elemente auf ihrem Höhepunkt sind, alles ist voll entwickelt, deshalb wird in dieser Zeit häufiger Verkehr einen Kräfteverlust zur Folge haben.

Als Mittel gegen Wind, der ein vorzeitiges Altern bewirkt, sollte man häufig baden und anschließend den ganzen Körper mit Sesamöl einreiben. In Indien ist Sesamöl das einzige Öl, das man bekommt. Hier haben Sie eine große Auswahl von Ölen, die alle geeignet sind – nur Senföl sollte vermieden werden. Das Einreiben des Körpers mit Öl sorgt dafür, daß der Körper Fett verliert und insgesamt leichter wird. Diese Methode bewirkt auch eine Vermehrung der Verdauungshitze, der Verstand wird klar und man ist eher gewillt, Anstrengungen auf sich zu nehmen. Außerdem stärkt sie auch die sexuellen Kräfte.

Frage: Was verstehen Sie unter »häufigem« Baden?

Antwort: Mindestens ein Bad pro Woche ist notwendig, zwei Mal in der Woche wäre richtig. In Indien baden Leute, die diese Methode praktizieren, jeden Morgen und reiben sich anschließend mit Öl ein.

Frage: Gibt es irgendwelche Maßnahmen, die man treffen kann, wenn man häufiger als angegeben Geschlechtsverkehr hat?

Antwort: Ja, es gibt Arzneimittel. Es gibt einen eigenen Text, der sich mit Aphrodisiaca und mit Mitteln zur Stärkung und Wiederherstellung der Potenz beschäftigt. In dem Text steht, daß ein Mann, wenn er den rechten Gebrauch von einer solchen Medizin macht, in einer Nacht mit 100 Frauen schlafen kann. Ich weiß nicht, ob das stimmt, die Medizin ist aber tatsächlich sehr wirkungsvoll.

Wenn man die hier aufgeführten Verhaltensregeln nicht beachtet, besteht die Möglichkeit, daß man sich chronische Krankheiten zuzieht. Besonders für alte Menschen, für Kinder und für Menschen, die eine Dominanz von Galle oder Wind haben, sind diese Regeln von Bedeutung. Bei Erwachsenen, die weder Probleme mit Wind noch mit Galle haben, spielen sie keine so große Rolle.

Menschen, die einen starken Körper haben, sollten im Winter und im Frühjahr fette Speisen zu sich nehmen. Im Sommer und Herbst sollten sie den Genuß dieser Art von Nahrung jedoch einschränken, weil dies zu diesem Zeitpunkt zu einer Vermehrung von Galle führen würde. Für einen Menschen, der von Schleim dominiert wird, ist körperliche Bewegung das Wichtigste. Das kann Laufen, Springen, Schwimmen oder sonst etwas sein. Außerdem wird ihm empfohlen, bei der Reinigung des Körpers die Seife ganz oder teilweise durch feingemahlene Linsen zu ersetzen. Das zieht den Schleim aus den feinen Poren. Als Folge davon erhalten die Gelenke eine größere Beweglichkeit. Außerdem trägt es zu einer Auflösung von Fett im Körper bei und verbessert den Zustand des Gewebes. Die Haut bekommt ein gutes Aussehen und man wird ein langes Leben haben.

Frage: Welche anderen Öle eignen sich zum Einreiben?

Antwort: Öle aus verschiedenen Nußsorten, sogar Walnußöl, aber kein Senföl.

Frage: Ist es denkbar, daß jemand zu häufig badet oder zu selten Geschlechtsverkehr hat?

Antwort: Wenn man an einem Tag sehr oft badet, kann der häufige Umgang mit dem Wasser zu Windproblemen führen. Was eine zu geringe sexuelle Aktivität anbetrifft, glaube ich nicht, daß das große Schwierigkeiten verursachen kann – abgesehen davon, daß sich möglicherweise Steine bilden können.

Religiöses Verhalten

Alle Lebewesen wollen Glück und tun alles mögliche, um dieses Ziel zu erreichen. Im letzten Abschnitt haben wir von weltlichen Tätigkeiten gesprochen; jetzt kommen wir zu den religiösen Tätigkeiten. Da sogar vollkommenes Glück sich wieder zu Leiden wenden kann, ist es am besten, wenn man religiöses Handeln übt.

Religiöse Übung sollte man nicht auf später verschieben – etwa in der Überlegung, daß man erst Reichtum und eine gute Stellung im Leben erwerben und dann später immer noch praktizieren kann. Besser ist es, gleich anzufangen.

Die wichtigsten religiösen Handlungen sind:

1. Körperliche Handlungen, wie das Aufgeben von Töten lebender Wesen, Stehlen und unreinem sexuellen Verhalten, das heißt Ehebruch.

2. Handlungen der Rede, wie das Aufgeben von Lügen, sinnlosem Gerede, verletzender Rede und, als schlimmste, entzweiende Rede.

3. Handlungen des Geistes, wie das Aufgeben von Habsucht, die in der Begierde nach dem Besitz anderer besteht, von böser Absicht, das heißt dem Wunsch, anderen zu schaden, und von falschen Ansichten. Zu den falschen Ansichten gehört unter anderem die Ansicht, daß es bei Handlungen kein Gesetz von Ursache und Wirkung gibt, daß es keine Wiedergeburt gibt und daß der Buddha, seine Lehre und die Gemeinde nicht existieren.

Das sind drei schlechte Handlungen des Körpers, vier der Rede und drei des Geistes, die man aufgeben soll. Das Vermeiden und Aufgeben dieser Tätigkeiten sind bereits religiöse Übungen – auch wenn man nicht mit gekreuzten Beinen dasitzt und nach außen als Meditierender zu erkennen ist. Man sollte mit allen Kräften, die man hat, allen helfen, die von Kummer geplagt, arm oder von Leiden heimgesucht sind. Anderen zu helfen ist etwas Besonderes. Man sollte jedes Lebewesen, also auch Käfer usw., als etwas betrachten, das mit einem selbst gleichzusetzen ist. Wenn man selbst nicht gern eine Nadel ins Fleisch gesteckt bekommt, mag auch ein Wurm oder ein Käfer das nicht.

Wenn man mit anderen spricht, sollte man das liebevoll und mit einem freundlichen Gesicht tun. Dabei sollte man aufrichtig und ohne falsche Absicht sein. Man sollte sogar Leuten zu helfen suchen, die sich feindlich verhalten und versuchen, einem zu schaden. Motiviert von Liebe sollte man den höchsten Erleuchtungsgedanken in seinen beiden Aspekten zum Entstehen bringen. Der erste Aspekt ist die selbstlose Absicht, Erleuchtung zu erlangen und besteht sowohl aus dem Streben nach diesem Ziel als auch aus der praktischen Übung. Der zweite Aspekt besteht in der Erkenntnis der Leerheit aller Dinge von einem Eigenwesen.

Auch wenn wir noch keine Bodhisattvas sind, die anderen ihren eigenen *Körper* geben, können wir doch Geschenke machen: z. B. denen, die es brauchen, Blut geben. Menschen, die Organe spenden, erfüllen wirklich die Vorschriften eines Bodhisattvas. Was unsere *Rede* anbetrifft, so können wir sie aus einer selbstlosen Haltung heraus benutzen. Angenommen es kommt jemand, der einen anderen Menschen sucht, weil er die Absicht hat, ihn zu töten. Wir können den Menschen, der gesucht wird, dadurch vor dem Tode bewahren, daß wir dem Mörder sagen, wir wissen nicht, wo sich der Betreffende aufhält, selbst wenn das nicht stimmt. Auch unseren *Geist* können wir benutzen. Wir können überlegen, wie wir anderen helfen können und wir können unterscheiden, was anderen hilft und was ihnen schadet.

Es ist sehr wichtig, daß man lernt, sich die selbstlose Haltung eines Bodhisattvas anzueignen, der das Wohl der anderen für wichtiger hält als das eigene. Das ist die höchste religiöse Handlung.

Frage: Was geschieht, wenn man eigentlich wütend ist, dabei aber lächelt?

Antwort: Wegen der Wut wäre es schädlich; die Wirkung wäre aber dadurch gemildert, daß man dem anderen keinen Schaden antut.

Frage: Besteht nicht eher die Gefahr, daß man sich selbst betrügt und nicht andere, wenn man versucht, anders zu handeln als man fühlt?

Antwort: Sobald man Begierde oder Haß hat, kann man eigentlich nur verlieren. Zeigt man sie anderen, entstehen Probleme, behält man sie für sich, entstehen Probleme anderer Art. In dieser Situation sind wir gefangen, bis wir Freiheit von den Geistesgiften Begierde, Haß und Unwissenheit erlangt haben.

Verhalten in den Jahreszeiten

Das Jahr ist in vier Jahreszeiten unterteilt: Winter, Frühling, Sommer und Herbst.[68] Für jeden Tag rechnet man 21 000 Atemzüge. Bei 30 Tagen für jeden Monat sind das 630 000

Atemzüge im Monat. Jede der vier Jahrszeiten hat drei Monate, somit rechnet man 7 560 000 Atemzüge im Jahr.

Die Tagundnachtgleiche im Frühling fällt auf den 15. Tag des mittleren Monats dieser Jahreszeit. [Der Frühlingsbeginn im westlichen Kalender liegt genau in der Mitte des Frühlings im tibetischen Kalender.] Die Tagundnachtgleiche im Herbst fällt auf den 15. Tag im mittleren Herbstmonat. Die Wintersonnenwende, das heißt der Tag mit der längsten Nacht im Jahr, fällt auf den 15. Tag des mittleren Monats im Winter. Die Sommersonnenwende, der längste Tag des Jahres, fällt auf den 15. Tag des mittleren Sommermonates. Die jeweils 18 Tage zwischen den Jahreszeiten, die im Zusammenhang mit dem Puls erwähnt wurden, sind hier nicht von Belang.

In der Frühlingsmitte werden die Tage länger und die Sonne bewegt sich in Richtung Norden. Zur Zeit der Sommersonnenwende steht die Sonne in ihrer nördlichsten Position. Das ist der 15. Tag im zweiten Monat desSommers. Anschließend fängt die Sonne an, wieder in Richtung Süden zu gehen. Am 15. Tag des mittleren Herbstmonates sind Tag und Nacht genau gleich lang, es ist der Tag der Herbst-Tagundnachtgleiche. Die Sonne geht dann weiter in Richtung Süden und entfernt sich immer weiter von uns; die Tage werden kürzer und die Nächte länger. Die längste Nacht, also das Datum, an dem die Sonne ihre südlichste Position erreicht hat, ist der 15. Tag im zweiten Wintermonat. Weil die Sonne zu dieser Zeit anfängt, in Richtung Norden zu gehen, werden die Elemente rauh, heiß und scharf. Diese Qualitäten vermehren sich, weil auch die Stärke der Sonne zunimmt. Ab Mittsommer, dem Tag der Sommersonnenwende, geht die Sonne wieder in Richtung Süden und die kühle Qualität des Mondes nimmt zu. Diese Faktoren sind der Grund dafür, daß man sein Verhalten der Jahreszeit anpassen soll.

Vom 15. Tag des mittleren Wintermonats an verringert sich die kühle Qualität des Mondes und mit ihr die Kraft der Elemente Erde und Wasser; dabei nimmt die scharfe und die zusammenziehende Qualität der Nahrungsmittel zu. Als Folge davon verliert der Mensch im Spätwinter und im frühen Frühjahr an Kraft und muß mehr essen. Wegen der Zunahme der Elemente Feuer und Wind, verringert sich auf natürliche

Weise die eigene Kraft. Ab der Sommersonnenwende vermehren sich wegen der Bewegung der Sonne nach Süden hin die Elemente Erde und Wasser. Das bedeutet, daß man auf natürliche Weise an Stärke gewinnt und zu dieser Zeit auch weniger Nahrung braucht. Wasser und Erde sind die Basis – sie sind fest –, deshalb sorgen sie für eine Vermehrung der Kraft; zur Wintersonnenwende erreicht sie ihren Höhepunkt. Mit diesem Tag beginnt die Sonne wieder, sich nach Norden zu bewegen und Wind und Feuer fangen an, die Kraft des Menschen zu verbrennen.

In der Mitte des Sommers beginnt die Regenzeit. Der herabfallende Regen läßt die Elemente Erde und Wasser wachsen, was eine natürliche Verstärkung der Wirkkräfte der Geschmacksarten sauer, salzig und süß nach sich zieht. Die Qualitäten des Mondes nehmen zu und die Folge davon ist wiederum eine Zunahme der körperlichen Kräfte. Im ersten Wintermonat, im letzten Frühlingsmonat, im letzten Sommermonat und im mittleren Herbstmonat befinden sich die Elemente im Gleichgewicht.

Die hier gegebene Unterteilung der Monate des Jahres ist die Grundlage, auf der die medizinischen Texte die spezifischen Verhaltensweisen für bestimmte Zeitabschnitte und Jahreszeiten darlegen. Der erste Teil des Winters ist sehr kalt, was die feinen Poren der Haut blockiert. Im Körper verhält der Wind sich so, als würde er die Kraft des Feuers verstecken. Man darf also nicht zu wenig essen, wenn man einen Verlust der körperlichen Kraft verhindern will. Empfohlen werden große Mengen von Nahrung, die einen stark sauren, salzigen oder süßen Geschmack hat.

Die Nächte in dieser Zeit sind lang. Das führt zu vermehrten Hungergefühlen und darunter leiden auch die körperlichen Grundstoffe. In dieser Jahreszeit sollte man nach dem Baden seinen Körper mit Sesamöl einreiben. Außerdem sollte man fettes Fleisch, fetthaltige Nahrungsmittel, Butter und Fleischbrühe zu sich nehmen. Man sollte Pelz tragen und die Füße mit Schuhen, Stiefeln usw. bedecken. Gelegentlich sollte man sich der Wärme von Feuer oder Sonne aussetzen, dabei aber darauf achten, daß man sich nicht überhitzt.

Man sollte sich in Häusern aufhalten, die keinen Luftzug hereinlassen – es sollte also kein bloßer Bretterverschlag sein. Der zwölfte Monat des Jahres ist besonders kalt; deshalb sollte man in dieser Zeit ganz besonders auf Einhaltung dieser Verhaltensregeln achten. [Der zwölfte Monat im tibetischen Kalender entspricht, grob gesprochen, dem Januar.] Im Winter sammelt sich im Körper Schleim an. Wegen der kalten Witterung verhält dieser Schleim sich im Körper so, als sei er gefroren, das heißt, er ist fest. Im Frühling [das entspricht in etwa den Monaten Februar, März und April] wird das Licht der Sonne wieder wärmer und bringt den angesammelten Schleim zum Schmelzen. Als Folge davon verringert sich die feurige Verdauungshitze und es entstehen Schleim-Krankheiten. Um das zu verhindern, sollte man Nahrung zu sich nehmen, die die Geschmacksarten scharf, bitter und zusammenziehend aufweist. Dazu gehören scharf gewürzte Speisen, Chillies, Kräuter (die kein Fett enthalten), Getreide, das ein Jahr lang gelagert worden (gelagert, aber nicht schlecht geworden) ist oder das Fleisch von Tieren, die in trockenen Gegenden leben, zum Beispiel das der Bergziege. Außerdem sollte man Honig zu sich nehmen und Wasser trinken, in dem man zuvor Ingwer gekocht hat. Alle diese Dinge sind sehr nützlich.

Die Zeit, in der man diese Verhaltensregeln beachten sollte, beginnt sechs Wochen vor der Frühlings-Tagundnachtgleiche und dauert bis sechs Wochen nach diesem Datum. Dies ist auch die richtige Zeit für körperliche Bewegung. Man kann laufen, Verbeugungen vor Statuen machen usw. Für die Reinigung des Körpers sollte man Linsenpulver benutzen, das man entweder anstelle von Seife oder mit dieser gemischt verwendet. Man reibt den Körper mit dem Pulver ein und wäscht es danach ab. Dadurch wird der Schleim beseitigt. Benutzen Sie außerdem wohlriechende Substanzen für Ihren Körper. Halten Sie sich an Orten auf, an denen es schöne Blumen gibt, gehen sie auch mal in einen schönen Park an eine Stelle, an der es Schatten gibt und wo das Sonnenlicht durch die Blätter kommt. Am Ende des Frühlings und mit Beginn des Sommers wird das Licht der Sonne heiß. Der Körper ist seiner Kraft beraubt und man sollte deshalb Nahrung zu sich nehmen, deren Geschmack süß und deren Wirkkraft kühl, leicht und fettig ist. Schweinefleisch, zum Beispiel, ist kühl und leicht. Salzige, scharfe und saure Speisen sollte man ebenso meiden wie allzu große körperliche Anstrengung. Man sollte den Aufenthalt im Sonnenlicht vermeiden, auch Sonnenbaden ist zu dieser Zeit schädlich. Zum Baden sollte man kühles statt heißem Wasser benutzen. Trinken Sie Bier oder anderen Alkohol mit kaltem Wasser gemischt oder tun Sie Eis in Ihr Getränk. Öffnen Sie die Fenster und halten Sie die Läden geschlossen. Tragen Sie leichte Kleidung. Benutzen Sie angenehm riechende Substanzen für Ihren Körper und für die Räume, in denen Sie sich aufhalten. Dadurch werden Insekten und kleine Tiere ferngehalten. Diese kommen in Räume, die schmutzig sind und nicht in Räume, die gut riechen. Es ist gut, wenn Sie Räucherwerk abbrennen. Stellen Sie sich auch gut riechende Blumen hin. Halten Sie sich im Schatten von Bäumen auf, und zwar an einer Stelle, wo der Wind den angenehmen Duft von Blumen zu Ihnen bringt.

Im Spätsommer, zur Regen- oder Monsunzeit, sorgt das Regenwasser dafür, daß alles feucht wird. Während des Regens bläst ein kalter Wind, der alles Wasser aufrührt und schmutzig werden läßt. Die Qualität des Wassers ist in dieser Jahreszeit schlecht; selbst wenn man es tief aus dem Boden holt, ist es immer noch trübe und schmutzig. Als eine Folge davon wird das Verdauungsfeuer schwächer und man muß Maßnahmen treffen, um es wieder zu beleben. Man sollte – wie im frühen Winter – Nahrung von saurem, salzigem oder süßem Geschmack und leichter, warmer und fettiger Wirkkraft zu sich nehmen. Trinken Sie Bier oder Alkohol, der aus Getreide gemacht ist, das an trockenen Orten wächst. Vermeiden Sie kühle Plätze.

Der späte Sommer ist wegen des Regens sehr kühl; wenn die Wolken abziehen, kann man aber auch unvermittelt von sehr großer Hitze geplagt werden. Die Galle, die sich zum Beispiel durch den Genuß von fettigem Essen während der Regenzeit angesammelt hat, entwickelt sich im Herbst zu Krankheiten. Um diese angesammelte Galle zu beseitigen, sollte man deshalb im letzten Drittel des Sommers Speisen zu sich nehmen, die süß, bitter oder zusammenziehend sind. (»Zusammenziehend« hat an sich nicht viel Geschmack – es ist weder sauer noch salzig. Viele Arzneimittel sind »zusammenziehend«.) Sie sollten sich mit Gerüchen umgeben, die nicht nur angenehm, sondern auch kühl sind. Gut sind Kampfer, Weißes Sandelholz und *Ushi*-Holz, das dem Weißen Sandelholz sehr ähnlich ist. Das Holz kann man als Pulver in einem Gefäß anzünden und durch das Haus tragen; den Kampfer mischt man mit Wasser, das man nach dem Fegen im ganzen Haus verspritzt.

Fassen wir kurz die Regeln zusammen, die die Ernährung betreffen. Während der Regenzeit und im Winter sollte man warme Nahrung zu sich nehmen, im Frühjahr rauhe Nahrung, im Frühsommer und im Herbst kühle Nahrung. In der Regenzeit und im Winter sollte man Speisen zu sich nehmen, die scharf, salzig oder sauer sind. Im Frühling wird Nahrung von bitterem, scharfem und zusammenziehendem Geschmack empfohlen und im Herbst Nahrung, die süß, bitter oder zusammenziehend ist.

Wer von Natur aus eine Veranlagung zu Schleim hat, sollte im Frühling ein besonderes Brechmittel benutzen, das ihm hilft, den Schleim auszubrechen. Wenn jemand dagegen vor allem durch Galle bestimmt ist, sollte er im Herbst ein bestimmtes Abführmittel benutzen, das für ein Ausscheiden der Galle sorgt. Bei einem natürlichen Vorherrschen von Wind gibt es ein bestimmtes Klistier, das im Spätsommer angewendet wird.

Wenn eine Jahreszeit heißer oder kälter ist als gewöhnlich, wird man die hier aufgeführten Regeln für Verhalten und Ernährung entsprechend anpassen. Man lebt länger und gesünder, wenn man sein Verhalten den Jahreszeiten anpaßt.

Verhalten zu bestimmten Gelegenheiten

Es sind dreizehn verschiedene Arten von gelegentlichen oder vorübergehenden Vorgängen, mit denen wir uns hier beschäftigen: Hunger, Durst, Erbrechen, Gähnen, Niesen, Atmen, Schlafen, Räuspern, Ausspucken, Stuhlgang, Windlassen, Urinieren und das Ausstoßen von Samen.[69] Keinen dieser dreizehn Vorgänge sollte man gewaltsam unterdrücken.

Die Nachteile, die sich durch das Unterdrücken von Hunger ergeben, sind ein Verfall des Körpers, allgemeine körperliche Schwäche, Schmerzen beim Schlucken und Schwindelgefühle. Als Gegenmaßnahme wird die häufige Einnahme von leichter, fettiger und warmer Speise empfohlen.

Das Unterdrücken von Durst hat als Nachteile Schwindelgefühle, Herzbeschwerden und einen Verlust der Klarheit des Geistes. Gegenmittel sind verschiedene leichte Speisen, kühle Getränke und kühle Umgebung.

Wenn man Erbrechen nicht zuläßt, obwohl es nötig ist, sind die Folgen ein Verlust des Appetits, Schwierigkeiten beim Atmen, eine Krankheit, durch die Gesicht und Hände anschwellen, wunde Stellen auf der Haut, Jucken, wunde Stellen, die nicht heilen wollen, Lepra, Augenkrankheiten und obendrein eine Neigung zu häufigen Erkältungen. Die Heilmittel für diese gesundheitlichen Störungen sind Fasten, das Inhalieren des Rauches von Aloe- und Sandelholz und das häufige Einnehmen von kleinen Mengen von Flüssigkeit (zum Beispiel Wasser mit Honig).

Die Nachteile, die entstehen, wenn man das Niesen unterdrückt, sind: eine allgemeine Beeinträchtigung der Klarheit der Sinne, Benommenheit, ein steifer und schiefer Nacken, eine Verdrehung und Verrenkung des Mundes und eine Schwäche in den Wangen. Als Gegenmittel inhaliert man den Rauch von Aloe- und Sandelholz, nimmt Arzneimittel, die die Nase reinigen oder schaut in die Sonne.

Das Unterdrücken des Gähnens zieht keine besonderen Probleme nach sich. Die Schwierigkeiten, die auftauchen, kann man leicht dadurch beseitigen, daß man Arzneien gegen Wind-Krankheit nimmt oder Verhaltens- und Ernährungsregeln einhält, die bei Wind-Krankheit empfohlen werden.

Der Atem kann dadurch gestört werden, daß man sich körperlich schwer anstrengt, wenn man also zum Beispiel über längere Zeit einen sehr schweren Gegenstand trägt oder wenn man nach einer solchen Anstrengung nicht richtig durchatmet. Die Folgen einer solchen Störung können sehr schwerwiegend sein; es kann zu verschiedenen Arten von Tumoren und zu Herzproblemen kommen. Als Gegenmittel wird lediglich empfohlen, sich auszuruhen. Die Folgen von fehlendem Schlaf sind Gähnen, körperliche Trägheit, Schwere im Kopf, Beeinträchtigung des Sehens und Schwierigkeiten mit der Verdauung. Als Gegenmittel wird empfohlen, Fleischbrühe zu trinken, Bier zu trinken, den Körper mit Öl einzureiben und zu schlafen.

Unterdrücktes Räuspern führt zu einer Ansammlung von Schleim [im gewöhnlichen Sinn, nicht der Körpersaft] in der Kehle. Dies beeinflußt und erschwert das Atmen. Weitere Folgen sind Gewichtsverlust, häufiges Aufstoßen und Herzkrankheiten. Als Gegenmittel werden einige Arzneimittel in flüssiger Form empfohlen, die helfen, die Kehle vom Schleim zu befreien. Wenn sich im Mund zuviel Speichel sammelt und nicht ausgespuckt wird, kann das zu Schmerzen in Herz und Kopf, zu Nasenlaufen und zu Schwindelgefühlen führen. Als Gegenmittel wird das Trinken von Bier und Schlaf empfohlen; weitere Arzneimittel sind nicht notwendig.

Das gewaltsame Halten von Darmgasen führt zu einer Austrocknung des Stuhls und darüber hinaus zu allgemeiner Verstopfung. Außerdem kann es zu Schmerzen und zur Bildung von Tumoren kommen. Auf längere Sicht können Herzprobleme die Folge sein. Das häufige gewaltsame Halten von Stuhl kann zu schlechtem Mundgeruch, Schmerzen im Kopf, Krämpfen an verschiedenen Stellen im Körper und einer Neigung zu häufigen Erkältungen führen. Hier sind Abführmittel angebracht.

Wird die Ausscheidung von Wasser unterdrückt, kann das zur Bildung von Blasen- und Nierensteinen führen. Außerdem können Krankheiten der Harnorgane und der weiblichen und männlichen Geschlechtsorgane auftreten. Man reibt den Körper mit Öl ein, macht heiße und kalte Wickel und nimmt eine bestimmte Medizin, die im wesentlichen ein Vitaminpräparat ist.

Das gewaltsame Einhalten des Samens kann Schmerzen in den männlichen Geschlechtsorganen verursachen und führt letztlich zu Schwierigkeiten beim Wasserlassen, zur Bildung von Nierensteinen und zu Impotenz. Es wird ein Mittel empfohlen, das in das Organ einzuführen ist, außerdem medizinische Bäder und die Ausübung des Geschlechtsverkehrs. Man sollte Sesamöl, Milch und Hühnerfleisch zu sich nehmen und Bier trinken.

Alle dreizehn hier erwähnten Vorgänge dürfen weder gewaltsam unterdrückt, noch mit Gewalt herbeigeführt werden. Eine Einflußnahme auf einen dieser Vorgänge in der einen oder anderen Richtung stört die körperlichen Grundstoffe und führt zu einer Vielzahl von Krankheiten. Die Winde werden gestört, wodurch auch das körperliche Gleichgewicht verlorengeht. Um das zu vermeiden, muß man sehen, daß man sich richtig ernährt, die richtige Medizin nimmt und die richtigen Verhaltensregeln einhält.

Man kann den Körper von der jahreszeitlich bedingten Ansammlung eines Körpersaftes reinigen. Im Frühling nimmt man ein bestimmtes Brechmittel, um den im Winter angesammelten Schleim auszubrechen, damit sich aus ihm keine Kälte-Krankheit entwickelt. Während der Regenzeit und im Winter verwendet man eine bestimmte Art von Klistier, um den Körper von den Windstörungen zu reinigen, die sich im Frühsommer angesammelt haben. Im Herbst dient ein bestimmtes Abführmittel dazu, die während der Regenzeit angesammelte Galle zu beseitigen.

Das Einhalten der hier erwähnten Regeln, die Ernährung, Verhalten usw. betreffen, ist eine Möglichkeit, zu verhindern, daß Krankheiten überhaupt entstehen. Weil der Körper im Gleichgewicht gehalten wird, kann es zu vielen Krankheiten erst gar nicht kommen. Falls eine Krankheit auftritt, sollte man sein Verhalten entsprechend den Regeln umstellen. Das sollte möglichst geschehen, solange die Krankheit sich noch im Anfangsstadium befindet.

Frage: Sie erwähnten, daß bei manchen Dingen Fasten als Gegenmittel verordnet wird. Wenn man fastet, heißt das aber doch, daß Hunger auftritt und Sie haben gesagt, daß andauerndes Hungern schädlich ist.

Antwort: Im gesunden Zustand ist es wichtig, daß man aufkommenden Hunger stillt. Fasten ist dagegen ein Heilmittel, wenn Symptome auftreten, die auf unterdrücktes Erbrechen zurückgehen. Das sind Schwierigkeiten mit dem Atmen, Appetitlosigkeit, Schwellungen, Flecken auf der Haut usw. Die Ausgangssituation ist dann eine ganz andere und deshalb verursacht das Hungern in diesem Fall auch nicht die üblichen Probleme.

Frage: Wie kann man sich dazu motivieren, ein Verhalten zu ändern, das zu Störungen im Gleichgewicht des Körpers führt?

Antwort: Die meisten Leute sind zu beschäftigt, um auf ihre Gesundheit zu achten. Beim Betrachten der Liste wird man sehen, daß es Verhaltensweisen gibt, durch die man sogar Tumoren bekommen kann und andere, die zu Herzkrankheiten und anderen schweren Störungen führen können. Wenn man erkennt, daß recht kleine Dinge sehr ernsthafte Folgen haben können, wird man sich entscheiden, vorsichtig zu sein.

Eine andere Schwierigkeit besteht darin, daß es häufig Anstandsregeln gibt, die gebieten, daß man solche Dinge unterdrückt. So gilt es z. B. als unhöflich, sich in der Öffentlichkeit zu schneuzen oder zu räuspern oder es ist peinlich, wenn man Wind läßt. Solche kulturell bedingten Verbote sind für die Gesundheit schädlich. Früher, in Tibet und China, war es üblich, für Gäste einen Spucknapf aus mehr oder weniger wertvollem Material auf den Tisch zu stellen. Es war üblich, daß man überflüssigen Speichel da hinein spuckte. Heute muß man ein Taschentuch benutzen, was schwieriger ist.

Frage: Ist Gähnen nur ein Zeichen für Müdigkeit oder erfüllt es noch andere Funktionen?

Antwort: Das Gähnen ist nicht nur ein Zeichen dafür, daß jemand müde ist, es zeigt auch das Vorhandensein einer Wind-Krankheit an. Bei lange fehlendem Schlaf kann es auch einfach Müdigkeit anzeigen, in erster Linie ist es aber ein Zeichen für Wind-Krankheiten. Deshalb sagt der Text auch, daß man als Gegenteil bei unterdrücktem Gähnen Mittel verwenden soll, die sonst für Wind-Krankheiten verordnet werden.

Frage: Wäre tiefes Atmen bei einer Wind-Krankheit hilfreich?

Antwort: Das kann ein wenig helfen aber nicht viel. Es gibt grundsätzlich drei Arten von Wind-Krankheit: Entweder ist die Wirkkraft des Windes zu reichlich, oder sie ist zu gering, oder sie ist gestört. Tiefes Atmen kann helfen, wenn die Krankheit auf eine Störung der Wirkkraft zurückgeht. Bei verminderter Wirkkraft muß man kräftige, nährstoffreiche Nahrung und außerdem Medizin zu sich nehmen.

Frage: Ich brauche immer eine ganze Zeit, um mich an große Höhen zu gewöhnen. Gibt es eine Möglichkeit, diesen Vorgang zu beschleunigen?
Antwort: Es wird Ihnen helfen, wenn Sie etwas Bier trinken. Vermeiden Sie Kaffee; gegen Tee ist nichts einzuwenden. Falls Sie kein Bier bekommen können, wird es helfen, wenn Sie sich eine magere Knochenbrühe machen.

Ernährung: Körner, Hülsenfrüchte und Fleisch

Der richtige Gebrauch von Essen und Trinken erhält Körper und Lebenskraft und sorgt für ein langes Leben.[70] Wenn man nicht versteht, richtig zu essen und zu trinken, das heißt, wenn man zu viel, zu wenig oder das Falsche zu sich nimmt, werden Körper und Leben unvermittelt von Krankheiten überfallen. Wer nach Zufriedenheit strebt, wird also Wert darauf legen zu wissen, wie man richtig ißt und trinkt.

Die Erklärung zur Ernährung hat zwei Teile: Speisen und Getränke. Zu den Speisen gibt es fünf Abschnitte: Körner und Hülsenfrüchte, Fleisch, Fette, Grünzeug und Gewürze.

Körner und Hülsenfrüchte

In dieser Gruppe gibt es Früchte mit Schoten und solche ohne Schoten. Zu den einen gehören beispielsweise Erbsen, zu den anderen der Weizen.

Zu den Früchten der Gruppe ohne Schoten gehören Reis, Hirse, eine »Thra-ma«[71] genannte 60-Tage-Gerste mit einem runden rotfarbigen Korn, das eine scharfe Spitze hat, Weizen, Gerste, dickhülsige Gerste[72] mit einer sehr harten Schale, »Seda«[73], eine grünliche Art von Korn, das über eine Spitze verfügt, die wie ein Haken gekrümmt ist – im Unterschied zu Weizen und Gerste, deren Spitze gerade ist, usw. Ihr Geschmack ist, allgemein gesprochen, süß, ebenso auch ihr Geschmack nach der Verdauung.

Sie erzeugen Manneskraft, beseitigen überschüssigen Wind und vermehren Schleim.

Reis ist fettig, weich, kühl und leicht. Deswegen kann er Problemen mit allen drei Körpersäften entgegenwirken, die Manneskraft vermehren und Durchfall stoppen.

Hirse ist schwer und kühl, was dem Körper Stabilität gibt. Außerdem heilt sie Knochen; sie bringt Knochen wieder in Ordnung, die verschoben oder gebrochen sind.

»Thra-ma« ist kühl, leicht und rauh. Wenn man zuviel von ihm ißt, nimmt das den Appetit.

Weizen ist schwer und kühl, er erhält den Körper, indem er ihm Kraft gibt und Wind und Galle beseitigt, ohne dabei Schleim zu vermehren.

Gerste ist schwer und kühl. Sie vermehrt den Stuhl und ist hervorragend geeignet, dem Körper Kraft zu geben. Die dickschalige Gerste und »Se-da«, das grünliche Korn mit der gebogenen Spitze, sind beide kühl und leicht und daher gegen Schleim und Galle wirksam.

Frage: Sie sagen, daß Körner mit schwerer Wirkkraft Schleim aufbauen. Was kann man dagegen tun? Gibt es etwas, das man zusammen mit den Körnern zu sich nehmen sollte?

Antwort: Man sollte nicht nur Körner alleine, sondern auch verschiedene Arten von Gemüse zu sich nehmen. Wenn man das nicht tut, und nur dann, kann es tatsächlich passieren, daß sich ein Übermaß an Schleim bildet.

Hülsenfrüchte

Die vielen verschiedenen Arten von Früchten dieser Gruppe mit Schoten lassen sich nach ihrer Größe klassifizieren. Eine andere Unterteilung richtet sich nach ihrer Form, also danach, ob sie rund oder flach sind.

Der Geschmack von Bohnen ist zusammenziehend und süß. Ihre Wirkkraft ist kühl, leicht und nicht-fettig, deshalb bewirken sie eine Einengung der Kanäle und Transportwege für Wind, Blut usw. im Körper. Außerdem wirken sie gegen Hitze-Krankheiten, die mit Schleim verbunden sind. Weil sie eine Verengung der Kanäle im Körper bewirken, zu denen auch der Transportweg für den Stuhl gehört, beseitigen sie Durchfall. Es wurde schon vorher erwähnt, daß man pulverisierte Linsen anstelle von Seife benutzen kann, um den Schleim im Körper zu reduzieren. Wenn man das Pulver auf die fetten Teile des Körpers ausbringt, zieht es das Körperfett heraus. Dicken Menschen kann auch das Essen von Hülsenfrüchten helfen, schlanker zu werden. Diese Hülsenfrüchte beseitigen also sowohl Fett, als auch Blut und Galle.

Die »chinesische Bohne«[74], eine Bohne, die eine dicke Schale mit rötlicher oder weißlicher Färbung hat und nicht nierenförmig ist, kann äußerlich angewendet werden [das heißt, man verwendet ihr Pulver anstelle von Seife]. Essen sollte man sie nicht zu häufig, da sie Schleim-Wind vermehrt, was sich in Atembeschwerden niederschlagen kann. Sie bewirkt eine vermehrte Bildung von Schleim [Mucus im gewöhnlichen Sinne], beeinträchtigt das Atmen und verschlimmert Asthma. Bei Hämorrhoiden und ähnlichen Krankheiten ist sie heilsam. Außerdem wirkt sie der Bildung von Steinen in der Samenblase entgegen und erzeugt Blut und Galle.

»Ma-scha«[75] [die Sojabohne], Grundlage für die Herstellung von Tofu und Ping, ist weiß und sieht ein wenig wie eine Niere mit Muster aus. Sie beseitigt Wind und vermehrt Schleim, Galle, Samen und die Kraft des Körpers.

Es gibt eine Art von flacher roter Linse, die man in zwei Hälften trennen kann.[76] Sie vermehrt alle drei Körpersäfte. Ihr Geschmack ist zusammenziehend und süß. Man zermahlt sie zu Pulver, das unter anderem bei gewissen Bluterkrankungen Anwendung findet, die zu juckenden Flecken auf der Haut führen.

Man vermischt das Pulver mit etwas Wasser und trägt es auf die juckenden Stellen auf. Man benutzt es auch bei Beschwerden mit den Fersen. Der Genuß dieser roten Linsen hilft bei hohem Blutdruck.

Sesamkörner, die weißen und die schwarzen[77], sind schwer und warm. Sie fördern die Manneskraft und beseitigen Wind-Krankheiten.

Leinsamen, im tibetischen »Sar-ma«[78] genannt, sind klein, flach und von roter Farbe. Man preßt Öl aus ihnen. Man kann sie zu Pulver mahlen, kochen und wie Ping zubereiten. Sie sind süß, fettig und weich und heilsam bei Wind.

Von Buchweizen, »Dra-wo«[79] genannt, gibt es zwei Sorten. Die eine ist weiß, die andere gelb. Die Frucht, aus der er gewonnen wird, ist dreieckig. Man findet ihn reichlich in Tibet, Nepal und Indien. Er ist kühl und leicht. Bei wunden Stellen, die bluten und eitern, kann man ein Pulver aus Buchweizen auftragen, das den Eiter herauszieht. Auch der Verzehr dieses

Korns hilft bei Wunden. Buchweizen vermehrt alle drei Körpersäfte.

Alle hier aufgeführten Körner und Hülsenfrüchte sind bis zu etwa ein Jahr nach ihrer Ernte von einer schweren Wirkkraft. In dieser Zeit sind sie nicht bekömmlich, weil sie Schleim erzeugen.

Voll ausgereift und ein Jahr lang gelagert wird ihre Wirkkraft leicht und man kann sie essen. Der Genuß von nicht ganz ausgereiften Körnern und Hülsenfrüchten oder von Körnern und Hülsenfrüchten, die kein ganzes Jahr gelagert wurden, kann Durchfall zur Folge haben.

In rohem Zustand sind sie von schwerer Wirkkraft und schwer verdaulich; gekocht oder zusammen mit anderen Lebensmitteln zubereitet, werden sie leicht und gut verdaubar. Am leichtesten kann der Körper sie verarbeiten, wenn sie gekocht und mit anderen Nahrungsmitteln gemischt gegessen werden.

Frage: Wenn Hülsenfrüchte die Kanäle verengen, engen sie dann auch die Atemwege ein?

Antwort: Das schlimmste, was passieren kann, wenn man zuviel davon ißt, ist, daß die Winde nicht richtig zirkulieren. Falls sich bei jemandem der Wind zu heftig bewegt und er zum Beispiel über die Nase Blut verliert, können Hülsenfrüchte hilfreich sein.

Frage: Wann kann man sagen, daß jemand »zuviel« von einer Speise zu sich nimmt?

Antwort: Wenn jemand eine Speise in Maßen zu sich nimmt, kann er sie jeden Tag essen, schädlich ist es nur, wenn er fortgesetzt große Mengen zu sich nimmt.

Klassen von Tieren

Fleisch wird in acht Arten unterschieden, die von drei Klassen von Tieren stammen: Tiere, die an trockenen Orten, zum Beispiel in den Bergen, leben; Tiere, die an nassen Orten, zum Beispiel im Meer, leben und Tiere, die sich an beiden Orten aufhalten.[80]

Vögel werden in große und in kleine Vögel unterteilt; die großen laufen und die kleinen hüpfen. Die erste Klasse der Vögel besteht aus Vögeln, die im Boden nach ihrer Nahrung scharren. Dazu gehören: der Pfau[81]; das Rauhfußhuhn[82]; die Alpenkrähe, ein schwarzer Vogel mit rotem Schnabel, der im tibetischen »Kjung-ga«[83] genannt wird; der »Schwarzvogel«[84], der der Alpenkrähe ähnelt und in Indien häufig gegessen wird. Die zweite Klasse von Vögeln sind die Vögel, die ihre Nahrung mit dem Schnabel ausgraben. Dazu gehören: der Papagei, ein gelber Vogel mit rotem Schnabel, der sprechen kann[85]; der Kuckuck, ein weißer Vogel mit weißem Schnabel, der sich in der Nähe des Wassers aufhält[86]; die Hohltaube[87], auch ein weißer Vogel allerdings mit großem Schnabel und roten Beinen, der sich in der Nähe von Wasser aufhält; die Elster[88]; der »Dschölmo«[89], dessen Gefieder entweder weiß, rot, schwarz oder gelb ist; er hält sich in Bäumen auf und hat eine schöne Stimme und der Sperling[90], ein Vogel mit einem dunklen Kopf, der sich in der Nähe von Häusern aufhält. Außerdem gehören in diese Gruppe noch die Vögel, die auf dem Feld nach Körnern picken und eine Reihe weiterer Vögel.

Die dritte Kategorie von Tieren sind wildlebende pflanzenfressende Säugetiere. Dazu gehören: der Rothirsch[91]; der Moschushirsch[92]; die Tibetgazelle[93] mit Hörnern (bei den männlichen Tieren) und weißen Haaren am Schwanz; die Hirschziegenantilope[94], die ein großes schweres Geweih trägt und erst in hohem Alter stirbt; der Hase[95]; das »Tsö«[96], das lange schmale und gerade Hörner trägt; das Wildschaf[97] usw.

In die dritte Kategorie gehören auch noch eine Reihe größerer wildlebender Pflanzenfresser: das »Gja«[98], das einer Kuh ähnelt; der etwas kleinere gefleckte Hirsch[99]; die Wildziege[100]; das Wildschwein[101]; der Wasserbüffel[102], der dem Yak ähnelt, große Hörner hat und manchmal gelb und manchmal braun gefärbt ist; das Nashorn[103]; der in Bambuswäldern lebende Tiger[104]; der Wildesel[105], ein dem Pferd ähnliches Tier, das in den Bergen lebt; der wilde Yak[106], der den Büffeln ähnelt, die ich bei Ihnen hier im Film gesehen habe; die wildlebende Kreuzung von Yak und Kuh[107], die aussieht wie ein wilder Yak, nur daß er breite dicke Hörner hat, usw.

Die vierte Kategorie sind fleischfressende Tiere. Dazu gehören: der Tiger[108]; der Leopard[109]; der Bär[110]; der gelbe Bär[111], ein großes Tier mit einer breiten Stirn, das sich auch schon mal einen Menschen greift und in zwei Teile zerreißt; er hat Füße, die in der Größe denen von Menschen entsprechen, aber keine Fersen haben; seine Farbe ist gelb oder schwarz und er hat einen weißen Fleck auf der Brust; der Schneeleopard[112], der wie ein Leopard aussieht, aber einen langen Schwanz hat; das »Dschang-kji«[113], das aussieht wie ein Hund, allerdings größer ist als ein Wolf und Schafe, Yaks und sogar Pferde reißt; der Luchs[114], ein weißes Tier mit buschigen Ohren, das sich vom Blut anderer Tiere ernährt; der Wolf[115], der Berghund[116], der etwas größer ist als ein Hund, ein sehr hellglänzendes Fell hat und sich in Rudeln bewegt, in denen die Tiere bunt übereinander hinwegspringen; das »Dre«[117], das Menschen frißt, usw. Die Berghunde sind die ganze Nacht hindurch unterwegs. Wenn einer von ihnen das Gefühl hat, den anderen überlegen zu sein, produziert er sich, indem er über sie hinwegspringt. Es macht auch sehr viel Spaß zu beobachten, wie sie einen großen Fluß überqueren und sich dabei gegenseitig an den Läufen festhalten, damit keiner von der Strömung fortgerissen wird. Wenn sie ein Pferd oder ein Schaf überfallen, springen sie auf den Rücken des Tiers und töten es dann, indem sie sich nach unten beugen und ihm den Bauch aufreißen. Sie haben bereits den ganzen Bauch ausgeräumt, noch bevor das Tier ganz tot ist.

Die fünfte Kategorie sind die Vögel, die sich durch Jagd ernähren. Dazu gehören: der Geier[118]; die tibetische Dschungelkrähe[119]; der Rotgeier[120]; die Weihe[121], ein großer schwarzer Vogel, der sich auf Hasen und Lämmer herabstürzt und sie fortschleppt; die Krähe[122]; die Eule[123]; der Sperber[124], der von hüpfenden Vögeln lebt, usw.

Die sechste Kategorie sind Nutztiere. Als erstes kommt das »Dso«[125], eine Kreuzung aus einer Kuh und einem Yak. Das weibliche Tier, das aus der Verbindung von einem »Dri«[126] und einem Büffel hervorgeht, gibt noch viel mehr Milch, ist aber schwer am Leben zu erhalten. Diese Tiere sind ein Juwel, weil sie unaufhörlich Milch geben. Die erste Kreuzung (zwischen »Dri« und Yak) gibt bei jedem Melken über einhundert Gläser

Milch (das entspricht der Menge von ungefähr 25 Litern). Sie sind sehr teuer, in Indien muß man für sie etwa 5000 Rupien ausgeben. Eine der neugegründeten tibetischen Klosteruniversitäten in Südindien hat ein solches Tier. Die Leute wissen aber nicht, was sie an dem Tier haben und vernachlässigen es. Das zweite Tier auf der Liste der Nutztiere ist der Yak[127]. »Yak« ist die Bezeichnung für das männliche Tier, das weibliche wird als »Dri« bezeichnet. Die Tibeter amüsieren sich sehr, wenn sie Leute aus dem Westen von »Yakmilch« reden hören. Als nächstes kommen: das Kamel[128]; das Pferd[129]; der Esel[130]; Kuh und Stier[131]; »Kom-po«[132], eine gekreuzte Kuh, die mager ist und viel Milch gibt; die Ziege[133]; das Schaf[134]; das Huhn[135]; die Katze usw.

In Tibet kommen fast alle diese Tiere vor, im Norden gibt es mehr pflanzenfressende Tiere und im Süden mehr fleischfressende. Bei den Vögeln sind die großen mehr im Westen und die kleinen mehr im Osten anzutreffen.

Die siebte Kategorie sind die in Höhlen lebenden Tiere. Da ist zunächst das Murmeltier[136]. Sein Fleisch ist extrem fettig; wenn man ein Stück davon in ein Sieb legt, tropft nach einiger Zeit Öl aus dem Fleisch. Es lebt in Löchern im Boden und bewegt sich unterirdisch fort. Das nächste Tier ist das Stachelschwein (oder eine dem Stachelschwein ähnliche Form von Flughörnchen?)[137]. Es ist wie ein Vogel, seine Federn haben aber sehr scharfe Spitzen. Man kann sich stechen, wenn man versucht es anzufassen. Ein Hund, der versuchen würde, es mit seinen Zähnen zu packen, würde sich an den Federn bzw. Stacheln dieses Tieres verletzen. Wenn man einen Stein nach ihm wirft, schützt es sich, indem es die Stacheln aufrichtet, es kann etwas fliegen. Um es zu töten, muß man einen großen Rettich oder eine Kartoffel nach ihm werfen, wenn die Frucht in den Stacheln hängenbleibt, hindert sie das Tier daran wegzufliegen.

Weiter gehören in diese Kategorie: die Kröte[138]; die Schlange[139]; der Dachs[140]; der aussieht wie eine im Erdboden lebende Katze; die Eidechse[141]; das Chamäleon[142], das seine Farben verändert und sich bei jeder Temperatur auf Sand bewegen kann; der Skorpion[143] usw.

Die achte Kategorie sind Tiere, die im Feuchten leben. Dazu gehören: der Kranich[144], der lange Beine und einen langen Hals hat; die Krickente[145]; die gelbfarbige Ente[146]; der Reiher[147], ein großer schwarzer Vogel, der nicht ins Wasser gehen kann um zu fischen und deshalb am Ufer bleibt und die Fische fängt, die von den Wellen dorthin getrieben werden; der Silberreiher[148]; der Otter[149], der wie eine Katze aussieht, Beine und einen Schwanz hat und nur von Fischen lebt; Fische[150], von denen es sehr viele verschiedene Arten gibt, usw.

Fleisch

Das Fleisch der Tiere aus allen acht Kategorien hat einen süßen Geschmack, der Geschmack nach der Verdauung ist süß und die Wirkkraft ist süß. Man unterteilt die acht Kategorien (oder neun, wenn man die kleineren und die größeren Pflanzenfresser als zwei Kategorien zählt) in drei Gruppen. Die erste umfaßt die Vögel, die ihre Nahrung mit dem Schnabel ausgraben und die kleineren Pflanzenfresser – alles Tiere, die an trockenen Orten leben. Die letzten beiden Kategorien, also die in Höhlen und die am Wasser lebenden Tiere, sind Tiere, die an feuchten Orten leben. Die vier Kategorien in der Mitte, das heißt die größeren Pflanzenfresser, die Fleischfresser, die Jagdvögel und die Nutztiere, leben sowohl an feuchten als auch an trockenen Orten. Diese Unterteilung spielt eine Rolle, wenn es darum geht, die Wirkkraft ihres Fleisches zu erklären. Das Fleisch von Tieren, die an trockenen Orten leben, ist kühl, leicht und grob. Es beseitigt Fieber, die mit Wind und Schleim zu tun haben, wobei Schleim das vorherrschende Element ist.

Das Fleisch von Tieren, die an feuchten Orten leben, ist fettig, schwer und warm. Es hilft bei Krankheiten des Magens, der Nieren und des unteren Rückens sowie bei kalten Krankheiten und bei kalten Wind-Krankheiten.

Das Fleisch von Tieren, die sowohl an feuchten als auch an trockenen Orten leben, vereinigt die Fähigkeiten von beiden Arten von Fleisch, das heißt, es kann sowohl hitzige Krankheiten, bei denen Schleim beteiligt ist, beseitigen, als auch Wind-Krankheiten, die kalte Krankheiten sind.

Das Fleisch von großen Vögeln, die jagen und sich von rohem Fleisch ernähren, ist rauh, leicht und scharf (Wirkkraft). Weil es scharf ist, erzeugt es Verdauungshitze und weil es rauh ist, kann es Tumoren zerstören. Außerdem fördert es die Zunahme von Fleisch und beseitigt alle kalten Krankheiten. Fleisch vom Schaf ist fettig und warm, deshalb ist es leicht zu verdauen, vermehrt die körperliche Kraft und fördert alle sieben körperlichen Bestandteile. Es beseitigt Wind und Schleim und regt den Appetit an.

Das Fleisch der Ziege ist schwer und kühl, daher unterstützt es eine vermehrte Ansammlung aller drei Körpersäfte. Es hilft bei einer bestimmten Geschlechtskrankheit (Syphilis?), die ihre Quelle in den Bäumen hat und die durch Geschlechtsverkehr übertragen wird. Ziegenfleisch hilft auch bei Pocken[151] und bei Brandwunden.

Das Fleisch von Kuh und Stier, also Rindfleisch, ist kühl und fettig; es beseitigt Fieber, die mit Wind zu tun haben. Das Fleisch aus der Nähe des Rückgrats von Pferden, Wildeseln, Eseln und jungen Maultieren stoppt Eiterfluß an jeder Stelle des Körpers, innen und außen. Es beseitigt kalte Krankheiten, die die Nieren und das Kreuz betroffen haben, sowie Lympherkrankungen.

Schweinefleisch ist kühl und leicht. Es veranlaßt die Heilung von Wunden und hilft bei Braunem Schleim (eine Gruppe von Krankheiten, zu denen auch die Tuberkulose gehört.) Das Fleisch vom Wasserbüffel ist sehr warm; es vermehrt Schlaf und Fleisch. Es ist nicht empfehlenswert. Yakfleisch ist fettig und warm, deshalb beseitigt es kalte Krankheiten und fördert in gewissem Maße das Entstehen von Blut und Galle.

Hausvögel und hüpfende Vögel vermehren den Samen und helfen bei allen Arten von wunden Stellen, Wunden, Schürfwunden usw.

Das Fleisch des Pfaus hilft bei Augenkrankheiten und beseitigt Schluckbeschwerden. Sein Genuß verhindert vorzeitiges Altern. Das Fleisch vom wilden Yak wirkt gegen kalte Erkrankungen des Magens und der Leber und erzeugt Verdauungsfeuer. Das Fleisch der meisten größeren pflanzenfressenden Tiere ist kühl und leicht und somit gut bei hitzigen Krankheiten, die mit Schleim zu tun haben. Hasenfleisch ist rauh, deswegen erzeugt es Wärme und stoppt Durchfall.

Murmeltierfleisch ist fettig und schwer; es wärmt. Es hilft bei chronischen und schwer heilenden wunden Stellen, kalten Wind-Krankheiten, bei Problemen mit den Nieren und dem Kreuz und sogar bei chronischen Störungen im Kopf.

Das Fleisch des Otters ist ein Aphrodisiacum; außerdem beseitigt es kalte Erkrankungen der Nieren und des Kreuzes. Fisch hilft allgemein gegen Magenkrankheiten, er vermehrt den Appetit, stützt die Sehkraft und nützt bei Schürfwunden und bei chronisch wunden Stellen am Körper. Zusammenhängender Schleim wird von Fisch zerstreut.

Die Eigenschaften dieser Fleischsorten unterscheiden sich weiter danach, ob sie von einem weiblichen oder einem männlichen Tier stammen und ob sie vom oberen oder unteren Teil des Körpers kommen. Das Fleisch der unteren Hälfte eines männlichen Tieres und das Fleisch von der oberen Hälfte eines weiblichen Tieres sind leichter; das Fleisch eines trächtigen Tieres ist schwerer (als gewöhnlich). Das Fleisch eines vierbeinigen weiblichen Tieres, zum Beispiel einer Kuh, ist eher leicht; das gleiche gilt für das Fleisch von allen Arten männlicher Vögel. Bei jedem Tier wird das Fleisch von Kopf, Schultern, Brust, Hüfte, unterem Rücken und Beinen, entsprechend der Reihenfolge in der Liste, immer schwerer. Unter den sieben körperlichen Grundstoffen ist Blut schwerer als Nährsubstanz, Fleisch schwerer als Blut, Fett schwerer als Fleisch, Knochen schwerer als Fett, Mark schwerer als Knochen und die Fortpflanzungsflüssigkeit schwerer als Mark. Ihre Schwere nimmt entsprechend ihrer Reihenfolge in der Liste zu. Frisches Fleisch ist kühl; getrocknetes Fleisch – in Tibet wird es vor dem Trocknen nicht gekocht – ist dagegen warm und auch nahrhafter als das frische Fleisch. Besonders warm ist ein Jahr altes Fleisch, deswegen unterdrückt es Wind und erzeugt Verdauungshitze. Rohes, gefrorenes oder gebratenes Fleisch ist schwerer zu verdauen und von schwerer Wirkkraft, im Unterschied zu getrocknetem oder vollständig gegartem Fleisch, das leicht und gut zu verdauen ist.

Frage: Was ist mit Innereien?

Antwort: Ihre Wirkkraft wird in einem eigenen Abschnitt behandelt, der sich mit Arzneien aus tierischen Substanzen befaßt. Dieser Abschnitt behandelt Horn, Haare, Hirn, Knochen, Leber, Lunge, Nieren, Milz, Magen, Darm, Dickdarm usw. Die Wirksamkeit der Substanz wird unter drei Gesichtspunkten erklärt: ihre Wirksamkeit durch Entsprechung, durch ihren Gehalt an den fünf Elementen und durch günstige Voraussetzungen. Wirksamkeit einer Substanz durch Entspannung heißt zum Beispiel, daß die Nieren eines Tieres bei allen Nierenkrankheiten helfen, oder der Verzehr von Bregen für jemanden hilfreich ist, der Probleme mit dem Gehirn hat. Das Hirn vom Schaf wird bei einer Krankheit empfohlen, die als »Wind-Schleim-Schwindel« bezeichnet wird; bei Epilepsie soll der Kranke Schafshirn essen, dem noch eine bestimmte Arznei zugesetzt wurde.

Ernährung: Fette, aromatische Pflanzen und Kochen

Fette

Das nächste Thema sind Fette.[152] Dazu gehören Butter, Öle aus Körnern und Samen, Mark und Schmalz. Der Geschmack von allen diesen Fettarten ist süß. Schmalz ist schwerer und kühler als Mark, Mark ist schwerer und kühler als Öl und Öl ist schwerer und kühler als Butter. Fette sind fettig, mild, weich, fein, geschmeidig und feucht. Damit sind sie hilfreich bei Schwächezustände junger und alter Leute und nützen Menschen jeden Lebensalters, die körperlich schwach sind, sowie allen, die abgemagert sind, die rauhe Haut haben, deren Fortpflanzungsflüssigkeit verbraucht ist, die häufig Durchfall haben usw. Sie sind unter anderem auch gut bei Winderkrankungen, die auf ein Übermaß an Aktivität der Rede oder des Geistes zurückgehen.

Frische Butter ist kühl, sie unterstützt die Manneskraft, verbessert Teint und Körperkraft und sie beseitigt Hitze-Krankheiten, die mit der Galle zu tun haben. Alte Butter, das heißt Butter, die ein Jahr lang gereift ist, zeigt eine heilsame Wirkung bei Geisteskrankheiten, Vergeßlichkeit, bei Neigung zu Ohnmachten und wunden Stellen.

Geklärte Butter, in Indien auch Ghee genannt, wird hergestellt, indem man noch relativ frische Butter erhitzt und die sich an der Oberfläche ansammelnden Substanzen abschöpft. Sie schärft die Intelligenz, verbessert die Merkfähigkeit, vermehrt in großem Maße die Hitze im Körper, schafft physische Kraft und verlängert die Lebensdauer. Unter allen Fetten ist geklärte Butter mit all ihren Fähigkeiten das am meisten geschätzte. In Tibet trinken wir viel geklärte Butter. Abends wird sie erhitzt und die unreinen Stoffe abgeschöpft. Dann fügen wir eventuell etwas Honig oder Zucker hinzu und trinken sie anstelle von Tee – manchmal gleich eine große Tasse. Wir trinken sie heiß, wie Tee.

Ein Grund, warum bei uns Tibetern die Qualität des Fettigen im Aussehen eine solche Rolle spielt, ist folgendes: Wenn ein

Kind geboren wird, nehmen wir ein Stäbchen, auf dem die Silbe *dhīḥ* eingeschnitzt ist. *Dhīḥ* ist die Keimsilbe von Mañjuśrī, der Manifestation der Weisheit aller Buddhas. Dieses Stäbchen stecken wir in einen gelben Puder, der aus der Leber eines Elefanten gewonnen wird, und drücken ihn dann auf die Zungenspitze des neugeborenen Kindes, wo es ein gelbes *dhīḥ* hinterläßt. Damit soll eine glückverheißende Voraussetzung für das Entstehen eines klaren Geistes und einer klugen Zunge hergestellt werden. Anschließend bekommt das Kind – noch vor der ersten Muttermilch – etwa einen Teelöffel von geschmolzener Butter, der etwas Rohzuckersirup oder Honig beigemengt wurde. Das ist der Grund für die fettige Qualität in unserem Aussehen, das heißt für unseren glänzenden Teint.

Ich habe diese Methode bei dem Kind einer Amerikanerin angewendet, von dem ich sie in Dharamsala entbunden habe. Das Gesicht des Kindes ist jetzt viel glänzender als es bei Leuten aus dem Westen üblich ist. Es gibt bei uns eine Redensart, die besagt, daß die Mutter eines Kindes, dessen Gesicht sehr weiß und wenig glänzend ist, so arm gewesen sein muß, daß sie sich bei der Geburt ihres Kindes diese Behandlung nicht leisten konnte.

Frage: Kann das Trinken von Butter nicht schädlich sein, wenn jemand an einer Galle-Krankheit leidet?

Antwort: Im Winter kann das nicht schaden; wir Tibeter sind allerdings so daran gewöhnt, Butter zu trinken, daß es uns auch in anderen Jahreszeiten nicht schadet. Es gibt in Tibet tantrische Mönche, die am Tag drei oder vier Tassen davon trinken, andere Leute trinken nur eine Tasse pro Tag. Ein geschärfter Geist und eine klare Aufmerksamkeit stärken auch die Innenschau und die Fähigkeit, Dinge im Geist zu bewahren. Wenn ein klarer Geist vorhanden ist, die Aufmerksamkeit aber fehlt, kann man das Gedachte nicht im Geist behalten.

Um es zu wiederholen: Butter vermehrt Wärme, Kraft und Lebensdauer. Sie sorgt für ein optimales Maß an Fettigem (gemeint ist die Qualität) im Körper. Sie ist sehr wirkungsvoll und hat eine Fülle von Funktionen.

Es gibt ein käseartiges Produkt, das aus der Milch der Kuh gewonnen wird, die gerade gekalbt hat. Diese und andere Arten von Käse und Milchprodukten sind gut bei Appetitlosigkeit, bei durch trockenen Stuhl hervorgerufener Verstopfung und bei Schleim. Die »Butter«, die sich an den Wänden der hölzernen Milcheimer ansammelt, beseitigt Schleim-Wind-Krankheiten und fördert das Verdauungsfeuer. Die Butter aus der Milch vom Schaf und vom »Dri« hat dieselben Vorzüge und verfügt obendrein über die Kraft, kalte Krankheiten und Wind-Krankheiten zu beseitigen. Die Butter vom »Dzo«, einer Kreuzung aus einem Yak und einer Kuh, ist weder kalt noch heiß; sie wird deshalb am meisten geschätzt. Die Butter von Kuh und Ziege ist kühl und hilft darum bei hitzigen Krankheiten, die einen Bezug zu Wind haben. Dies alles sind Eigenschaften frischer Butter; nach einem Jahr des Reifens hat selbst die Butter aus der Milch von Kuh und Ziege eine warme Qualität und ist dann auch imstande, kalte Krankheiten und Wind-Krankheiten zu beseitigen.

Zu den Ölen aus Körnern und Samen gehört das Öl aus weißem und schwarzem Sesam. Es ist heiß und scharf. Es vermehrt das Fleisch bei mageren Leuten und vermindert es, wenn jemand untersetzt ist. Eines der wunderbaren Dinge in unserem System ist, daß es Speisen gibt, die bei veschiedenen Patienten unterschiedliche Wirkung haben. Gegessen oder in die Haut gerieben gibt das Öl aus weißem und schwarzem Sesam dem mageren wie dem fetten Körper Festigkeit und beseitigt Wind-Schleim-Krankheiten.

Frage: Wird Sesamöl auch getrunken?

Antwort: Wir verwenden es zunächst zum Kochen, zum Beispiel beim Ausbraten von Brot in Öl. Erst danach ist es wohlschmekkend und kann getrunken werden. Vorher schmeckt es nicht. Man sollte es trinken, wenn es gerade auf Trinktemperatur abgekühlt ist. So hilfreich es auch bei einem Übermaß an Wind ist, sollte man doch vermeiden, es zu trinken, wenn im Körper zuviel Galle vorhanden ist.

Das Öl aus weißem und schwarzem Sesam unterdrückt Wind und fördert Schleim und Galle. Senfsamen vermehren Galle. Ein halber Teelöffel bei der Mahlzeit wird normalerweise nicht schaden, nimmt man aber jedes Mal vier Teelöffel, so kann das Nachteile haben.

Mark ist in jeder Form ein Gegenmittel für Wind, es vermehrt die Stärke der Fortpflanzungsflüssigkeit und – in geringem Umfang – auch die Menge an Schleim. Schmalz ist allgemein gut bei Schmerzen in den Gelenken und Knochen sowie bei jeder Art von Verbrennungen der Haut. Man benutzt Schmalz für Verbände bei Brandwunden. Es dient zur Überwindung von Wind-Krankheiten und hilft, wenn »gelbe Flüssigkeit« aus den Ohren tritt, sowie bei Störungen im Gehirn und bei Krankheiten, die die Gebärmutter betreffen.

Jemand, der vor allem durch den Körpersaft Galle dominiert wird, sollte frische geklärte Butter trinken; jemand, bei dem Schleim dominiert, sollte gereifte Butter trinken und jemand, bei dem Wind dominiert, sollte Sesamöl trinken. Wer häufig und regelmäßig von diesen Fetten, insbesondere von geklärter Butter, Gebrauch macht, kann auf diese Weise dafür sorgen, daß die innere Hitze in seinem Körper entfacht wird und die Hohlräume im Körper rein bleiben und sich nicht mit Lymphe usw. füllen. Außerdem macht es die körperlichen Grundstoffe stabil, schafft körperliche Stärke und ein gutes Aussehen und es sorgt für ein gutes Funktionieren der Sinne. Man altert nicht so schnell und kann einhundert Jahre alt werden.

Frage: Warum ist die Qualität der Fettigkeit so erstrebenswert?

Antwort: Nach der Aufnahme von Nahrung wird die Nährsubstanz zunächst zu Blut, das Blut zu Fleisch, das Fleisch zu Fett, das Fett zu Knochen, der Knochen zu Mark und das Mark, das einen sehr hohen Grad an Fettigkeit hat, wird zur Essenz der Essenzen, die ihren Sitz am Herzen hat, gleichzeitig aber den ganzen Körper durchdringt. Die Fähigkeit dieser Essenzen ist das Erzeugen von physischer Stärke, körperlichem Glanz, gutem Aussehen und Tatkraft. Der Verzehr von Fetten vermehrt die Kapazität des Marks.

Frage: Läßt sich von der fettigen Qualität der Haut auf die Stärke des Marks schließen?

Antwort: Genauso ist es. Es ist ein Zeichen für ein gutes Mark. Deswegen sprach ich auch vorher davon, daß wir einem Neugeborenem noch vor der Muttermilch etwas Butter geben.

Frage: Welche Art von Butter sollte jemand zu sich nehmen, bei dem Schleim vorherrschend ist?

Antwort: Er sollte Butter essen, die zwar gereift, aber nicht verdorben ist. Gereifte Butter hat etwa ein Jahr gelagert. Man kann die Butter auch im Kühlschrank oder im Gefrierfach aufbewahren, um sie reifen zu lassen.

Frage: Wie unterscheidet sich der Gebrauch der Fette in den verschiedenen Jahreszeiten?

Antwort: Im Sommer sollte man mehr Fette verwenden, die aus Körnern und Samen gewonnen werden. Im Frühjahr sollte man gereifte Butter verwenden und im Herbst frische Butter.

Andere Arten von Öl, wie zum Beispiel Walnußöl oder Pfirsichkernöl, werden vom Lehrbuch in einem eigenen Kapitel behandelt, das sich mit Früchten befaßt.

Aromatische Pflanzen

Bei der Behandlung der aromatischen Pflanzen[153] unterscheidet der Text zwischen Pflanzen mit scharfem Geschmack, wie zum Beispiel Knoblauch und Zwiebeln, und Pflanzen mit bitterem Geschmack. Zu letzteren gehört unter anderem der Löwenzahn und eine bestimmte Art von Löwenzahn, die im Wald vorkommt, groß ist und sich vom normalen Löwenzahn durch eine große Anzahl von Blüten unterscheidet. Man kann die aromatischen Pflanzen auch danach verteilen, ob sie in trockenen oder in feuchten Gebieten wachsen. Verwendet werden sie in getrocknetem Zustand oder frisch, mit anderen Dingen zusammen gekocht oder roh. Getrocknet und mit anderen Dingen zusammen gekocht ist ihre Wirkkraft warm und leicht und sie haben die Fähigkeit, kalte Krankheiten zu beseitigen. Im frischen Zustand oder roh gegessen sind sie kühl und schwer und heilsam bei hitzigen Krankheiten.

Zwiebeln und Knoblauch fördern Schlaf und Appetit und beseitigen Schleim-Wind-Störungen. Ihre Kühlheit wirkt gegen hitzige Krankheiten und gegen Krankheiten, die von Kleinorganismen[154] hervorgerufen werden. Durch ihre Schwere beseitigen sie Wind-Krankheiten.

Ein junger weißer Rettich – »jung« heißt, daß er noch nicht ausgewachsen ist und vor dem 15. Juli geerntet wurde – ist leicht und warm. Er regt das Verdauungsfeuer an und hilft gegen alle drei Körpersäfte. Ein ausgereifter Rettich, der an einem kühlen Ort aufbewahrt wurde, ist dagegen schwer und kühl und fördert, unter anderem, Schleim. Mit weißen Rüben verhält es sich ähnlich; außerdem helfen sie noch bei allen Krankheiten, die durch Gift hervorgerufen werden.

Der Bergknoblauch ist in allen seinen Arten schwer verdaulich; er fördert den Appetit und seine Wirkkraft ist schwer. Der handförmige Rhabarber »Tschum«[155] und der Himalajarhabarber »Tschu lo«[156] wachsen in den Bergen; der erste hat einen Stengel, der zweite nicht. Der erste wächst wie Bambus, das heißt seine Stengel werden bei zunehmendem Alter der Pflanze hohl; der zweite hat einen kurzen Stiel und große Blätter, die bei der älteren Pflanze rötlich werden. Der Geschmack von »Tschu lo« ist sauer und zusammenziehend, der vom »Tschum« süßsauer. Beide beseitigen sie Schleim und fördern den Appetit.

Alle aromatischen Pflanzen haben die Eigenschaften, die inneren Kanäle zu blockieren und die Wirkung von Arzneimitteln zu beeinträchtigen. Aus diesem Grund wird Patienten, die Medizin einnehmen, geraten, keine aromatischen Pflanzen zu essen. Wenn man sie ißt, verschließen sich die Öffnungen der Kanäle.

Kochen

Wir kommen zu den gekochten Speisen. Reissuppe gibt es dünnflüssig, weniger dünnflüssig und dickflüssig und es gibt gekochten Reis ohne irgendeine Flüssigkeit. Die erste Zubereitungsart ist leicht und gut zu verdauen, die folgenden werden in zunehmendem Maße schwerer.

Die dünnflüssige Form beseitigt Durst und bringt die Körpersäfte ins Gleichgewicht; sie erzeugt Hitze und macht die Innenseite der Kanäle flexibel. Der zähflüssigere Reis erzeugt Hitze, beseitigt Hunger und Durst und stellte einen geschwächten Körper allmählich wieder her. Er beseitigt die Folgeerscheinungen von Krankheiten und Verstopfung, die aufgrund eines Staus der Darmgase entsteht. Die dickflüssigste Variante der

Reissuppe stoppt Durchfall, erzeugt Appetit und beseitigt Durst. Sie wird deshalb wegen ihres Nutzens für Ruhrkranke gepriesen, denen sie hilft, ihre Kraft wiederzugewinnen und die Krankheit zu überwinden. Reissuppe wird in allen ihren Formen gepriesen. Ähnliches gilt für andere Arten von Schleimsuppe. Reis, der in Fleischbrühe oder mit Milch gekocht wurde, wird schwer; in Wasser gekocht ist er leicht und gut zu verdauen. Puffreis – den man herstellt, indem man den Reis erst wäscht, dann etwas trocknen läßt und anschließend in wenig heißem Öl platzen läßt – stoppt Durchfall und hilft bei der Heilung gebrochener Knochen.

Suppen, die aus unreifen Körnern und Hülsenfrüchten gekocht werden, führen zu Verstopfung und beeinträchtigen das Verdauungsfeuer, sie sind deshalb nicht zu empfehlen. Es gibt Leute, die mit Vorliebe ungenügend geröstetes Getreide oder noch nicht ganz reife Erbsen aus der Schote essen. Das tut ihnen nicht gut.

Geröstete Körner, das heißt in der Pfanne geröstetes Getreide, sind sehr gut in der Suppe. Sie sind leicht, weich, warm, leicht verdaulich und sehr schmackhaft. In Tibet geben wir Körner in eine Pfanne mit Sand, erhitzen sie und trennen anschließend die Körner vom Sand. Auf diese Weise werden die Körner gut gar und, zusammen mit Suppe, sind sie eine ausgezeichnete Sache. Wenn wir Gerste rösten, waschen wir zunächst die Körner in Wasser und trocknen sie in der Sonne, damit sie innen feucht bleiben. Anschließend rösten wir sie in dem heißen Sand, trennen sie dann vom Sand und geben sie in einen großen Behälter, in dem Leute mit den Füßen auf ihnen herumgehen, um den Kern von den Hülsen zu trennen. Schließlich wirft man sie gegen den Wind und behält die gereinigten Körner. Wenn sie kalt gegessen wird, ist gemahlene Röstgerste schwer und erzeugt körperliche Stärke. Gekocht ist sie dagegen leicht und weich und somit gut zu verdauen.

Länger aufbewahrte Essensreste beeinträchtigen das verdauende Feuer im Magen. Allgemein wird gesagt, daß jede Speise nach 24 Stunden abgestanden[157] ist. Das gilt, wegen der dort herrschenden Kälte, auch für Speisen, die im Kühlschrank aufbewahrt werden. »Abgestandenes« Essen ist Essen, das als

Wirkkraft Kälte hat. Nahrung verändert sich auch durch Einfrieren; manche Speisen werden wärmer, andere kälter. Wenn man rohe Speisen einfriert, bleiben sie wie sie sind, dagegen ändern gekochte Speisen ihren Charakter sofort, wenn sie tiefgekühlt werden.

Fleisch, das roh eingefroren wird, bekommt im Laufe der Monate eine wärmere Wirkkraft, verdirbt aber nicht und wird auch nicht schädlich.

Frage: Gilt das Gesagte auch für fertig gekochte Nahrung, die in Dosen gefüllt oder auf andere Weise haltbar gemacht wird?

Antwort: Die Wirkkraft einer Speise kann in der Dose auf keinen Fall gleichbleiben. Dazu kommt noch der Faktor des »Rosts« auf dem Metall. Der »Rost« kann bei einigen Krankheiten der Augen und der Leber allerdings sogar helfen, hat also manchmal auch Vorzüge.

Frage: Ist es gut, wenn man Reis kocht und dann einige Tage im Kühlschrank aufbewahrt?

Antwort: Das ist nicht ratsam. Durch das zweimalige Kochen wird der Reis schwerer und kälter. Wenn man Reis auf Vorrat kocht und nach und nach davon ißt, wird er zunehmend schlechter und schwerer zu verdauen.

Frage: Wie verhält es sich mit Brot?

Antwort: Brot kann man durchaus einige Tage nach der Herstellung essen. Wenn ich vom Abbau der Speisen spreche, meine ich mit Wasser gekochte Speisen und nicht gebackene, wie Brot.

Frage: Westliche Ernährungswissenschaftler sagen, daß Reis allein für eine richtige Ernährung nicht ausreicht...

Antwort: Normalerweise essen wir den Reis nicht allein, sondern zusammen mit Fleisch usw. Reine Reissuppe ist allerdings empfehlenswert, wenn jemand Ruhr gehabt hat und selbst dann könnte man Gemüse dazugeben.

Frage: Wird Knoblauch bei der Behandlung von Herzkrankheiten verwendet?

Antwort: Knoblauch kann helfen, sofern es sich bei dem Herzproblem nicht um eine Blut-Krankheit, sondern um eine Wind-Krankheit oder eine Schleim-Wind-Krankheit, bei der auch Kleinorganismen beteiligt sind, handelt. Bei einer Wind-Blut-Krankheit wird er nicht helfen.

Frage: Welchen Einfluß hat die Aufbewahrung von Gemüsen im Kühlschrank?

Antwort: Für Gemüse gilt das gleiche wie für Körner und Hülsenfrüchte – durch die Abkühlung wird es schwerer und behält diese Eigenschaft auch, wenn man es anschließend wieder erhitzt. Die Wirkkraft von Fleisch wird wärmer und das Fleisch damit schwerer. Frisches Fleisch ist kühl und leicht, älteres Fleisch warm und schwer.

Eine Suppe, die man herstellt, indem man geröstete und gemahlene Gerste mit heißem Wasser, Tee oder Bier mischt, ist leicht zu verdauen und sorgt dafür, daß man dünner wird. Sie beseitigt Probleme mit allen drei Körpersäften.

Aus gerösteter und gemahlener Gerste kann man eine teigige Masse herstellen, die man fermentieren läßt und zur Herstellung von Gerstenbier verwendet. Diese beseitigt Probleme, die mit Wind zu tun haben und fördert die innere Hitze, das Verdauungsfeuer. Wenn das Bier ausgereift ist, fördert es den Appetit und beseitigt gesundheitliche Probleme mit allen Körpersäften. Wenn man viel davon trinkt, können die in ihm enthaltenen sauren Bestandteile das Blut vermehren und so das Herz beeinträchtigen.

Jede Art von Fleischbrühe fördert die Wiederherstellung des Körpers, bewirkt körperliche Zufriedenheit und hilft bei Windproblemen. Es gibt noch ein weiteres Produkt, das aus gerösteter und gemahlener Gerste hergestellt wird. Dafür verarbeitet man Gerste zu einem Teig, den man einen Tag lang stehen läßt, wodurch er etwas sauer wird. Aus dem Teig macht man nudelähnliche kleine Stücke, legt sie nach draußen zum Trocknen und gibt sie dann in die Suppe. Eine solche Suppe wird als hervorragendes Mittel gegen Wind gepriesen.

Grünzeug

Nesseln beseitigen Wind und erzeugen Wärme. Wenn man viel von ihnen ißt, können sie allerdings Schwierigkeiten mit Schleim und Galle hervorrufen.

Die Blätter der Malve[158], einer Pflanze, mit großen roten Blüten, sind ein sehr gutes Mittel gegen Durchfall. Sie erzeugen

Hitze. Die gleichen Funktionen hat ein anderes Kraut. Es wird Plantago major[159] genannt, wenn man es aufschneidet, sieht es innen aus wie Blut. Dann gibt es noch eine weiße Knolle, die wie eine Kartoffel aussieht, sie hat einen langen Stiel und eine gelbe Blüte und findet als Schweinefutter Verwendung.[160] Seine Blätter wirken gegen Wind-Krankheiten und bewirken ein Heilen von Abschürfungen; sie vermehren allerdings Schleim und Galle.

Die Blätter einer Pflanze, die Ne'u«[161] genannt wird, haben die Wirkkraft von Quecksilber. Sie schaden den Augen, können aber Verstopfungen lösen, die durch den Stau von Darmgasen hervorgerufen werden.

Es gibt eine rotblättrige Pflanze, etwas über einen halben Meter hoch[162], die wir allgemein als »Neujahrsblume«[163] bezeichnen. Ihre Blätter wirken gegen alle drei Körpersäfte. Man benutzt sie auch als Lebensmittelfarbe für ein strahlendes Rot.

»Kjab«[164], eine Pflanze, die dem Löwenzahn ähnelt, im Wald wächst und an jedem Stengel drei Blüten hat, hat – ebenso wie die Blätter des Löwenzahns selbst – eine kühle Wirkkraft und hilft deshalb gegen hitzige Krankheiten. Beim Löwenzahn verwendet man für diesen Zweck nur die Blätter der jungen Pflanzen.

Die runden Blätter des Ingwer[165], der in Schneebergen oder in steinigen Abschnitten der Berge wächst, wo der Schnee abgetaut ist, wirkt gegen hitzige Krankheiten, die durch Galle entstehen und bei Problemen mit dem Kopf, die auf die gleiche Ursache zurückgehen.

Die Blätter von allen Arten von Bohnen und Erbsen fördern den Appetit, sorgen allerdings für Probleme mit Schleim und Wind. Sie treiben Öl aus dem Körper, das heißt, sie beseitigen zum Beispiel nicht verdautes Sesamöl. Die Blätter von Bohnen und Erbsen sind weder heiß noch kalt; nach einiger Zeit führen sie zu Wind-Schleim-Krankheiten und lassen kleine wunde Stellen am Körper entstehen.

Der Verzehr von Senfblättern führt zu Störungen von Schleim und Galle. Ein Blatt, das »Tscha wa«[166] genannt wird, Angelikawurzel, die da wächst, wo auch Löwenzahn wächst, und ein großes Blatt, das »Ra nje«[167] genannt wird und im Wald wächst, sind gegen Schleim-Wind-Krankheiten wirksam.

Die Blätter einer großen weißen Rettichart[168] sind in ihrer Wirkkraft heiß, sie erzeugen Hitze, stoppen Durchfall und unterstützen Wind. Nach der Tagundnachtgleiche im Herbst verlieren sie ihre Wirkkraft, weil sie dann zu reif sind. Weißer und blauer Knoblauch[169] sind, wie auch ihre Blätter, bei Wind-Krankheiten wirksam.

Salz, Pfeffer usw.

Salz bringt bei jeder Speise den Geschmack zum Vorschein, es erzeugt Verdauungshitze, ist gut verdaubar, erleichtert den Stuhlgang usw. Es gibt viele Arten von Salz; ich glaube nicht, daß das Salz, das Sie hier verwenden, alle erwähnten Fähigkeiten hat – außer vielleicht reines Meersalz.

Gelbholz oder Tibetpfeffer[170] öffnet die Kanäle und erzeugt Schleim und Wind. Es ist scharf und verursacht ein Prickeln auf der Zunge, das sich von dem des roten Pfeffers unterscheidet. Ingwer[171] erzeugt Verdauungshitze. Teufelsdreck[172] wirkt gegen Wind-Krankheiten. Alle Gewürze bringen den Geschmack der Speisen zum Vorschein und vermehren den Appetit.

Getränke

Es gibt viele Arten von Getränken[173] – Milch, Wasser, Bier usw. Milch wirkt gegen Wind, Wasser gegen Galle und Bier gegen Schleim. Umgekehrt fördert Milch den Körpersaft Schleim, Wasser den Wind und Bier die Galle.

Der Geschmack der meisten Arten von Milch ist süß; auch der Geschmack nach der Verdauung ist süß. Milch ist fettig und schwer. Aus diesem Grunde vermehrt sie die sieben körperlichen Grundstoffe, erzeugt einen glänzenden Teint, wirkt gegen Wind- und Galle-Krankheiten, vermehrt die Manneskraft und erzeugt Schleim. Am Ende des Verdauungsprozeßes sorgt sie für mehr Manneskraft, zu diesem Zeitpunkt ist sie selbst kühl und schwer.

Kuhmilch ist vor allem für die Lunge gut. Sie hilft bei chronischen kalten Krankheiten, zu denen zum Beispiel die Diabetes zählt. Sie ist ein hervorragendes Elixier, das unter anderem die Schärfe des Geistes, die sieben körperlichen Grundstoffe und den Fluß der Muttermilch fördert. Ziegenmilch beseitigt vor allem Störungen in der Atmung, wie sie zum Beispiel bei Asthma oder Heuschnupfen auftreten. Schafsmilch wirkt Wind entgegen; bei übermäßigem Genuß vermehrt sie das Blut und kann dadurch Herzklopfen verursachen.

Die Milch vom »Dri« verschlimmert Schleim- und Galle-Krankheiten. In einem kühlen und hoch gelegenen Land wie Tibet hat sie allerdings keine schädliche Wirkung und wir schätzen diese Milch ganz besonders. Milch von Pferde- und Eselsstuten stellt die Lunge wieder her, beeinträchtigt aber ein wenig die Klarheit des Geistes.

Frische kalte Milch, das heißt Milch, die noch nicht erhitzt wurde, ist schwer und kühl; sie verursacht eine vermehrte Bildung von Schleim und von Kleinorganismen. Durch Aufkochen wird sie leichter und wärmer. Wenn man sie anschließend einkocht, wird sie allerdings wieder schwer und unverdaulich. Milch, die man gleich trinkt, wenn sie von der Kuh kommt, ist wie Ambrosia und dem Körper sehr zuträglich.

Magermilch beseitigt ein Ungleichgewicht zwischen den beiden Faktoren Hitze und Kälte im Körper. Außerdem hilft sie bei einer Neigung zu häufigen Erkältungen und veranlaßt eine im Körper wandernde Krankheit, sich an ihrem eigenen Sitz niederzulassen; anschließend kann man sie dann mit einer Arznei behandeln.

Bei allen Arten von Joghurt ist der Geschmack sauer. Joghurt ist kühl und fettig, er hilft bei Verstopfung, beseitigt Fieber, die mit Wind zu tun haben und erzeugt Appetit.

Es folgt eine mehr oder weniger zufällige Liste von Speisen, für die Dr. Donden um eine kurze Charakterisierung gebeten wurde:

NAHRUNGS-MITTEL	GESCHMACK	WIRKKRAFT
OBST		
Bananen	süß	schwer und fettig
Apfelsinen	süß und sauer	kühl und leicht
Grapefruit	süß	sehr schwer
Weintrauben	süß	sehr schwer
Apfel	süß	schwer und kühl
Erdbeeren	sauer	grob und kühl
Pfirsich	süß	sehr schwer
Wassermelone	süß	kühl und sehr schwer
Kokosnuß	süß	fettig und schwer
Ananas	süß und sauer	grob und schwer
Rosinen	süß	kühl und etwas leichter als Ananas
Zitrone	sauer	kühl und grob
GEMÜSE		
Möhren	süß	schwer
Tomate	süß und sauer	leicht und sauer
Sellerie	bitter	leicht
Kopfsalat	halbsüß	schwer
Spinat	bitter	leicht und heiß
Paprika (grün)	scharf	scharf und grob
Pepperoni	scharf	scharf und grob
Aubergine	halbsüß	heiß und schwer
Rotkohl	süß	schwer
Erbsen	süß	schwer
Pilze	zusammenziehend und süß	heiß und schwer
Kartoffel	süß	schwer
Süßkartoffel	süß	schwer
Mais	süß	schwer
Zwiebel	süß und salzig	heiß und schwer

NAHRUNGSMITTEL	GESCHMACK	WIRKKRAFT
GETREIDE		
Weißer Reis	süß	leicht und kühl
Brauner Reis	süß	etwas schwerer
Roggen	süß	schwer und kühl
Weizen	süß	schwer und kühl
Weizenbrot	süß	schwer und kühl
NÜSSE UND SAMEN		
Erdnüsse	süß	fettig, heiß und schwer
Walnüsse	süß	fettig, heiß und schwer
Sesamsamen	süß	fettig, heiß und schwer
Sesambutter	süß	fettig, heiß und schwer
Erdnußbutter	süß	fettig, heiß und schwer
MILCHPRODUKTE		
Joghurt	sauer	grob
Käse	sauer	grob
Kuhmilch	süß	kühl und leicht
Butter	süß	fettig, heiß und schwer
Speiseeis	süß	kühl und schwer
FLEISCH		
Salziger Fisch (Anchovis)	süß	schwer und heiß
Schwein	süß	kühl und leicht
Hammel	süß	schwer und warm
Rind	süß	kühl und leicht

NAHRUNGS-MITTEL	GESCHMACK	WIRKKRAFT
FLEISCH		
Huhn	süß	sehr leicht
Fisch	süß	schwer und heiß
GEWÜRZE		
Schwarzer Pfeffer	scharf	heiß und grob
Salz	salzig	schwer
Zucker	süß	sehr kühl und leicht
Honig	süß	leicht und trocken
Knoblauch	süß	leicht und trocken
Sojasoße	salzig	fettig
VERSCHIEDENES		
Alkohol	süß und bitter	sehr heiß und leicht
Dunkles und leichtes Bier	süß und bitter	kühl und leicht
Tofu (Sojaquark)	süß	schwer und fettig
Eier	süß	schwer und heiß

1. Speisen mit süßem Geschmack sind gut bei Wind und schädlich bei Schleim.
2. Süß-saurer Geschmack ist gut bei Wind und Blut.
3. Saurer Geschmack ist gut bei Schleim und schädlich bei Wind.
4. Salziger Geschmack ist gut bei Schleim und Wind und schädlich bei Galle und Blut.
5. Bitterer Geschmack ist gut bei Galle und schädlich bei Wind.
6. Zusammenziehender Geschmack ist gut bei Schleim.

FRAGEN

Frage: Haben Sie Mittel zur Behandlung von Allergien?
Antwort: Es sind in Indien viele Ausländer zu mir gekommen, um sich wegen Allergien verschiedener Art behandeln zu lassen. Die Behandlung war auch erfolgreich. Die Zeichen der Krankheit sind Niesen, Jucken und in schlimmen Fällen versagt auch die Stimme. Wir unterscheiden fünf verschiedene Arten je nachdem, ob die Krankheit durch eine Dominanz von Wind, Galle, Schleim, Blut oder einer Mischung von Schleim und Wind ausgelöst wurde. Man sollte rohe Schalotten meiden; Honig ist empfehlenswert. Für die Behandlung können Arzneimittel in Pulverform, Pillen und Absude eingesetzt werden.
Frage: Sehen Sie irgendwelche Schwierigkeiten bei Empfängnisverhütung oder bei anderen Mitteln zur Geburtenkontrolle?
Antwort: In unserem System haben wir verschiedene Mittel zur Empfängnisverhütung: einige wirken vorübergehend, andere für den Rest des Lebens. Der Gebrauch dieser Mittel wird aber nur zugelassen, wenn eine Frau schon sieben oder acht Kinder gehabt hat. Vom religiösen Standpunkt aus ist Empfängnisverhütung nicht allzu bedenklich, weil durch sie kein Lebewesen getötet wird. Man verhindert zwar, daß jemand in den Schoß gelangt, es ist aber nicht so, daß man jemanden hinauswirft, der sich bereits im Schoß befindet. Es ist also kein Mord. Das Bewußtsein eines Lebewesens am Eintritt in den Schoß zu hindern ist auch ein Vergehen; es ist aber weniger schwerwiegend als der Mord, den man begeht, wenn man ein Mittel nimmt, um ein im Entstehen begriffenes Kind aus dem Schoß zu treiben.
Frage: Was halten Sie von Organtransplantationen?
Antwort: Für Augen ist das sehr gut. Bei dem, was auf diesem Gebiet mit Nieren gemacht wird, bin ich eher im Zweifel, weil ich glaube, daß unsere Mittel zur Wiederherstellung der Nieren sehr erfolgreich sein können. Ich glaube nicht, daß eine verpflanzte Niere, die nicht die eigene ist, sehr hilfreich sein wird. Auf alle Fälle erwirbt der Spender eines Organs sich das Verdienst, das man erhält, wenn man etwas schenkt. Wenn

jemand ein Auge oder den Teil eines Auges spendet, erwirbt er sich besonders großes Verdienst mit den entsprechenden Früchten, wenn er beim Schenken den Wunsch entwickelt, daß alle Lebewesen das Auge der Weisheit erlangen sollen usw. [das heißt, wenn das Motiv seines Handelns der selbstlose Wunsch nach der Erlösung aller Lebewesen ist]. Die Macht der Handlung ist sehr viel größer, wenn man gleichzeitig solche besonderen und guten Wünsche hat. Ohne diese Motivation beschränkt sich die Frucht des Schenkens darauf, daß man in einem zukünftigen Leben eine wohlhabende Existenz haben wird. Sie ist aber ungleich größer, wenn die Tat dem Erlangen höchster Erleuchtung gewidmet ist.

Frage: Ist es für den Körper schädlich, wenn man regelmäßig, einmal im Monat oder alle zwei Monate, Blut spendet?

Antwort: Grundsätzlich führt das Spenden von Blut, auch ohne die obenerwähnten Motive, dazu, daß man in einem zukünftigen Leben einen gut funktionierenden Körper haben wird. Die Ergebnisse sind noch viel besser, wenn beim Spenden der besondere Gedanke des selbstlosen Strebens nach höchster Erleuchtung vorhanden ist.

Bei guter Verfassung von Körper und Blut kann man jeden Monat Blut spenden. Das hängt vom Zustand des eigenen Körpers ab und von den Umständen, in denen sich die Menschen befinden, die das Blut brauchen. Vom medizinischen Standpunkt aus gesehen, sollte man das Blut spenden, solange es dem eigenen Körper nicht schadet.

Frage: Welche Empfehlungen geben Sie in bezug auf das Fasten?

Antwort: Fasten ist empfehlenswert, wenn jemand ein Übermaß an Schleim oder Fett hat und ansonsten in guter körperlicher Verfassung ist. Allgemein empfiehlt es sich, immer dann zu fasten, wenn zuviel Schleim oder Fett vorhanden ist und die Verdauung nicht richtig funktioniert. Das Trinken von Wasser mit ein wenig Zitronensaft hilft dabei, übermäßigen Schleim abzubauen.

Frage: Welche Speisen sollte man zu sich nehmen, wenn man mit dem Fasten aufhört?

Antwort: Zum Fastenbrechen sind leichte, gutverdauliche Speisen geeignet, zum Beispiel Reissuppe. Wir haben in Tibet die

Tradition einer Fastenklausur, die vom fünften Tag des dritten Monats bis zum 16. Tag des vierten Monats dauert. Es bilden sich dann manchmal Gruppen von zwei- oder dreihundert Leuten, die gemeinsam fasten. Am ersten Tag steht man vor Sonnenaufgang auf, wäscht sich und jeder macht die religiösen Rezitationen, die er auch sonst regelmäßig durchführt. Anschließend wird gemeinsam rezitiert; von dem Sprechen der Mantras abgesehen, wird nicht geredet. An diesem Tag wird nicht gegessen, man nimmt keinerlei Flüssigkeiten zu sich und man spuckt nicht aus. Man verbringt den ganzen Tag mit dem Rezitieren von Texten und Mantras und mit Meditation. Am nächsten Morgen nimmt man nach dem Aufstehen etwas sauren Joghurt oder etwas Wasser mit Zitrone zu sich. Während des Rezitierens gibt es tibetischen Tee mit Salz, Milch und Butter; man kann auch um den Sonnenaufgang herum etwas Nudelsuppe essen und tagsüber Tee trinken. Mittags wird gerade so viel gegessen, daß der Magen gefüllt ist. Bis zum Ende des Tages ißt man dann nichts mehr. Am nächsten Tag nimmt man nur etwas Tee mit Salz, Milch und Butter zu sich; vom Rezitieren abgesehen, wird nicht gesprochen und außerdem macht man viele Verbeugungen vor dem Buddha, seiner Lehre und der Gemeinde. Am darauffolgenden Tag nimmt man nicht nur etwas Tee nach dem Aufstehen, sondern, um den Sonnenaufgang herum, auch noch etwas Nudelsuppe mit Fleisch zu sich.

Bis zum Ende des Monats gibt es jeden zweiten Tag Nudelsuppe. An den Tagen, an denen gegessen wird, ißt man morgens Nudelsuppe und mittags zum Beispiel geröstete und gemahlene Gerste, die mit etwas Wasser zu einem Teig gerührt und gebraten wird. Darüber wird etwas zerlassene Butter und Rohzuckersirup gegeben. Damit soll einer übermäßigen Zunahme von Wind entgegengewirkt werden, zu der es beim Fasten leicht kommen kann. Diese Art des Fastens über einen längeren Zeitraum hinweg ist beschränkt auf den Rahmen bestimmter religiöser Übungen. Beim Fasten aus gesundheitlichen Gründen kann man mit der Mischung aus Wasser und Zitronensaft bis zu drei Tagen, eher aber nur zwei oder einen Tag auskommen.

Die beste Zeit zum Fasten ist das Frühjahr oder die Zeit zwischen Herbst und Winter. Nicht jeder sollte fasten; so ist es nicht empfehlenswert für Leute, die eine Dominanz von Wind haben. Nützlich ist es dagegen bei Menschen, die von Natur aus ein Übermaß an Schleim und Fett haben.

Frage: Warum eignet sich das Frühjahr und die Zeit zwischen Herbst und Winter so gut zum Fasten?

Antwort: Wegen der Kälte schließen sich im Winter die Poren und bewahren die schleimartigen Substanzen im Körper. Im Frühjahr schmilzt dieser Schleim dann wieder, deshalb ist das die richtige Zeit, sich durch das Fasten dieses Schleims zu entledigen. Zwischen Herbst und Winter sind in der äußeren Welt die Früchte, Gemüse usw. voll ausgereift und ihre Wirkkraft kehrt in den Boden zurück. In Entsprechung zu diesem Vorgang fastet man, um auch im Körper die fettigen Elemente trocken werden zu lassen. Dadurch werden die inneren und die äußeren Vorgänge in Übereinstimmung gebracht.

Frage: Kann Fasten bei Heuschnupfen helfen?

Antwort: Es gibt, wie vorher erwähnt, fünf Arten von Heuschnupfen. Bei der von Schleim hervorgerufenen Variante kann Fasten helfen, bei den anderen Arten nicht.

Frage: Hier in Amerika achtet man sehr auf sein Gewicht und es gibt viele Leute, die dauernd irgendeine Diät machen um abzunehmen. Was ist Ihre Meinung dazu?

Antwort: Es ist nicht gut, wenn jemand dick ist. Nach unseren medizinischen Texten ist körperliche Bewegung zwar an sich gesund, aber keine besondere Hilfe beim Abnehmen. Wir legen den größeren Wert auf die Ernährung.

Frage: Heißt das, daß man weniger essen soll, um abzunehmen?

Antwort: Nein, das sollte man nicht. Ich kann das aus meiner eigenen Erfahrung erläutern: Es gibt im Westen wie in Indien viele Leute, die versuchen, mit einer Diät abzunehmen. Sie essen kein Fleisch mehr oder reduzieren ihre Ernährung auf ein oder zwei verschiedene Dinge, oder sie leben nur noch von Kartoffeln usw. Dieses Vorgehen ist ein großer Fehler, vollkommen falsch. Wenn man Nahrung zu sich nimmt, die keinen Nährwert hat, vermehrt das im Körper Lymphe und Schleim, und er wird dicker und schwächer. Es gibt, glaube ich, nicht so viele Tibeter, die dick sind, ich glaube, unsere Ernährungsweise ist besser. Wir nehmen nahrstoffreiche Speisen zu uns und sind körperlich aktiv.

Wenn jemand abnehmen möchte, sollte er zuerst etwas trinken, dann essen und dann nicht mehr viel trinken. Wer sein Gewicht halten möchte, sollte während des Essens trinken, und wer zunehmen möchte, sollte erst essen und anschließend Flüssigkeit zu sich nehmen, zum Beispiel eine Tasse Bier mit Honig. Wenn Sie abnehmen wollen, trinken Sie vor dem Essen eine Tasse abgekochtes Wasser. Kochen Sie das Wasser auf, lassen Sie es abkühlen und rühren dann etwas Honig hinein.

Frage: Glauben Sie, daß Jogger ihre Zeit verschwenden?

Antwort: Joggen kann für den Körper gut sein, wenn gleichzeitig eine vernünftige Ernährungsweise eingehalten wird, die ihn gesund, fest und stark erhält. Das wichtigste ist aber auch hier die Nahrung, man kann auch kein Auto ohne Benzin fahren. Wenn man nicht gut ißt und dann Sport treibt, kann das den Körper zugrunde richten; bei guter Ernährung bleibt der Körper gesund und stark.

Bei Menschen, die von Natur aus eine Neigung zu Wind haben und es versäumen, richtig zu essen, kommt es zu einer Vermehrung von Wind, was letzlich zu mentalen Problemen und anderen Krankheiten führen kann. Das Wesen des Elements Wind ist die Leichtigkeit und die Beweglichkeit sowie die Rauhheit. Alle diese Eigenschaften verstärken sich, wenn man nicht ißt.

Frage: Was halten Sie von der Angewohnheit, Wein zum Essen zu trinken?

Antwort: Alkohol ist ein Stoff, der allgemein die Leber angreift. Er ist also, abgesehen von kleinen Mengen im Winter, kein empfehlenswertes Nahrungsmittel. Die Leber ist eines der wichtigsten Organe im Körper.

Frage: Warum gibt es in Tibet keine Chirurgie mehr?

Antwort: In der Zeit von König Thri-song De-tsän[174], im achten Jahrhundert, unterzog sich die Mutter von Mu-thri Tsän-po[175] [dem Sohn des Königs] einer Operation, an deren Folgen sie starb. Darauf verbot der König, dessen Wort zu jener Zeit verbindlich war, jegliche Ausübung von Chirurgie. Das ist der eine Grund. Der andere liegt darin, daß religiöse ebenso wie eine Reihe von anderen Gründen dagegen sprechen. Vom religiösen Standpunkt aus ist es besser, die Krankheit durchzumachen bzw., sie mit Medikamenten zu behandeln, als ihr auszuweichen, indem man sich operieren läßt. Wenn die Krankheit auf eigene Handlungen in einem früheren Leben zurückzuführen ist, sollte man sich den Früchten dieser Taten stellen, weil man sie sonst später in anderer, schlimmerer Form durchzustehen hätte, zum Beispiel als Höllenexistenz. Auch vom Gesichtspunkt der Gesundheit aus ist es besser, ein Organ zu heilen als es zu entfernen.

Frage: Kommt es nicht auf das gleiche heraus, ob man eine Krankheit mit Medikamenten behandelt oder sich operieren läßt?

Antwort: Es gibt einen Unterschied, auch wenn es oberflächlich betrachtet nicht so zu sein scheint. Wenn man Arzneimittel nimmt, begegnet man der Krankheit auf eine weiche, friedvolle Weise; ein chirurgischer Eingriff beseitigt sie einfach.

Es gibt auch spezielle Ärzte und Priester, die Meditationsrituale durchführen; im Verlauf dieser Rituale werden die Pillen zunächst [meditativ] in Leerheit [das heißt, in der absoluten Natur der Dinge, die in ihrer Leerheit von einem Eigenwesen besteht], aufgelöst, dann erscheinen sie als Gottheiten, die sich wiederum in Ambrosia auflösen. Die Pillen werden auf diese Weise gesegnet und in einen ganz besonderen Zustand übergeführt, in dem sie für jeden hilfreich werden, der noch atmet. Die meisten Tibeter wissen, wann es für sie Zeit ist zu sterben. Zu diesem Zeitpunkt nehmen sie von diesen speziellen, gesegneten Pillen.

Die Pille wird in etwas Wasser aufgelöst und der Betreffende trinkt vor seinem Tod ein wenig von dem Wasser.

Frage: Werden von den zusätzlichen Therapien wie Moxa heute noch viele angewendet?

Antwort: Diese Therapien haben den Zweck, das Wiederauftreten einer Krankheit zu verhindern. Allgemein gibt es zwei Arten von zusätzlichen Therapien: sanfte und grobe. Die gröberen sind Moxa, Akupunktur, das Entfernen von Blut aus dem Körper, und auch das Entfernen von Lymphe aus den Gelenken.

Zu den sanften Anwendungen gehören Einreibungen, Massage, das Auflegen von heißen Kompressen [heiße Tücher mit medizinischen Substanzen] und der Besuch von heißen Quellen. Wenn keine heißen Quellen zur Verfügung stehen, kann man ersatzweise für den Patienten medizinische Bäder herrichten, indem man heilkräftige Substanz kocht und in eine Wanne gibt.

Frage: Behandeln tibetische Ärzte auch Knochenbrüche?

Antwort: Ein Arzt ist bei uns für alle Krankheiten zuständig. In Indien kam mal jemand zu mir, der die Treppe heruntergefallen war und sich einen Oberschenkelknochen gebrochen hatte. Die indischen Ärzte meinten, sie müßten das Bein abschneiden. Ich habe ihn behandelt und der Mann wurde gesund und kann jetzt wieder herumlaufen. Wir benutzen sowohl Schienen als auch Medikamente, die ein Heilen der Knochen bewirken.

Ein anderes Mal fiel in Dharamsala eine Frau eine steile Treppe hinunter und brach sich das Schlüsselbein. Sie wurde in ein Krankenhaus gebracht, wo man ihr sagte, daß man nicht mehr tun könne, als ihre Schmerzen zu lindern. Am nächsten Tag wurde sie zu mir gebracht. Ich legte einen Stützverband aus Gips und Holz an und gab ihr Medikamente; nach vier oder fünf Monaten war sie wiederhergestellt. Ich schließe aus meinen Erfahrungen, daß wir keinen Arzt brauchen, der extra für Knochenbrüche zuständig ist.

Es gibt ein Mittel, das eingenommen wird und das dazu dient, den Schmerz zu lindern und Entzündung und Wundwerden zu verhindern. Ein anderes Mittel sorgt für ein schnelles Zusammenwachsen der Knochen und Kanäle [Nervenbahnen]. Was die äußeren Maßnahmen betrifft, so richten wir den gebrochenen Knochen erst sorgfältig ein, tragen dann ein Mittel auf und bringen schließlich mit Stoff und Gips eine Schiene an. Ein Knochen, der gebrochen ist, ist leichter zu behandeln als einer, der gesplittert ist.

Frage: Wie behandeln Sie Zähne?

Antwort: Bei den Zähnen stellen wir zuerst fest, ob die Schwierigkeiten durch eine Entzündung der Nebenhöhlen oder durch Kleinorganismen hervorgerufen werden. Anschließend verabreichen wir Mittel, die die Kleinorganismen töten, bzw. der Entzündung entgegenwirken.

Frage: Ist es möglich, das System der tibetischen Medizin zu erlernen, ohne daß man gleichzeitig die Lehren des Buddhismus studiert; kann man diese beiden Dinge voneinander trennen?
Antwort: Es ist bestimmt das beste, wenn man beides zusammen lernt. Das tibetische medizinische System ist eng mit dem Buddhismus verwoben. Es ist eine buddhistische Wissenschaft und ein Teil der Lehren des Geheimen Mantra[176]. Wenn man einen Zweig der Lehre kennt, hilft das auch beim Verstehen der anderen Zweige.
Frage: Was halten sie von »Fast Food«?
Antwort: Wenn Sie einen Hamburger essen und das Fleisch in dem Hamburger besteht aus Fleisch, das Brötchen aus Brötchen und das Gemüse aus Gemüse, und wenn die Milch in dem Milchshake aus Milch besteht, dann bekommen Sie zumindest diese Dinge. Für jemanden wie mich, der diese Art von Nahrung nicht gewöhnt ist, reicht das allerdings nicht aus. Ich glaube, daß bei der Ernährung der Faktor der Gewöhnung eine Rolle spielt. Es wird gesagt, daß man sich an Dinge so weit gewöhnen kann, daß sie einem nicht mehr schaden.Ich bin an diese Art von Essen nicht gewöhnt und es verursacht bei mir entweder Erbrechen oder Durchfall. Nur ein Pfau kann sich auch von Gift ernähren, ohne daß es ihm schadet.
Frage: Ist es denkbar, daß wir Amerikaner uns so daran gewöhnt haben, Konservierungs- und Zusatzstoffe mit unserer Nahrung aufzunehmen, daß sie für uns nicht mehr schädlich sind?
Antwort: Sie scheinen an diese Dinge gewöhnt zu sein; ich glaube allerdings, daß Nahrungsmittel, die mit Hilfe von starken Düngemitteln entstanden und mit Zusatzstoffen versetzt worden sind, nicht mehr ihre eigenen Geschmacks- und Wirkkraftqualitäten haben. Abgesehen von einer Sorte Fleisch, die mit Gewürzen haltbar gemacht wurde, haben wir in Tibet den Speisen keine Zusatzstoffe zugesetzt, weil diese ihnen die natürliche Wirkkraft nehmen.
Frage: Was halten Sie von der Chemotherapie bei der Behandlung von Krebs?
Antwort: Ich habe den Verdacht, daß Chemotherapie einen Tumor zwar vorübergehend zerstört, aber dann woanders Probleme verursacht.

Frage: Ist Ihnen bei Ihrem Besuch in Amerika ein Element in der Ernährung aufgefallen, das Ihnen besonders ungesund zu sein scheint?

Antwort: Ihre Nahrung ist, glaube ich, im allgemeinen sehr gut; Sie haben aber die Angewohnheit, in alles Zucker hineinzutun. Es scheint fast so, als ob Sie immer da Zucker nehmen, wo andere Leute Salz verwenden; Sie tun ihn sogar in Cillisoße. Sie haben sich so daran gewöhnt, daß sie immer größere Mengen davon zu sich nehmen. Zucker führt zur Entstehung von kalten Krankheiten, wie zum Beispiel Diabetes und Rheumatismus und er verursacht mit zunehmendem Alter immer mehr Probleme. Er vermehrt die Wirkkraft von verschiedenen Organismen, die im Körper unter anderem die Bildung von Tumoren fördern. Es gibt sieben Arten von Organismen, auf die wir später noch eingehen werden. Die erste Gruppe ist unsichtbar, die zweite läßt sich mit einem Mikroskop und die restlichen Arten lassen sich mit bloßem Auge wahrnehmen. Süße Dinge vermehren die Wirkkraft aller dieser Organismen.

DIABETES

Diabetes wird als Teil einer Gruppe von chronisch-degenerativen Störungen beim Wasserlassen behandelt, die mit einer Vermehrung der Harnmenge einhergehen.[177] Zu den ersten Anzeichen der Krankheit gehören feuchte Bettwäsche des Patienten am Morgen, vor allem im Bereich der Genitalien; starkes Schwitzen, wobei der Schweiß unangenehm riecht; vermehrtes Wachstum von Nägeln und Haaren; trockener Mund und Kehle. Der Patient ist häufig durstig und verlangt nach kühlen Speisen und Getränken; er verspürt ein brennendes, aber nicht schmerzendes Gefühl an Handflächen und Fußsohlen; beim Wasserlassen ist der letzte Teil des Urins von relativ dichterer Beschaffenheit; außerdem lockt der Urin in vermehrtem Maße Fliegen an. In den frühen Stadien ist der Urin nicht eindeutig und gibt wenig Aufschluß über die Art der Krankheit.

Die eigentliche Krankheit zeigt dann unterschiedliche Arten von Symptomen, je nachdem, ob sie auf eine Störung von Schleim, von Galle oder von Wind zurückgeht. Ist die Ursache eine Störung von Schleim, so verdaut der Patient die Nahrung nicht richtig, er verliert den Appetit, schläft viel und hat ein Gefühl von Schwere im Körper; im Mund bildet sich viel Schleim und es tritt Brechreiz auf. Sind Gallestörungen die Ursache, tritt beim Wasserlassen ein Brennen in Harnblase und -röhre auf, der Mund ist trocken, der Patient verspürt das Gefühl einer großen Hitze im Körper, er hat Durchfall und eine Neigung zu gewöhnlichen Erkältungen. Bei Windstörungen als Ursache tritt Herzklopfen auf, der Patient kann nicht schlafen, hat Schwierigkeiten beim Atmen, Ansammlungen von Schleim im Mund, Gefühle von Heißhunger und in Abständen unmotivierte Angstgefühle.

Der Bodensatz im Harn kann die unterschiedlichsten Erscheinungsformen haben. Bei Schleim sieht er milchig aus. Er kann auch aussehen wie Reissuppe, er kann klebrige und stark riechende Fäden ziehen, die auf der Haut ein Gefühl von Kälte hervorrufen, er kann aussehen wie der Speichel einer Kuh oder eines Elefanten. Seine Farbe kann schwarz, blau, gelb, rot oder orange sein. Der Geschmack ist honigsüß; die Süße verliert sich aber nachdem die Krankheit behandelt worden ist. Bei Galle-Blut als Ursache weist der Urin einen unangenehmen Geruch auf.

Zu den Hauptursachen gehört eine Ernährung, die zu viel Speisen beinhaltet, die süß oder salzig, von kühler Wirkkraft oder schwerer Beschaffenheit sind. Bei den Verhaltensweisen gehört der langdauernde Aufenthalt an feuchten Orten zu den Ursachen dieser Krankheit.

Was die Behandlung anbetrifft, so gibt es allgemeine Mittel aber auch Mittel, die speziell bei den durch Schleim, Galle bzw. Wind verursachten Varianten der Krankheit angewendet werden. Wenn die Krankheit unbehandelt bleibt, entwickeln sich wunde Stellen, Schwellungen und Tumoren.

Frage: Sind es zumeist Menschen mit Übergewicht, die an dieser Krankheit leiden?

Antwort: In Indien sind die Patienten meist dick, bei den Tibetern dagegen ist das unterschiedlich. Tibeter sind weniger anfällig als Inder, weil sie zwar Salz in ihren Tee und in ihr Essen tun, aber nicht viele Süßigkeiten essen. Inder essen dagegen viel Süßes, vor allem Zucker.

Frage: Was für Arzneimittel werden zur Behandlung verwendet?

Antwort: Die Mittel enthalten vor allem Baumrinde, Blüten und Früchte. Moschus ist der einzige Bestandteil, der tierischen Ursprungs ist. Die benötigten Zutaten werden heute vor allem im Himalaja an der Grenze zu Tibet gesammelt.

Frage: Sind es eher ältere oder eher jüngere Patienten, die an dieser Krankheit sterben?

Antwort: Man kann nicht sagen, daß die Patienten aus der einen Altersgruppe eher an der Krankheit sterben als die aus der anderen.

Frage: Welche Verhaltensweisen und welche Speisen sollte der Patient vermeiden?

Antwort: Er sollte es vermeiden, sich an kalten und feuchten Orten aufzuhalten. Zu den Nahrungsmitteln, die er nicht essen sollte, gehören vor allem Zucker, Möhren, Blumenkohl, Kohl, Rohzuckersirup, weiße Rüben und Zuckerrüben. Nach der

Genesung sind diese Speisen unbedenklich, solange man sie in Maßen zu sich nimmt.

Frage: Tritt im Zusammenhang mit dieser Krankheit gelegentlich auch Blindheit auf?

Antwort: Nein.

Frage: Spielt Vererbung eine Rolle?

Antwort: Nach Ansicht der tibetischen Ärzte ist dies, anders als zum Beispiel die Lepra, keine Krankheit, die in der Familie liegt.

Frage: Wie oft muß der Patient die Medizin einnehmen?

Antwort: Er nimmt sie zunächst dreimal am Tag – morgens, mittags und abends. Später nimmt er sie dann nur noch am Morgen und am Abend.

Frage: Kommt es vor, daß ein Patient schlecht auf die Mittel reagiert?

Antwort: Ob das Mittel Wirkung zeigt, hängt davon ab, ob der Arzt die richtige Diagnose gestellt hat. In vielen Fällen überprüft er den Zustand des Patienten in regelmäßigen Abständen, um die Zusammensetzung der Arzneimittel entsprechend anzupassen.

Frage: Welche Untersuchungen nimmt der Arzt während des ersten Besuchs beim Patienten vor?

Antwort: Er überprüft den Puls, den Urin, Augen, Zunge und den übrigen Körper. Dann erklärt er dem Kranken seinen Befund und vergleicht ihn mit dessen Erfahrungen.

Frage: Was gehört zu Urindiagnose?

Antwort: Hier beurteilt der Arzt Geruch, Farbe, Blasenbildung und Geschmack des Urins. Außerdem betrachtet er die Eigenschaften des Urins, wenn er frisch und warm und wenn er abgekühlt ist. Er inspiziert das sich bildende Albumen und die an die Oberfläche steigende ölige Substanz [Chylus]. Es gibt drei Arten der Untersuchung, die durchgeführt werden können, wenn der Urin einen Tag alt ist. Wenn in Tibet ein Patient selbst nicht zum Arzt gehen kann, schickt er eine Probe seines Urins und einen Brief, in dem er die Symptome seiner Krankheit schildert. Auf dieser Grundlage kann der Arzt ein Mittel verordnen. Stuhluntersuchungen werden nur selten durchgeführt, jedoch kann ein Arzt drei Kategorien von Stuhl anhand des Urins erschließen.

Frage: Was sind die charakteristischen Eigenschaften des Pulses?
Antwort: Das ist ein sehr komplexes Thema. Der Arzt muß den normalen oder konstitutiellen Puls des Patienten kennen; dann muß er wissen, welche Besonderheiten im Puls auf die gerade herrschende Jahreszeit zurückzuführen sind und er muß die Pulse kennen, die auf bestimmte Krankheiten hinweisen.
Frage: In welchen zeitlichen Abständen muß der Arzt den Patienten sehen?
Antwort: Es gibt Krankheiten, bei denen die verschriebene Medizin besonders gefährlich ist. In diesen Fällen muß der Arzt den Patienten, den er morgens gesehen hat, noch am Abend des gleichen Tages wieder aufsuchen. In anderen Fällen sind Abstände von Wochen oder sogar von einem Monat zulässig.
Frage: Kommt es im Zusammenhang mit der hier beschriebenen Krankheit auch zu Problemen mit der Zeugungsunfähigkeit des Patienten?
Antwort: Diese Gefahr besteht, wenn die Krankheit über lange Zeit andauert. Bei den Varianten, die auf Blut und Galle zurückzuführen sind, kann es zu Impotenz kommen. Bei den durch Wind und Schleim hervorgerufene Varianten tritt das Problem nicht auf.
Frage: Könnten Sie noch näher darauf eingehen, was passiert, wenn die Krankheit unbehandelt bleibt?
Antwort: Wenn sie im Anfangsstadium nicht behandelt wird, entstehen überall im und auf dem Körper kleine Beulen. Es entwickeln sich kleine wunde Stellen, die sich öffnen, wenn man an ihnen kratzt, außerdem können solche Stellen an Nieren, Harnblase, Magen usw. entstehen. Manche dieser Stellen oder Schwellungen sind am Rande höher als in der Mitte, andere sind in der Mitte höher und wiederum andere haben ihrerseits kleine Beulen. Menschen, die diese Stellen im Inneren des Körpers entwickeln, werden nach einiger Zeit krumm. Ihre Glieder werden steif und sie entwickeln Krampfadern. Der Eiter in den Beulen und Schwellungen reift nur schwer.

Tumoren

Tumoren werden in den Lehrbüchern zur tibetischen Medizin an zwei Stellen behandelt. Die eine ist der Abschnitt über die chronischen tumorartigen Erkrankungen,[178] die andere ist der Abschnitt über die achtzehn vom Buddha für die Zukunft prophezeiten bösartigen Erkrankungen.[179] Das Kapitel zu den chronischen tumorartigen Erkrankungen hat sechs Abschnitte, deren Inhalt ich hier kurz zusammenfassen will. Der erste Abschnitt befaßt sich mit den Ursachen und den Bedingungen für die Erkrankungen. Es sind unverdaute Speisen, Kleinorganismen, vermehrte Lymphe und der Aufenthalt an einem kalten Ort. Der Körpersaft Wind kann niemals die Ursache für einen Tumor sein.

Zur Diagnose dieser chronischen Krankheiten gehört die Untersuchung des Pulses und des Urins. Der Puls kann sehr schnell sein, in anderen Fällen ist er schleppend, wie ein verkrüppeltes Bein. Weiter oben wurden schon die Risse auf der Oberfläche des Urins erwähnt, die sich zeigen, wenn der Patient an einem Tumor leidet.

Wenn sich irgendwo im Körper ein Tumor bildet, wird die betroffene Stelle zunächst schwarz; beim Waschen der Stelle stellt man fest, daß Dinge an ihr hängenbleiben und auch nach dem Waschen sich wieder neuer Schmutz dort sammelt. Der Patient fühlt kalte Schauder. Der Stuhlgang ist unregelmäßig, der Patient hat mal einige Tage Durchfall und ist dann wieder einige Tage verstopft. Er wird, auch wenn er noch nichts von seiner Krankheit weiß, zunehmend dünn und schwach.

Eine Art von Tumor entsteht im Magen. Er wird von unverdauter Nahrung hervorgerufen. Eine andere Art ist ein Blut-Tumor und entsteht in der Leber. Die Zeichen für einen Blut-Tumor in der Leber oder in der Gallenblase sind eine gelbe oder orangene Färbung des Urins und eine gelbe Färbung von Augen und Haut. Der Puls geht schnell und der Körper wird sehr warm. Es gibt Schmerzen in der vorderen und der hinteren rechten Körperseite. Sobald der Tumor sich ausgebildet hat, wird das Fleisch schwarz, die Augen behalten ihre gelbe Farbe.

Bei einem Tumor in der Milz bleibt die Farbe des Fleisches wie sie ist, nur auf der linken Seite, über der Milz, entsteht eine dunkle Fläche auf der Haut. Der Patient hat Schwierigkeiten, seine Nahrung zu verdauen und stößt mit einer bitteren Flüssigkeit auf.

Im Magen oder Dickdarm bildet sich ein Tumor, der durch Schleim verursacht wird, genauer durch eine Mischung von Schleim, Blut und Lymphe. Wenn man ihn morgens abtastet, pulsiert er. Bei einem Tumor im Dünndarm gleichen die Zeichen denen eines Tumors in der Gallenblase, nur daß die Farbe des Urins heller ist. Außerdem ist der Patient sehr durstig. Im Dickdarm bildet sich eine Art Wind-Tumor. Wegen seiner Windnatur nimmt seine Größe mal zu und mal ab. Aufgrund dieser Windnatur hätte es auch keinen Sinn, zu versuchen, in operativ zu entfernen.

Wenn eine Frau nicht menstruiert, kann sich ein Blut-Tumor bilden, der Schmerzen in allen Gelenken und im Schoß verursacht. Die Schmerzen nehmen bei kaltem Wetter zu und lassen nach, wenn das Wetter wärmer wird. In der Zeit zwischen den Monatsblutungen kommt es zu einer schwarzen Ausscheidung. Die Nieren sind der Ursprung für die Bildung von Steintumoren in der Harnblase. Diese Steine blockieren die Harnwege und verursachen Schmerzen beim Wasserlassen.

In den kleinen Leitungswegen in der Lunge kann sich eine Art von kleinen hohlen Tumoren bilden. Sie verursachen Schwierigkeiten beim Husten und die Stimme des Patienten fängt an zu rasseln. Die Hautfarbe wird bläulich oder schwärzlich, der Patient wird dünner und erbricht sich häufig nach dem Essen. In den Nieren können sich Steine bilden, wenn das Wasser sich nicht schnell genug durch sie bewegt. Weil der Patient zunächst keine Schmerzen hat, werden die Steine auch nicht gleich festgestellt. Ein Anzeichen sind Schwierigkeiten des Patienten, sich zu bücken.

Allgemein kann man sagen, daß beim Vorhandensein eines Tumors im Körper die Haut über der betroffenen Stelle ihre Farbe ändert und leichter schmutzig wird.

Eine andere Möglichkeit, Tumoren zu klassifizieren, ist es, sie danach zu unterscheiden, ob sie innen oder außen am Körper oder dazwischen auftreten. Die außen auftretenden Tumoren können entweder irgendwo an der Hautoberfläche auftreten, aber auch an der Außenseite von Dünndarm, Magen, Leber, Milz, Nieren oder Dickdarm. Innere Tumoren können sich im Inneren von Magen, Gallenblase, Dünndarm oder Lunge bilden. Die Tumoren, die sich zwischen außen und innen bilden, treten in Leber, Milz, Nieren oder Harnblase auf. Am leichtesten sind die äußeren Tumoren zu heilen, dann die in der Mitte und am schwersten ist die Heilung der inneren Tumoren.

Dies war eine kurze Zusammenfassung der sechs Abschnitte zu den gegenwärtigen existierenden chronischen tumorartigen Erkrankungen.

Die achtzehn bösartigen Krankheiten

Der Buddha hat das Auftreten von achtzehn Arten bösartiger Krankheiten vorausgesagt. Sie sollen dadurch entstehen, daß die Lebewesen zunehmend nicht-tugendhafte Taten ausüben; die andere Ursache ist die Entwicklung von neuen Materialien. Der Hauptgrund liegt in der Schöpfung neuer Substanzen und neuer Kombinationen von bekannten Substanzen. Es gibt heutzutage eine Menge Neues bei den Dingen, die wir essen; man benutzt Dünger, um das Gemüse schneller und größer wachsen zu lassen, außerdem gibt es verschiedene Arten von Tabak, den die Leute heute rauchen und den es früher nicht gab. Das Entstehen der achtzehn bösartigen Krankheiten steht also im Zusammenhang mit der Entwicklung solcher neuen Kombinationen von Stoffen. Nach buddhistischer Auffassung leben wir in einem Zeitalter, in dem die Führer von Ländern oder Organisationen nicht ehrlich sind; auch die, die unter ihnen stehen, sind nicht ehrlich; alle betrügen einander. Der Klerus ähnelt immer mehr dem Nicht-Klerus; er kommt seinen eigenen Aufgaben nicht mehr nach, sondern mischt sich immer mehr auch in weltliche Geschäfte. Die Mißachtung religiöser Übung hat dazu geführt, daß die Schützer der religiösen Systeme sich beleidigt fühlen. Daraus entstehen karmische Ursachen, die andauernde Probleme schaffen. Letztlich sind es die drei grundlegenden Geistesgifte, die diese Krankheiten hervorrufen.

Zu den hauptsächlichen *Ursachen*, den drei Geistesgiften und den drei Körpersäften, kommen als *Bedingungen* für das Entstehen der Erkrankungen noch sieben Arten von im Körper lebenden Organismen hinzu. Die erste Art ist ein Blutorganismus, der keine Beine hat und extrem schwer wahrnehmbar ist. Ich glaube, man kann ihn nicht einmal mit einem Mikroskop sehen. Er befindet sich im Blut und kann sich so zu allen wichtigen Punkten in den Kanälen bewegen. Dieser Organismus ist die Bedingung für eine ganze Reihe der hier behandelten bösartigen Krankheiten. Auch Lepra gehört zu den von ihm bedingten Krankheiten.

Weiter gibt es einen Organismus, der ein wenig größer als der erste Typ ist und eventuell auch mit einem Mikroskop wahrgenommen werden könnte. Auch er ist rot und man nennt ihn »rot wie Kupfer«[180].

Er kann sich innerhalb eines Augenblicks durch den ganzen Körper bewegen und in sehr kurzer Zeit den ganzen Blutkreislauf beeinflussen. Die übrigen fünf Arten von Organismen sind mit dem Auge wahrnehmbar.

Frage: Woher wissen Sie von der Existenz dieser Organismen?

Antwort: In der buddhistischen Lehre gibt es eine Vielzahl von verschiedenen Kleinorganismen, die den Wissenschaftlern, soweit ich weiß, noch nicht bekannt sind. Was die Diagnose betrifft, so kann der Arzt die Organismen ab der zweiten der sieben Kategorien mit dem Auge wahrnehmen. Die erste Art von Organismen kann man nicht sehen. Das Wissen von ihrer Existenz stützt sich auf das Wort des Buddha.

Der Verzehr von süßen Dingen verstärkt die Wirksamkeit dieser Organismen ebenso wie falsche Verhaltensmuster oder Speisen, die aus einer Mischung vieler verschiedener Geschmacksarten und Wirkkräfte bestehen. Wenn in einem der sieben körperlichen Grundstoffe eine Störung durch diese Organismen auftritt, verliert der betreffende Grundstoff an Kraft und die Stärke der Organismen nimmt zu. Durch eine solche Abfolge von Ursache und Wirkung entstehen die äußerst bösartigen Krankheiten, um die es hier geht.

Die Krankheiten befallen in jeweils verschiedenen Formen das Gehirn, den Dünndarm, die Haut, die Gelenke, die Muskeln von Unterarmen und Waden, allgemein jedes Fleisch im Körper und das Bindegewebe. Die letzte Art ist für den Arzt nur schwer festzustellen. Menschen, die von dieser Krankheit im Bindegewebe betroffen werden, verlieren das Bewußtsein und sterben innerhalb von sieben Tagen; weil das Bindegewebe steif wird, sieht ihr Mund aus als würden sie lachen. Dies ist eine der schlimmsten der bösartigen Krankheiten und sie trifft nur sehr wenig Menschen.

Wenn die bösartige Krankheit sich in den Knochen der Fußsohlen und der Handflächen bildet, verzehrt sie die Knochen. Zu den frühen Anzeichen für das Ausbrechen dieser Krankheit gehört, daß der Betroffene sinnlos anfängt zu weinen, ein grobes Verhalten an den Tag legt und sich, scheinbar grundlos, erbricht und Durchfall hat. Die Haut an der erkrankten Stelle wird schmutzig.

Ihrem Wesen nach sind dies hitzige Krankheiten. Ein Zeichen für ihr Entstehen sind Schmerzen auf beiden Seiten des Gesichtes, eine Rötung der Augen und eine starke Erhitzung des Körpers des Patienten. Dieser hat manchmal das Gefühl, im Rückgrat Schmerzen zu haben und dann wieder nicht.

Tumoren im Bereich von Hals und Mund können an der Zungenwurzel, an den Lippen, in den Lippen, am Gaumen, in den Wangen, im Bereich unter den Ohren und in der Kehle selbst auftreten. Wenn sich ein Tumor in der Mitte der Kehle bildet, behindert er das Sprechen und erschwert Essen und Trinken.

Eine Art von Tumor, der sich in der Kehle bildet, wird »männlicher« Tumor genannt; er ist knollenartig und flach. Eine andere Art, die nach außen gewölbt ist und aussieht wie ein umgedrehte Tasse, wird »weiblicher« Tumor genannt. Es handelt sich nicht um die Halstumoren von Männern bzw. Frauen, sondern einfach um die Bezeichnung für verschiedene Tumorarten. Ein weiterer Typ wird »Kind« genannt; er besteht aus vielen kleinen Geschwulsten, einige sind flach, andere spitz wie ein Schwert, einige sehen aus wie ein Halbmond und einige haben eine Menge kleiner Knoten, die wie die Warzen auf einer

Kröte aussehen. Diese sind mit dem Auge wahrnehmbar. Der Puls ist heiß und er flattert; an der Oberfläche des Urins bilden sich Risse.

Dies gilt für alle Tumoren in der Mund-Hals-Region. Denken Sie bitte daran, daß ich hier nur eine sehr kurze Zusammenfassung des Textes gebe.

Es gibt eine weitere Art von tumorartiger Schwellung, die an jeder Stelle im Körper auftreten kann und die mit starken Schmerzen verbunden ist. Entsteht dieser Typ von Tumor aufgrund eines Vorherrschens von Blut, so schwillt der Körper an der befallenen Stelle an und auch die Schmerzen treten dort auf. Die schlimmsten Schmerzen sind die auf der linken Körperseite.

Geht die gleiche Art von Tumor auf eine Störung des Körpersaftes Wind zurück, sind die Stärke der Schwellung und der Schmerz nicht bestimmbar und auch der genaue Ort ihres Auftretens ist nicht feststellbar. Tritt dieser Tumor im Herzen auf, ist er nur sehr schwer zu heilen. In der Leber ist er leichter zu heilen und noch leichter ist die Heilung, wenn er in der Lunge auftritt. Die Schwierigkeiten, ihn zu heilen, nehmen der Reihe nach weiter ab, wenn er in der Milz, in den Nieren, bzw. in den Brüsten und in den Lymphdrüsen in den Achselhöhlen auftritt.

Wenn derselbe Tumor im Zusammenhang mit einer Blut-Galle-Krankheit auftritt, verspürt der Patient einen dauernden bitteren Geschmack im Mund, seine Haut wird gelb und er schwitzt an den Haarwurzeln auf dem Kopf. Tritt der Tumor als Wind-Krankheit auf, ist der Mund des Patienten trocken; sein Geist ist verwirrt und er gähnt häufig.

Wie schon oben erwähnt, sind diese schmerzhaften Tumoren am schwersten zu behandeln, wenn sie in Herz, Leber oder Lunge auftreten. In den übrigen Fällen sind sie leichter zu behandeln.

Eine andere Art von Tumor bildet sich im Magen. Er entsteht aus einem Konflikt zwischen heiß und kalt. Es beginnt mit einem Gefühl von Wärme und anschließendem Schwitzen. Daraufhin führt schon ein leichtes Gefühl von Kälte zu einem zunehmenden Schmerz in der Gegend des Tumors im Magen. Der Magen fühlt sich an, als würde er sich zu einem Knoten zusammenziehen – ähnlich wie bei den Magenkrankheiten, die durch Kleinorganismen hervorgerufen werden.

Weiter gibt es noch eine Art von Hautkrankheit, bei der sich rote Flecken auf der Haut bilden, die sehr stark jucken. Sie ist in Indien sehr verbreitet und bei ihrer Behandlung haben sich tibetische Arzneimittel als hilfreich erwiesen. Die Krankheit entsteht nur auf der Haut. Ihre Ursachen sind eine Verunreinigung des Blutes und eine Vermehrung der Lymphe. Falsche Ernährungs- und Verhaltensweisen stören den Körper und bringen die Krankheit zum Vorschein. Zu den Symptomen gehört ein, scheinbar unbegründetes, Frösteln. Die Krankheit kann fast überall am Körper auftreten. Sie bildet rote juckende Flecken mit Höckern, die oben spitz sind. Das Jucken ist sehr stark. Sobald die Flecken an einer Stelle trocken werden, entstehen sie an einer anderen Stelle neu usw.

Eine andere Art von Tumor entsteht in den Gelenken. Neben den oben erwähnten Grundursachen geht sein Erscheinen vor allem auf eine Störung des Blutes durch den Körpersaft Wind sowie auf falsche Ernährung und falsche Verhaltensweisen zurück. Meistens bildet sich der Tumor in den Gelenken im Halsansatz, im Nacken, am Schädel unterhalb der Schläfen, unter den Ohren und am Kieferansatz. Die von ihm hervorgerufenen Schmerzen sind nicht sehr stark und es ist schwer, ihn zur vollen Reife zu bringen. Die kranke Stelle erscheint, entwikkelt sich aber nicht vollständig. Dadurch ist sie schwer zu handhaben. Wir legen einen Breiumschlag auf und verabreichen gleichzeitig ein Mittel, das die Krankheit dazu bringt, sich voll zu entwickeln; anschließend wird eine eiterähnliche Flüssigkeit abgezapft. Es kann vorkommen, daß man diese Art des Tumors mit der Schwellung verwechselt, die durch eine Nebenhöhlenentzündung hervorgerufen wird oder auch mit dem oben erwähnten Tumor, der die Kehle blockiert. Der Unterschied zum letzten besteht darin, daß dieser sich im Fleisch, der andere dagegen im Knochen befindet. Es gibt acht verschiedene Arten von diesem Tumor – eine, die an beiden Seiten des Schädels auftritt, zwei am Kiefer und noch einige, die den Hals betreffen. Es ist sehr leicht, diesen Tumor zu identifizieren: Die Stellen, an denen er auftritt, ähneln einem gefrorenen weißen Rettich, der wieder aufgetaut wurde – er ist an der Oberfläche sehr weich und innen hart.

Ein anderer Tumor erscheint an den fleischigen Teilen von Armen und Beinen. Er tritt vorzugsweise an den Unterarmen und den Waden auf. Hervorgerufen wird er von den oben erwähnten Grundursachen. Der Puls ist sehr fein und straff. Der Urin hat die Farbe von Senföl. Der Kopf schmerzt, der Patient fröstelt und bekommt eine Gänsehaut, die nach fünf Minuten wieder verschwindet. Vor allem die Hand- und Fußgelenke schmerzen. Beim Ausbrechen der Krankheit fängt der Patient an, sich gelegentlich zu erbrechen, er hat einen blutigen Durchfall und Muskelkrämpfe. Manchmal ändert sich auch die Klangfarbe seiner Stimme. Augen und Gesicht verlieren ihren Glanz und der Patient fängt an, wirr zu reden. Wenn die Krankheit in ihr Hauptstadium geht, kommt es zu einem Anschwellen der Gelenke. Es gibt eine andere Art von Tumor, bei der am ganzen Körper Schwellungen auftreten. Die Schmerzen sind mal mehr und mal weniger stark. Man hat den Eindruck, daß die Krankheit lügt – mal ist es so, daß Hunger dem Patienten Schmerzen verursacht, mal hat er dadurch Schmerzen, daß der Magen voll ist. Hinweise auf die Krankheit sind Rötungen auf der Haut am ersten Rückenwirbel, an den Wangen, in der Mitte des Rückens und im Bereich der Leber, die noch vor der eigentlichen Anfangsphase der Krankheit auftreten. Sie weisen darauf hin, daß die Krankheit im Ausbruch begriffen ist.

Von dem gerade erwähnten Tumor gibt es eine erdige Variante. Sie ist hart und von gleichbleibender Größe. Die Kuppe der Schwellung ist dunkel. Die feurige Variante ist mit vielen kleinen roten Flecken übersät. Sie wächst schnell und die Ränder sehen aus, als ob sie versengt wären. Bei der wässrigen Variante fühlt sich der Körper kalt an, die Kuppe der Schwellung hat Blasen und sondert Lymphe ab. Bei der Wind-Variante hat die Schwellung eine weißliche Färbung. Ihre Größe ist je nach Tageszeit verschieden.

Man kann die Tumoren dieser Gruppe auch nach ihren Farben unterteilen. Die weißen Schwellungen sind eher kalt und wenig schmerzhaft; der Puls und der Urin deuten auf eine kalte Krankheit hin. Die schwarzen Schwellungen sind schmerzhaft und Urin und Puls deuten auf eine schwere hitzige Krankheit hin.

Bei gefleckten Schwellungen sieht der Urin an einem Tag aus wie der Urin einer hitzigen Krankheit und am nächsten Tag wie der Urin einer kalten Krankheit.

Es gibt dann noch eine Art von wildem Tumor, die sehr schnell an Größe zunimmt. Eine schwächere Form dieses Tumors behält ihre ursprüngliche Größe bei. Daneben gibt es noch eine Variante, bei der die vorher erwähnten unsichtbaren Organismen sehr stark sind. Diese Art des Tumors hat dann in seinen Schwellungen noch einmal viele kleine Beulen. Die »weibliche« Variante derselben Krankheit ist etwas kleiner und verändert sich nicht.

Ich habe einige Kategorien hier gekürzt dargestellt, die im Text in noch sehr viel mehr Unterarten geteilt werden. Ich frage mich, ob die Wissenschaftler wohl einmal ein Mikroskop bauen werden, mit dem man die winzigen Organismen, die diese Krankheit auslösen, sehen können wird.

Frage: Handelt es sich bei diesen Organismen Ihrer Meinung nach um Lebewesen?

Antwort: Ja, es sind Lebewesen von atomischer kleiner Größe. Wie ich schon vorher gesagt habe, können von den sieben Arten von Kleinorganismen fünf mit dem Auge wahrgenommen werden, eine läßt sich mit dem Mikroskop beobachten und eine ist wohl selbst mit einem Mikroskop nicht wahrnehmbar.

Es gibt noch eine andere Art von chronischer Geschwulst; die allgemeinen Ursachen und Bedingungen ihres Entstehens entsprechen denen, die oben erklärt wurden. Hinzu kommen als spezifische Bedingung für ihr Entstehen die Faktoren von harter körperlicher Arbeit und einer Zunahme von schlechtem Blut und Lymphe im Körper. Die Geschwülste wachsen zunächst jede für sich im stillen, anschließend bringt Wind sie zu einer Masse zusammen. Die Masse wirkt dann zusammen mit Organismen, die im Körper natürlich vorhanden sind, und es bilden sich sehr schwer heilende chronische Geschwülste im Fleisch, in den Knochen und in den Kanälen.

Wenn diese Krankheit im Fleisch auftritt, ist der Puls schnell und bebend; die Schwellung ist hart, das Fleisch gleicht einem roten Rettich und ist unter der Oberfläche in einem schlimmen Zustand. Bei der Bildung einer solchen Geschwulst im Knochen wird das Gebiet um den Knochen herum schwarz und es tritt ein Schmerz auf, als ob dort ein Nagel in den Knochen geschlagen würde. Tritt eine solche Geschwulst in einer Ader auf, wird diese schwarz und sieht aus wie eine zornige Schlange. Die Schwellungen gibt es in verschiedenen Größen – groß, klein und in Größen dazwischen.

Bei den inneren Organen sind die chronischen Geschwülste sehr hart und gleichen Tumoren; wenn man zum Beispiel Druck auf eine solche Geschwulst im Dünndarm ausübt, fühlt sie sich sehr hart an; sobald sie zur Reife gekommen ist, wird Eiter mit dem Stuhl ausgeschieden, man muß also sehr sorgsam vorgehen. Es gibt eine weitere Art von chronischer Geschwulst, die mit einer ansteckenden Krankheit einhergeht. Sie entsteht vor allem aus einem Gallefieber und betrifft die Nebenhöhlen, das Gehirn, die Kehle, die Nieren, den Dünndarm, die Lungen, den Magen und das Herz. Die Leber wird nicht betroffen. Aufgrund der Galle-Natur der Krankheit ist die Schwellung von gelber Farbe, das Gesicht und der Körper des Patienten werden gelb, die Nägel werden blauschwarz und der Patient fröstelt stark. Der Puls stoppt, wenn man Druck ausübt und schlägt wieder weiter, sobald man den Druck zurücknimmt. Der Urin zeigt eine Mischung von Gelb und Rot und er ist sehr dickflüssig. Der Kopf und die vier Hauptgelenke, die Hand- und Fußgelenke, schmerzen.

Der Patient redet viel, macht dabei aber den Eindruck, als würde er in Schlaf fallen. Die untere Seite der Zunge und das Weiße der Augen nehmen eine gelbe Farbe an. Der Patient verspürt einen andauernden bitteren Geschmack im Mund, er hat Schmerzen tief im Kopf und aus seiner Nase fließen Eiter und Blut.

Wenn diese Art von Krankheit in den Lungen entsteht, schmerzt die obere Hälfte des Körpers und der Speichel wird gelb. Wenn sie in den Nieren entsteht, schmerzt die Gegend um die Nieren herum und der Patient hat Schwierigkeiten bei der Entleerung von Darm und Blase. Wenn der Magen betroffen ist, hat der Patient einen bitteren Geschmack im Mund und erbricht Galle. Ist der Dünndarm betroffen, hat der Patient Durchfall und scheidet Galle mit dem Stuhl aus.

Eine andere, ansteckende Form der chronischen Geschwulst tritt vor allem in der Kehle, in der Mundhöhle und an den Seiten des Halses auf. Sie hat die Form eines Eies. Die grundlegenden Ursachen und Bedingungen für ihr Entstehen sind die, die oben aufgeführt wurden. Sie ist sehr schmerzhaft und gefährlich. Eine kleinere Variante, die die Form eines Halbmondes hat, ist weniger schmerzhaft und weniger gefährlich. Man hält sie im Anfangsstadium leicht für einen Knoten an den Kanälen und beachtet sie nicht weiter.

Eine andere Art, die auch ansteckend ist, wird »viele chronische Geschwülste« genannt. Die Ursachen und Bedingungen für ihr Entstehen sind die gleichen wie oben. Sie besteht aus einer großen Schwellung, die von vielen kleinen Schwellungen umgeben ist. Sie kann im Bindegewebe hinter den Ohren, in den Achselhöhlen, in den Brüsten, in den Oberschenkeln, in der Leistengegend oder in den Kniekehlen auftreten. Der Patient hat mal stärkere und mal schwächere Schmerzen und er leidet unter Kälteschauern.

Eine andere, ebenfalls ansteckende Art gleicht der vorhergehenden, hat aber die zusätzliche Eigenschaft, daß sie vor allem am Zwerchfell auftritt. Es lassen sich nur schwer äußere Anzeichen für diese Geschwulst feststellen und sie kommt auch nur schwer zur Reifung. Schmerzen treten meistens auf, wenn der Patient sich hingelegt hat. Dadurch daß er sich nach links oder rechts dreht, wird auch der Tumor gedehnt und verursacht Schmerzen.

Schließlich gibt es noch eine andere Art von Geschwulst, die nicht ansteckend ist und am Hals oder weiter oben am Hals unter den Ohrläppchen auftritt. Zunächst erscheint eine Schwellung und dann, noch bevor sie angefangen hat zu heilen, daneben noch eine – bis die Schwellungen um den ganzen Hals gehen. Die Krankheit beginnt immer mit einer Schwellung unter den Ohrläppchen und einem unangenehmen Gefühl in den Kanälen der Halsregion. Daran ist sie früh zu erkennen; wenn die Geschwülste erst einmal um den ganzen Hals gehen, ist eine Behandlung schwierig. Die bei anderen Tumoren gewöhnlich angewandten Mittel, die den Tumor zur Reifung bringen, damit er herausgezogen werden kann, sind bei dieser Krankheit fast immer wirkungslos.

Damit ist die Erklärung von Tumoren, soweit es die vom Buddha prophezeiten achtzehn Krankheiten betrifft, beendet.

Frage: Sind alle Tumoren heilbar?

Antwort: Einige sind leicht zu heilen, andere sind schwer zu heilen; einige können geheilt werden, andere nicht; einige sind ansteckend, andere nicht. Es gibt da viele verschiedene Arten. Der tibetische Begriff für die im letzten Abschnitt behandelten Erkrankungen ist »njän« (*gnyan*) [hier entweder mit »chronische Geschwulst« oder »Tumor« übersetzt] und bezeichnet eine Schwellung mit unregelmäßiger Oberfläche. Die im Abschnitt davor behandelte Krankheit wird dagegen »tränn« (*skran*) [hier als »Tumor« übersetzt] genannt, was eine beulenartige Schwellung bezeichnet.

Frage: Verbreiten sich die ansteckenden Tumoren durch Berührung?

Antwort: Um sich anzustecken ist eine Berührung nicht notwendig, es reicht, wenn man mit einem Kranken zusammen ist. Die Krankheit reist über den Atem usw. Die Art der Ansteckung ist ähnlich wie bei Pocken.

Frage: Sind alle diese vom Buddha prophezeiten neuen Krankheiten Tumoren?

Antwort: Bei allen achtzehn Krankheiten treten Schwellungen auf, jede hat aber noch viele Unterarten, auf die ich nicht weiter eingegangen bin. Es handelt sich insgesamt um eine Zahl von vielleicht 80 Krankheiten. So gibt es zum Beispiel bei den »männlichen«, den »weiblichen« und den »Kind«-Tumoren noch jeweils Wind-, Galle- und Schleim-Varianten. Andere werden noch einmal nach den jeweils dominierenden Elementen unterteilt. Ich habe hier nur eine gekürzte und vereinfachte Aufstellung gegeben.

Frage: Stehen die Kategorien fest oder können sie sich im Laufe der Zeit noch einmal ändern?

Antwort: Die Beschreibung von Krankheiten in den Texten bezieht sich auf unser Zeitalter, deswegen besteht keine Notwendigkeit, sie zu ändern. Es gibt allerdings noch andere

Bücher, die eingehendere Erklärungen geben. Diese kann man zusätzlich konsultieren.

Frage: Ist richtige Ernährung eine Möglichkeit, diese achtzehn Arten von Krankheit loszuwerden?

Antwort: Es gibt Krankeiten, die ihre Ursache in eigenen früheren Taten haben; die wichtigsten, unmittelbaren Faktoren sind aber die Ernährung und die Verhaltensweisen. Allgemein kann man sagen, daß alle Krankheiten durch den Faktor der Ernährungs- und Verhaltensweisen ausgelöst werden. Wenn wir imstande wären, so zu essen und zu leben wie der Buddha es dargelegt hat, gäbe es im ganzen Land keinen Grund krank zu sein.

Ein Problem besteht heutzutage in der Verschiedenartigkeit dessen, was die Menschen auf einmal zu sich nehmen. Dazu gehören auch viele neue Kombinationen von Stoffen. Sie rauchen viele verschiedene Substanzen und trinken viele verschiedene Arten von Alkohol. Außerdem werden verschiedene Arten von Dünger benutzt, um die Gemüse, abweichend von ihrer Natur, schneller und größer wachsen zu lassen. Hinzu kommt der Rauch und die Verunreinigungen, die von den neuen Chemikalien ausgehen.

Frage: Meinen Sie, daß der Gebrauch von chemischen Düngemitteln zwangsläufig zum Entstehen von Krankheiten führt?

Antwort: Ich denke, daß der Gebrauch von Düngemitteln usw. in Zukunft Probleme schaffen wird. Das gilt sicher nicht für alle Menschen, sondern vor allem für die, die an diese Dinge nicht gewöhnt sind. Ein weiteres Problem besteht darin, daß ein Nahrungsmittel nicht mehr seine eigene Wirkkraft hat. Ein Lebensmittel ist vielleicht in seiner Erscheinung größer, aber nicht mehr so schmackhaft und wirkkräftig wie vorher. In Tibet waren die Gemüse klein und schmackhaft; hier haben Sie einige Gemüse, die zwar sehr groß sind, aber weder Geschmack noch Wirkkraft haben.

Ein Beispiel: Möhren sind süß und werden deshalb zum Ziel für kleine Tiere. Um das zu verhindern, stellen Wissenschaftler Düngemittel her, in denen Stoffe sind, welche die Tiere fernhalten, die aber, wie ich glaube, gleichzeitig die Süße der Möhren über ihr normales Maß hinaus wachsen läßt – sie werden zu süß.

Dies wirkt dann als Ursache für eine Reihe von kalten Krankheiten, zum Beispiel Diabetes.

Frage: An der westlichen Medizin wird manchmal kritisiert, daß sie nur die Symptome behandelt und nicht die Ursachen. Würden Sie da zustimmen?

Antwort: Es ist wichtig, daß man an die tieferen Ursachen gelangt. Wenn bei Ihnen zu Hause zum Beispiel Wasser ins Haus eindringt, dann können Sie keinen Erfolg haben, wenn Sie versuchen, es von innen auszusperren. Sie müssen nach draußen gehen, versuchen, die Quelle zu finden und dort das Wasser abstellen.

Frage: Ich nehme an, daß es in Tibet keine Krankenhäuser wie im Westen gibt. Was halten Sie davon, sich in einem Krankenhaus behandeln zu lassen?

Antwort: Es ist eine Tatsache, daß Sie sehr viel wohlhabender sind als wir und deshalb auch die Möglichkeit besitzen, solche Krankenhäuser zu haben und sie zu nutzen. Eine andere Tatsache ist, daß unsere Art zu denken von der Ihren sehr verschieden ist. Wir sind vor allem daran interessiert, Religion auszuüben. In unserem Volk gibt es vielleicht auf hundert Menschen einen oder zwei, die nicht an Religion interessiert sind. Dies ist unser Hauptinteresse. Es scheint, als ob Ihre Denkweise und unsere Denkweise einander entgegengesetzt sind.

Techniken zur Herstellung der sexuellen Leistungsfähigkeit und zur Verjüngung

Die Techniken zur Herstellung der sexuellen Leistungsfähigkeit[181] dienen dazu, das normale Funktionieren des Geschlechtsverkehrs sicherzustellen und die Freude daran zu steigern. Außerdem stärken sie den Körper allgemein und sorgen für eine lange Lebensdauer. Ihre hauptsächliche Aufgabe liegt jedoch darin, den Bestand einer Familie zu sichern.

Diese Techniken werden vor allem bei Männern angewendet, weil ein Mann, der nicht imstande ist, den Geschlechtsverkehr durchzuführen, auch nicht fähig ist, für das Fortbestehen seiner Familie zu sorgen. In Tibet war die Familienlinie immer eine väterliche Linie und aus diesem Grund wurde in diesem Zusammenhang auch immer der männliche Teil als der wichtigere betrachtet. Der Mann pflanzt den Samen für die Geburt. Wenn dieser Samen unfruchtbar ist, kann sich der Mann nicht fortpflanzen, selbst wenn er von hundert Frauen umgeben ist.

Im Zusammenhang mit der Übung des Geheimen Mantra wird ein ganz anderer Gebrauch von der Vereinigung von Mann und Frau gemacht. In dieser Praxis benutzt man die Glückseligkeit, die aus der Vereinigung entsteht, um auf eine machtvolle und vollkommen nicht-duale Weise die Leerheit [der Phänomene] von einem Eigenwesen zu erkennen. Für eine wirkungsvolle Übung dieser Praxis muß die Fortpflanzungsflüssigkeit in einem guten Zustand sein, somit beschränkt sich die Bedeutung der Techniken zu Herstellung der sexuellen Leistungsfähigkeit nicht nur auf körperliche Freude und den Erhalt der Familenlinie, sondern spielt auch eine Rolle, wenn es um höchst spirituelle Erfahrungen geht.

Bevor der Arzt ein Mittel zur Herstellung der sexuellen Leistungsfähigkeit verschreibt, muß er zunächst die Ursachen für die sexuellen Probleme, wie zum Beispiel Impotenz oder Unfruchtbarkeit, des Patienten feststellen. Dafür fühlt er den Puls und untersucht den Urin. Danach kann er sagen, ob die

Ursachen der Krankheit Wind, Galle, Schleim oder Blut oder eine Kombination aus diesen sind.

Ich werde kurz erklären, woran diese fünf Arten von Ursachen zu erkennen sind: Wenn die Beeinträchtigung des Samens auf Wind zurückgeht, ist er grob, hat eine schwärzliche Farbe und einen zusammenziehenden Geschmack. Ist eine Galle-Krankheit die Ursache, ist der Samen gelblich; er hat einen sauren Geschmack und von ihm geht ein Geruch aus, als wäre er verfault. Bei einer Schleim-Krankheit ist der Samen von einem gräulichen Weiß, er schmeckt süß und ist sehr klebrig und kühl. Wenn eine Blut-Krankheit die Ursache ist, ist der Samen modrig und zersetzt sich.

Wenn eine Kombination von Wind und Schleim die Krankheit verursacht, zerfällt der Samen von selbst in einzelne Teile. Bei einer Kombination von Blut und Galle ist er wie Eiter. Wenn Galle zusammen mit Schleim die Ursache der Krankheit ist, bildet der Samen eine knotige Masse, die sich nur langsam ausbreitet. Die Kombination von Wind und Galle bringt einen Samen hervor, der trocken, das heißt ohne viel Flüssigkeit, ist. Bei einer Kombination von allen Körpersäften hat der Samen das gleiche Aussehen wie der Urin des Patienten – er ist trübe und wie verfault.

Für die Behandlung wird der Arzt vor allem versuchen, die gefundenen Ursachen zu beseitigen und den Samen wieder in seinen natürlichen fruchtbaren Zustand zu versetzen. Bei Frauen wird das Menstruationsblut in entsprechender Weise auf diese fünf Ursachen hin untersucht.

Ein einwandfreier und fruchtbarer Samen ist weiß, süß und schwer, in seinen geschmacklichen Eigenschaften ähnelt er dem Honig.

Bei einer fruchtbaren Frau sollte das Menstruationsblut aussehen wie das Blut eines Berghasen. Wenn fruchtbarer Samen oder Menstruationsblut auf ein Stück Stoff tropft, lassen sie sich leicht wieder auswaschen, das trifft nicht zu, wenn sie unfruchtbar sind.

Die Behandlung von Patienten, die unfruchtbar oder impotent sind, zielt vor allem darauf, die Kraft der Nieren wiederherzustellen und die Menge des Samens zu vermehren. Es werden

Mittel zum Einnehmen und Mittel zum Einreiben der Genitalien verschrieben.

Kommen wir zu den inhaltlichen Bestandteilen der Mittel. In Tibet gibt es einen weißen Schneefrosch, dessen Fleisch als starkes sexuelles Stimulans wirksam ist. Dieses Fleisch bildet den Hauptbestandteil, die anderen Bestandteile sind pflanzlicher Natur. Bei der Verarbeitung des Frosches entfernt man durch einen besonderen Prozeß die giftigen Bestandteile, die sich in seinem Fleisch befinden.

Es ist wichtig, daß man nur die ungiftigen Teile verwendet. Sie werden diesen Frosch vielleicht für eine Erfindung halten, aber ein Onkel von mir hat mir erzählt, daß in seiner Gegend einmal einige Leute durch das Fleisch dieses Frosches ernsthaft krank geworden sind.

Der Text erwähnt außer der medikamentösen Behandlung noch andere, die Umgebung betreffende Faktoren, die bei der Heilung eine Rolle spielen. Dazu gehört die Wahrnehmung von angenehmen sicht-, hör-, riech-, fühl- und schmeckbaren Dingen, die die Intensität des sexuellen Vergnügens erhöht. Außerdem spricht der Text davon, wie der Patient beschaffen sein muß, das heißt, wie alt er sein sollte und wie er aussehen sollte. Alles was als Quelle der Freude dient, dient auch als Mittel zur Herstellung der sexuellen Leistungsfähigkeit und somit dem Fortbestand der Familie.

Um es zusammenzufassen: Die Techniken zur Herstellung der sexuellen Leistungsfähigkeit verfolgen zwei Ziele – ein nicht-spirituelles und ein spirituelles. Das nicht-spirituelle besteht in der Erhaltung einer Familienlinie, worauf besonders bei den höheren Gesellschaftsschichten Wert gelegt wurde, die in Tibet eine besondere Rolle als Förderer religiöser Praxis gespielt haben.

Daneben ist ihr Zweck häufig der, für ein richtiges Arbeiten der sexuellen Funktionen zu sorgen. Das zweite, das spirituelle Ziel besteht darin, die aus der sexuellen Vereinigung entstehende Glückseligkeit auf eine Weise zu verstärken, daß das Bewußtsein der Glückseligkeit dazu verwendet werden kann, zu einer Erkenntnis der Natur der Phänomene zu kommen. Diese Natur besteht in ihrer Leerheit von einem Eigenwesen und die hier erwähnte Methode ist ein ganz besonderer, machtvoller Weg, um die Hindernisse zum selbstlosen Zustand der Buddhaschaft zu überwinden.

Die Praxis der Verjüngung

Die Behandlung des Vorgangs des Alterns wird »Essenz-Extrakt«[182] genannt. Das Alter beginnt, nach den Vier Tantras, mit siebzig Jahren. Die Kindheit ist die Zeit von der Geburt bis zum sechzehnten Lebensjahr und das Erwachsenenalter ist die Zeit zwischen Alter und Kindheit.

Bei alten Menschen herrscht der Körpersaft Wind vor. Aus diesem Grund ist es ab einem Alter von etwa sechzig Jahren notwendig, Maßnahmen zu treffen, die dieser Dominanz entgegenwirken. So kann man zum Beispiel Nahrungsmittel zu sich nehmen, die auf die eigene Konstitution abgestimmt sind. Wer von Natur aus von Wind dominiert wird, sollte den Schwerpunkt auf Fleischbrühe, Knochenbrühe und Milch legen. Wer von Galle dominiert wird, ißt mehr frische Butter, frischen Joghurt und Knochenbrühe, die von frisch geschlachteten Ziegen oder Schafen stammt. Bei einer Dominanz von Schleim legt man den Schwerpunkt auf gereifte Butter und Brühe von gereiftem Lamm, das heißt Lammfleisch, das reifen gelassen wurde. Zusätzlich dazu nimmt man, um sich zu verjüngen, eine Arznei, die »Essenz-Extrakt« genannt wird.

Zu dieser Arznei erklärt der Text, welchen Nutzen sie hat, wie der religiöse Ritus, der bei ihrer Herstellung durchgeführt wird, abläuft, und wie die »Basis«, das heißt die Person, die diese Praxis durchführt, beschaffen sein muß. Zunächst der Nutzen, der aus dem Ritus entsteht, in dessen Verlauf man den »Essenz-Extrakt« zu sich nimmt: Er verzögert den Alterungsprozeß, macht jünger, entfacht das Verdauungsfeuer, macht die Sinne und das Gedächtnis klarer, schärft den Verstand, verleiht eine volltönende Stimme und stärkt die Manneskraft.

Der Ort, an dem der Ritus durchgeführt wird, sollte sauber und abgelegen sein. Letzteres heißt, daß er ruhig und frei von

Betriebsamkeit, angenehm und mit allen für einen Aufenthalt notwendigen Voraussetzungen ausgestattet sein sollte. Außerdem sollte man nicht gestört werden, weil der Ritus ohne Unterbrechung durchzuführen ist. Man führt den Ritus durch, nimmt die Arznei und stellt sich dann vor, wie das Ambrosia in den eigenen Körper hineinfließt. Dabei würden alle Unterbrechungen nur stören. Die Person, die den Ritus durchführt, sollte nicht allzu alt sein, da die Praxis sonst nicht mehr sinnvoll wäre. Solange die Übung durchgeführt wird, sollte man sich weder zu sehr der Hitze des Feuers noch der Sonne aussetzen, man sollte nicht allzuviel Begierde entstehen lassen und weder körperlich noch geistig sehr hart arbeiten. Man sollte Speisen meiden, die verdorben sind und auch nichts zu sich nehmen, das sauer oder roh ist. Sobald die Planeten und Sterne in einer günstigen Konstellation stehen, sollte man sich waschen. Dazu benutzt man entweder Linsenpulver oder Seife und reibt seinen Körper anschließend mit Öl ein. Das ist das äußere Bad. Für das innere Bad benutzt man eine Arznei, die aus neun Substanzen besteht, die mit Kuhurin gemischt wurden. Man nimmt sie entweder als Pille oder zusammen mit Kuhurin. Der Urin der Kuh hat die besondere Eigenschaft, die Lymphe und das Blut im Körper zu reinigen. Eine Ausübung dieser Praxis ohne ein vorhergehendes äußeres und inneres Bad, wäre so, als würde man versuchen, ein schmutziges Tuch zu färben – das Tuch würde an den verschmutzten Stellen keine Farbe annehmen. Nach der Durchführung des inneren und äußeren Bades ist die Übung mit dem »Essenz-Extrakt« dagegen sehr erfolgreich.

Die Zubereitung der Arznei ist ungewöhnlich, sie entspricht nicht dem üblichen Herstellungsverfahren für Pillen, sondern eher der Art, in der wir Vitaminpräparate herstellen. Man kocht eine Mischung aus verschiedenen Substanzen, fügt anschließend Milch hinzu, kocht ein, fügt Butter hinzu und kocht wieder ein. Schließlich erreicht man einen Punkt, an dem man den Finger in die kochende Flüssigkeit stecken kann, ohne sich weh zu tun. Wenn man etwas von der Masse ins Feuer spritzt, zischt es noch nicht einmal. Die Substanzen haben eine Veränderung durchgemacht. Anschließend fügt man pulverisierten Zucker und getrockneten Honig hinzu und dreht Pillen. Ich gebe hier nur einen kurzen Abriß des ganzen komplizierten Verfahrens.

Man nimmt die Arznei während eines Zeitraums von höchstens sechs Monaten, in der Regel sind es drei Monate. Eine Form des »Essenz-Extraktes«, die aus fünf metallischen Substanzen besteht, ist die beste Arznei, um die Lebensdauer eines Menschen zu verlängern, der von Blut und Galle dominiert wird. Eine andere Form, die aus einer anderen Gruppe von fünf Substanzen und unter Verwendung von Honig hergestellt wird, ist für Menschen, bei denen Schleim und der Faktor der Kälte vorherrscht. Sie verlängert die Lebensdauer, vermehrt das Fleisch und entzündet das Verdauungsfeuer. Wieder eine andere Form enthält drei Früchte. Sie macht die Sinnesfähigkeiten klarer, erzeugt körperliche Stärke, beseitigt Krankheiten, die auf eine dreifache Kombination von Körpersäften zurückgehen und wirkt verjüngend. Weiter gibt es noch eine Variante, die aus Flüssigkeiten gemacht wird, die aus Blüten gewonnen wurden. Sie läßt die Zeichen des Alterns verschwinden; man bekommt den Körper eines Sechzehnjährigen, die Gewandtheit eines Löwen, die Kraft eines Elefanten, die Schnelligkeit eines Pferdes und eine Lebensdauer, die der von Sonne und Mond gleichkommt. Es gibt insgesamt neun verschiedene Formen dieser Medizin.

Der größte Teil des Rituals besteht aus Meditation und dem Wiederholen von Mantras. Der Meditierende visualisiert sich selbst und die Medizin jeweils als eine Gottheit. Während er die Medizin als Gottheit meditiert, stellt er sich vor, daß sie zu Licht zerschmilzt und sich in Ambrosia verwandelt. Dieses Ambrosia ist ein *medizinisches* Ambrosia der Freiheit von Krankheiten, eine *Weisheits*ambrosia der Freiheit von Zerfall und ein *Lebens*ambrosia der Unsterblichkeit. Wenn das Ritual richtig durchgeführt wird, stellen sich die oben beschriebenen Wirkungen ein.

In Tibet gibt es Berichte von Leuten, die diese Praxis erfolgreich ausgeführt haben und dadurch in hohem Alter wieder jung geworden sind. Sie sind bis zu 130 und 150 Jahre alt geworden. In Lhasa lebt heute noch ein Geshe [ein gelehrter Lama], dessen Körper durch diese Praxis jünger geworden ist. Er lebt nur von diesen Pillen und nimmt keine andere Nahrung zu sich. Als die

Chinesen in unserem Land die Macht übernahmen, wollten sie ihn prüfen und sperrten ihn für fünfzehn Tage in einen Raum, wo er keine Nahrung außer diesem »Essenz-Extrakt« zu sich nehmen konnte. Er verbrachte die Zeit meditierend und überstand sie ohne Probleme. Die Chinesen waren beeindruckt und ließen ihn in Ruhe. Sie sagten: »Du bist ein wirklicher Übender«. Seine Haut hat allerdings zu wenig Spannkraft, weil er keinerlei Butter, Fleisch und dergleichen zu sich nimmt. Er nimmt wahrscheinlich dreimal am Tag jeweils eine große Pille.

Ein Mensch, bei dem Wind vorherrscht, sollte eine Form des »Essenz-Extrakt« nehmen, deren Wirkkraft schwer ist. Bei einem Vorherrschen von Galle sollte der Betreffende eine Form zu sich nehmen, deren Wirkkraft kühl ist und bei Schleim sollte die Wirkkraft grob sein.

In Tibet nahmen viele Leute eine Variante dieser Arznei, die bloß aus Blütenextrakten bestand. Es gab auch viele, die sich über eine Zeit von einem oder zwei Jahren nur von einem bestimmten »Essenz-Extrakt« ernährten. Wenn der Geshe in Lhasa die Möglichkeit hätte, diesen Blütenextrakt einzunehmen, würde das die Spannkraft seiner Haut wiederherstellen.

Unter der Voraussetzung, daß die Arznei richtig hergestellt und die Meditation richtig durchgeführt wird, stellen sich eine Reihe von Erfolgszeichen ein: der Körper wird jünger, weißes Haar wird wieder schwarz, es kann sogar vorkommen, daß neue Zähne wachsen. Wenn diese Zeichen sich einstellen, war die Anwendung erfolgreich und es ist nicht nötig, die Einnahme weiter fortzusetzen. Man könnte die Wirkungen aber weiter verbessern, wenn man später noch einmal von dem Mittel nimmt. Diese Praxis hat selbst dann einigen Erfolg und wirkt lebensverlängernd, wenn man nicht alle Bedingungen für ihre Ausübung erfüllen konnte. Falls man im Laufe der Ausübung dieser Praxis von einer anderen Krankheit betroffen wird, sollte man diese erst kurieren und erst anschließend wieder die ursprüngliche Praxis aufnehmen.

Es gab eine Inkarnation von Ma-tshig Lab-drön, die 180 Jahre gelebt hat. Sie ist erst vor etwa 25 Jahren gestorben. Sie benutzte einen »Essenz-Extrakt«, der zusammen mit Nahrungsmitteln eingenommen wird. Ich habe sie ein paarmal getroffen.

Die Verwandlung der Medizin durch Meditation

Der Buddha Śākyamuni hat, jeweils in Übereinstimmung mit den Veranlagungen und Interessen der von ihm unterrichteten Lebewesen, eine große Menge von Lehren gegeben. Unter diesen Unterweisungen nimmt die von ihm gelehrte Wissenschaft der Medizin einen hervorragenden Platz ein. Der Grund dafür ist unter anderem folgender: Man kann die Sechs Vollendungen von Geben, Moral, Geduld, Anstrengung, Sammlung und Weisheit für gewöhnlich nicht von Anfang an gleichzeitig üben, sondern muß zunächst eine nach der anderen praktizieren. In der Medizin kann man dagegen, sobald man die wesentlichen Züge dieser Lehren erkannt und in die Tat umgesetzt hat, gleichzeitig alle sechs Vollendungen üben.

Es gibt drei Arten des Gebens: das Geben von materiellen Dingen, das Geben von Freiheit von Furcht und das Geben der Lehre. Das Verabreichen von Medizin gehört zum Geben von materiellen Dingen. Wenn der Arzt dem Patienten einen Rat gibt, der ihn beruhigt und ihm hilft, eine entspannte Haltung einzunehmen, so ist das ein Geben von Freiheit von Furcht; der Arzt erlöst ihn von seinen Ängsten, genauso wie er es tut, wenn er ihm eine lebensrettende Medizin verabreicht. Wenn der Arzt dem Patienten rät, Mantras zu wiederholen und religiöse Handlungen auszuführen, so ist das ein Geben der Lehre. Auch wenn die Arznei, die der Arzt gibt, mit Mantras in einen besonderen Zustand überführt worden ist, ist das eine Form des Gebens, die mit der Lehre zu tun hat. Wenn der Arzt einen Patienten ohne Honorar behandelt, praktiziert er alle drei Arten des Gebens – das Geben von materiellen Dingen, das Geben von Freiheit von Furcht und das Geben der Lehre.

Die Vollendung der Moral praktiziert der Arzt, wenn er die Arzneien pfleglich in einer speziellen sauberen Umgebung aufbewahrt und sie nicht auf unzulässige Weise zusammenmischt und wenn er das Wohl anderer vor das eigene stellt. Die Vollendung der Geduld praktiziert der Arzt, der auch Apotheker ist, wenn er in die Berge geht, um Kräuter zu sammeln, wobei er seine Hände an scharfen Blättern und an Dornen verletzen kann und die Mühen langer Wanderungen und harter Arbeit auf sich nimmt. Indem er diese Mühen auf sich nimmt und erträgt, übt er die Vollendung der Geduld.

Die Vollendung der Anstrengung erfüllt der Arzt, wenn er die in den verschiedenen Jahreszeiten jeweils anfallenden Zubereitungen von Arzneimitteln nicht aufschiebt, sondern mit großem Bemühen gleich ausführt. Die Vollendung der Sammlung wird durch die Übung von Meditation und Mantras praktiziert, die ich anschließend gleich erklären werde. Die Vollendung der Weisheit praktiziert der Arzt, wenn er ein genaues Wissen davon hat, welches Element vorherrschend sein muß, wenn bestimmte Qualitäten, Geschmacksarten und Wirkkräfte auftreten und warum das so ist. Auf diese Weise sollte die Ausübung der Medizin immer mit der Übung der Sechs Vollendungen durchdrungen sein.

Mit der Übung der Sammlung hängt es zusammen, daß die buddhistische Medizin sich von nicht-buddhistischer Medizin unterscheidet. Die buddhistische Medizin unterscheidet nämlich drei Ebenen der Wirkkraft von Arzneien: die Ingredienzen der Arznei selbst, die in ihr enthaltene Kraft des Mantra und die Kraft des meditativen Gleichgewichts. Bei an sich gleichen Ingredienzen werden manche Arzneien im buddhistischen System noch zusätzlich durch das Meditieren bestimmter Gottheiten aktiviert. Die meditative Aktivierung von Arzneimitteln richtet sich auf verschiedene Gottheiten, so benutzt man zum Beispiel die Gottheit Hayagrīva für Arzneimittel, die gegen ansteckende Krankheiten wirksam sind. Zunächst sammelt der Arzt alle Bestandteile, die er für die Herstellung des Mittels benötigt; vor der Herstellung des Arzneimittels führt er dann ein Ritual durch und im Anschluß an die Herstellung noch ein anderes Ritual.

Während dieser Rituale stellt sich der Arzt oder Lama in der Meditation vor, er selbst sei Hayagrīva und auch die Pille visualisiert er als diese Gottheit. Dann stellt er sich vor, daß die beiden Erscheinungen von Hayagrīva, er selbst und die Pillen, zu einer untrennbaren Einheit verschmelzen. Die in dem Ritual verwendeten Gottheiten und Mantras sind je nach Anwendungszweck verschieden und dementsprechend unterscheidet sich auch ihre verstärkende Wirkung auf die Arznei.

Das Ritual hat folgenden allgemeinen Aufbau: Zunächst stellt der Lama sich vor, daß er die Pillen in eine Bettelschale gibt. Dann nimmt er Zuflucht zum Buddha, zur Lehre und zur Gemeinde und läßt in sich die selbstlose Absicht entstehen, Erleuchtung zu erlangen. Anschließend löst sich der Arzt/Lama in der Leerheit auf, um dann wieder als Hayagrīva oder als Bhaiṣajyaguru zu erscheinen. Er erscheint entweder inmitten des gesamten Mandalas oder alleine. Bhaiṣajyaguru ist von einer Farbe, die blau wie der Himmel ist. Sein Körper ist von außen her betrachtet klar und durchsichtig, auch von innen nach außen gesehen ist er klar und durchsichtig. Seine rechte Hand zeigt die Geste des meditativen Gleichgewichts, in seiner linken hält er eine Bettelschale, die mit Ambrosia gefüllt ist. Als nächstes meditiert man einen genauso aussehenden Herrn der Heiler, der sich vor einem im Raum befindet. Dann lädt man selbst als Bhaiṣajyaguru alle Buddhas der zehn Richtungen in Form des Königs der Heiler[183] ein. Diese lösen sich in einem selbst und in der vor einem befindlichen Gottheit auf. Zu diesem Zeitpunkt denkt man, daß man tatsächlich mit dem König der Heiler eins geworden ist. Von dem König der Heiler vor einem gehen Lichtstrahlen aus, die in allen zehn Richtungen heilende und nährende Essenzen sammeln und sich dann wieder in der Bettelschale sammeln, in der sie sich auflösen. Anschließend wird das Mantra wiederholt. Während der Wiederholung des Mantras, hält man den Körper in der Position von Vairocana, die sieben Punkte umfaßt: Die Beine sind in der Diamantenhaltung, das heißt gekreuzt; die Hände hält man entweder so, wie es oben gesagt wurde oder man hält sie in der Geste des meditativen Gleichgewichts mit der rechten Hand in der linken, wobei die Spitzen der Daumen sich leicht berühren. Die Augen sind auf die Nasenspitze gerichtet, das Rückgrat ist gerade wie ein Pfeil, der Hals ist leicht nach vorne gebeugt – wie bei einem Pfau. Die Schultern sind gerade und in einer Ebene mit dem Körper. Die Zähne berühren die Furche innen hinter der oberen Zahnreihe. Wenn der Körper in diese Position gebracht ist, visualisiert man am Herzen eine flache Mondscheibe, auf der ein

OṂ steht. Die Silbe *OṂ* sendet Lichtstrahlen aus, die alle zehn Richtungen füllen; aus diesen Lichtstrahlen entstehen Opfergöttinnen, die allen Buddhas Gaben darbringen. Anschließend lösen die Göttinnen sich, zusammen mit den Qualitäten von Körper, Rede und Geist der Buddhas, in Lichtstrahlen auf, die sich am eigenen Herzen sammeln und im eigenen Geistkontinuum auflösen.

Die Qualitäten des Körpers der Buddhas kehren in Form von weißen Lichtstrahlen zurück, die sich am Scheitel des eigenen Körpers auflösen; die Qualitäten der Rede des Buddha kehren als rote Lichtstrahlen zurück und lösen sich im eigenen Hals auf; die Qualitäten des Geistes der Buddhas schließlich kehren als blaue Lichtstrahlen zurück und lösen sich am eigenen Herzen auf.

Vom Herzen gehen jetzt von neuem Lichtstrahlen aus, die auf alle sechs Arten von Lebewesen treffen (Höllenwesen, Hungrige Geister, Tiere, Menschen, Halbgötter und Götter). Die Lichtstrahlen gehen in Körper und Geist dieser Lebewesen ein und verschaffen ihnen Erleichterung von ihren jeweiligen Leiden: Götter leiden an dem außerordentlichen Kummer, der auftritt, wenn sie sterben müssen und ihnen deutlich wird, daß sie anschließend in einem niedrigeren Bereich wiedergeboren werden. Halbgötter leiden unter Eifersucht und unter den sich daraus ergebenden Kämpfen mit den Göttern. Menschen leiden unter Geburt, Alter, Krankheit und Tod. Tiere leiden unter ihrer Dummheit und daran, daß sie von anderen Lebewesen für ihre Zwecke benutzt werden. Hungrige Geister leiden unter Hunger und Durst und Höllenwesen unter Hitze und Kälte. Die Lichtstrahlen lindern die besonderen Leiden von jedem dieser Lebewesen.

Als nächstes stellt man sich vor, daß jetzt in der gleichen Weise von dem König der Heiler, der sich vor einem im Raum befindet, Lichtstrahlen in alle zehn Richtungen gehen, in die vier Elemente eintreten und sie in hochwirksame Arzneien verwandeln. Die Lichtstrahlen kehren zurück und lösen sich in den Arzneien in der Bettelschale von Bhaiṣajyaguru auf. Auf diese Weise beeinflußt die Kraft von Mantras und meditativem Gleichgewicht die Wirkkraft der Arzneimittel.

Man nennt den König der Heiler auch den »höchsten Heiler«[184]. Auch gewöhnliche Ärzte sind durchaus Heiler, aber sie sind keine Höchsten Heiler, oder allwissende Ärzte, wie Bhaiṣajyaguru. Bhaiṣajyaguru hat in seinem Kontinuum Begierde, Haß und Unwissenheit und die daraus entstehenden Früchte – Wind, Galle und Schleim – vollständig beseitigt und ist imstande, anderen zu helfen, das gleiche zu tun. Deshalb ist er der König der Heiler.

Er kennt die Veranlagungen und Interessen jedes einzelnen Lebewesens und kann ihm deshalb die Belehrungen geben, die seiner jeweiligen Situation entsprechen. Deshalb sagt man, daß allein das Hören seines Namens bewirkt, daß man nicht die Leiden einer schlechten Existenzform erfahren muß. Wenn das zutrifft, erübrigt es sich zu erwähnen, wie hilfreich das Rezitieren seines Mantras ist. Die Lebewesen können eine Geburt in einer schlechten Existenzform selbst mit großen Mengen von Gold und Silber nicht abwenden, es lohnt sich also wirklich, die Meditationshaltung einzunehmen, sich selbst als den König der Heiler zu visualisieren und mit der auf einem Punkt gerichteten Konzentration sein Mantra zu rezitieren. Man kann sich den König der Heiler vor sich im Raum vorstellen. In beiden Fällen sollte man sorgfältig das Blau seines Körpers, die Weise, in der er sitzt, die Haltung seiner Hände usw. betrachten und über seine Qualitäten und seine selbstlosen Taten reflektieren. In diesen Gedanken wiederholt man sein Mantra:

Namo bhagavate bhaiṣajya guru vaiḍūrya prabhā rājāya tathāgatāyārhate samyak saṃbuddhāya tad yathā: oṃ bhaiṣajye bhaiṣajye mahā bhaiṣajya bhaiṣajya rājā samudgate svāhā. [185]

Anhang

Anhang A: Liste der Begriffe

Die drei Körpersäfte (*humores*)
1. Wind (Luft)
2. Galle
3. Schleim

Die Drei Geistesgifte
1. Begierde
2. Haß
3. Unwissenheit (geistige Verdunklung).

Die Vier Tantras
1. *Wurzel-Tantra*
2. *Tantra der Erklärung*
3. *Tantra der Mündlichen Überlieferung*
4. *Letztes Tantra*

Die fünf Arten von Galle
1. Verdauende Galle
2. Farbe oder Glanz regulierende Galle
3. Verwirklichende Galle
4. Sehen machende Galle
5. Farbe (der Haut) hellmachende Galle

Die fünf Arten von Schleim
1. Stützender Schleim
2. Zersetzender Schleim
3. Schmecken machender Schleim
4. Zufriedenstellender Schleim
5. Verbindlicher Schleim

Die fünf Arten von Wind
1. Lebenserhaltender Wind
2. Aufsteigender Wind
3. Durchdringender Wind
4. Feuerbegleitender Wind
5. Abwärts treibender Wind.

Die fünf Vollorgane
1. Herz
2. Lunge
3. Leber
4. Milz
5. Nieren

Die sechs Gefäßorgane

1. Magen
2. Dünndarm
3. Dickdarm
4. Gallenblase
5. Samenblase (*bsam se'u*)
6. Harnblase

Die drei Ausscheidungen

1. Kot
2. Urin
3. Schweiß

Die Sieben Grundstoffe des Körpers

1. Chylus
2. Blut
3. Fleisch
4. Fett
5. Knochen
6. Mark
7. Flüssigkeit für die Fortpflanzung (bei Mann und Frau)

Anhang B: Inhaltsüberblick zum *Wurzel-Tantra* und zum *Erklärungstantra* (Kapitel 1–15)

(Dieser Überblick über den Inhalt des *Wurzel-Tantra* und über die ersten 15 Kapitel des *Erklärungstantra* basiert auf dem Buch *The Ambrosia Heart Tantra* von Dr. Yeshi Donden in der englischen Übersetzung vom Ehrw. Jhampa Kelsang (Alan Wallace). Die Seitenangaben in eckigen Klammern beziehen sich auf die Ausgabe der Library of Tibetan Works and Archives in Dharamsala (Indien). Die bibliographischen Hinweise sind im Literaturverzeichnis zu finden. Anm. d. Üb.)

EINLEITENDES

I. Motive für ein Studium der Medizin [13]
II. Die richtige Einstellung des Studenten [13]

DAS *WURZEL-TANTRA*

I. Einleitung [13]
  A. Beschreibung der Acht Zweige der Medizin
    1. Die allgemeine Heilung des Körpers (Allgemeine Therapie)
    2. Behandlung von Frauenkrankheiten (Gynäkologie)
    3. Behandlung von Kinderkrankheiten (Pädiatrie)
    4. Behandlung von Krankheiten, die von Geistern verursacht wurden (Psychiatrie)
    5. Behandlung von Wunden (Allgemeine Chirurgie)
    6. Behandlung bei Vergiftungen (Toxikologie)
    7. Behandlung von im Alter auftretenden Problemen (Verjüngung/Geriatrie)
    8. Behandlungen zur Herstellung von Fruchtbarkeit
  B. Eine traditionelle Geschichte der medizinischen Wissenschaft und eine Liste der wichtigsten Fachbegriffe [15]

II. Die Lehrinhalte der medizinischen Wissenschaft [25]
  A. Die Vier Tantras [26]
  B. Die Acht Glieder [26]
  C. Die Elf Prinzipien [27]
  D. Die Fünfzehn Unterteilungen [27]
  E. Die Vier Kompilationen [27]
  F. Die 156 Kapitel, (die C, D und E erklären) [32]

III. Die bei Krankheit beteiligten Faktoren [33]
  A. Die Körpersäfte
    1. Wind
      a. Lebenserhaltender Wind
      b. Aufsteigender Wind
      c. Durchdringender Wind
      d. Feuerbegleitender Wind
      e. Abwärts treibender Wind

    2. Galle
      a. Verdauende Galle
      b. Farbe oder Glanz regulierende Galle
      c. Verwirklichende Galle
      d. Sehen machende Galle
      e. Farbe (der Haut) hellmachende Galle

    3. Schleim
      a. Stützender Schleim
      b. Zersetzender Schleim
      c. Schmecken machender Schleim
      d. Zufriedenstellender Schleim
      e. Verbindender Schleim

  B. Die Sieben Grundstoffe des Körpers [33]
    1. Chylus
    2. Blut
    3. Fleisch
    4. Fett
    5. Knochen
    6. Mark
    7. Flüssigkeit für die Fortpflanzung (bei Mann und Frau)

  C. Abfallprodukte [33]
    1. Kot
    2. Urin
    3. Schweiß

  D. Störungen im Gleichgewicht der Körpersäfte [34]
    1. Ursachen
      a. Begierde
      b. Haß
      c. Unwissenheit
    2. Bedingungen [34]
      a. Zeit (Tageszeit/Jahreszeit)
      b. Geister
      d. Ernährung
      d. Verhalten

DAS *ERKLÄRUNGSTANTRA*

Literaturverzeichnis

Avedon, John, *In Exile from the Land of Snows*. New York: Knopf, 1979.

Badjajew, Peter, Jr.; Badmajew, Vladimir, Jr.; und Park, Lynn, *Healing Herbs: The Heart of Tibetan Medicine*. Berkeley: Red Lotus Press, 1982.

Birnbaum, Raoul, *Der Heilende Buddha. Heilung und Selbstheilung im Buddhismus – Meditationen, Rituale, Basistexte*. München: O. W. Barth, 1982.

Clifford, Terry, *Tibetische Heilkunst*. München: O. W. Barth, 1986

Das, Sarat Chandra *A Tibetan-English Dictionary with Sanskrit Synonyms*. Calcutta, 1902.

dBang 'dus (Hrsg.), *gSo ba rig pa'i tshig mdzod gYu thog dgongs rgyan*. (Tibetisches Wörterbuch der Medizin), Peking, 1982.

Donden, Dr. Yeshi, *The Ambrosia Heart Tantra*. vol. 1. Übersetzt von Jhampa Kelsang (Alan Wallace). Dharamsala: Library of Tibetan Works and Archives, 1977.

Emmerick, Ronald E., »Some Lexical Items From The *Rgyud-bźi.*« *Proceedings Of The Csoma De Körös Memorial Symposium*. Louis Ligeti (Hrsg.). Budapest: Akadémiai Kiadó, 1978.

ders., »A Chapter From The Ggyud-bźi«. *Asia Major*, vol. XIX, 2, Seite 141–162.

Finckh, Elisabeth, *Grundlagen tibetischer Heilkunde*. Band 1 und 2. Uelzen: Medizinisch Literarische Verlagsgesellschaft, 1975 (Band 1), 1985 (Band 2).

Goldstein, Melvyn C., *Tibetan-English Dictionary of Modern Tibetan*. Kathmandu: Ratna Pustak Bhandar, 1975.

ders., *English Tibetan Dictionary of Modern Tibetan*. Berkeley: University of California Press, 1984.

'Jam dpal rdo rje, *An Illustrated Tibeto-Mongolian Materia Medica Of Ayurveda of 'jam dpal rdo rje of Mongolia*. Lokesh Chandra (Hrsg.), New Delhi: International Academy of Indian Culture, 1971. Śata-pitaka series, Indo-Asian Literatures, vol. 82.

Meyer, Fernand, *gSo-ba Rig-pa, Le système médical tibétain*. Paris, 1981.

Norbu, Namkhai, *On Birth And Life: A Treatise on Tibetan Medicine* Engl. Übersetzung von Dr. Barry Simmons. Venedig, 1983.

Rabgay, Lobsang, *Pulse Analysis in Tibetan Medicine*, in: *Tibetan Medicine*, Series No. 3, 1981, S. 45–52, Dharamsala.

ders., *»Urine Analysis in Tibetan Medicine«*, in: *Tibetan Medicine*, Series No, 3, 1981, S. 53–60, Dharamsala.

ders., *The Art of Tibetan Urinanalysis – A Do-it-yourself Technique*, Delhi: Dr. Lobsang Rabgay, 1986.

Rechung Rinpoche, *Tibetan Medicine Illustrated in Original Texts*. London, 1973. Nachgedruckt als: *Tibetan Medicine* Berkeley, 1976.

Sangs-rgyas rgya-mtsho, sDe srid (1653–1705), *Bai ḍūr sṅon po, vols 1–4.* Leh: T. Y. Tashingangpa, 1973. Smanrtsis Shesrig Spendzod Series, vols. 51–54.

Tibetan Medicine – A publication for the study of Tibetan medicine. Dharamsala: The Library of Tibetan Works and Archives, 1980 –.

Tsarong, T. J., *Handbook of Traditional Tibetan Drugs – Their Nomenclature, Composition, Use and Dosage.* Kalimpong: Tibetan Medical Publications, 1986.

Vogel, Claus, *Vāgbhaṭa's Aṣṭāṅgahṛdayasaṃhita, The First Five Chapters of its Tibetan Version,* Wiesbaden, 1965.

Anmerkungen

1 Dieser Abschnitt stammt aus dem großartigen Buch *In Exile from the Land of Snow* von John Avedon (New York, 1979). Für weitere Einzelheiten aus der faszinierenden Geschichte von Dr. Donden siehe dort S. 137–156. Elisabeth Finckh identifiziert Namso als ein Dorf in der Nähe eines Sees, der Sees Yar-drok (*yar 'brog*) heißt, siehe ihre *Grundlagen tibetischer Heilkunde*, Band 1, S. 25.

2 *mKhyen rab nor bu*, 1882–1962. Elisabeth Finckh führt in ihrer Liste mit medizinischer Literatur auch drei Werke dieses Lehrers auf (*Grundlagen tibetischer Heilkunde*, Band 1, S. 31, Nr. 13, 14 und 15).

3 *Rlung, mkhris pa* und *bad kan*. Wie schon im Vorwort erwähnt, umfassen diese Begriffe sehr viel mehr als die gewöhnliche Wortbedeutung von Wind, Galle und Schleim. Im Tibetischen werden sie die drei *nyes pa* (Sanskrit *doṣa*), wörtlich: »Fehler«, genannt. Die Bezeichnung rührt wahrscheinlich daher, daß in ihnen der Ausgangspunkt für alle möglichen Arten von Krankheiten gesehen wird. Wir übersetzen hier *nyes pa* etwas freier mit »Körpersäfte« – in Anlehnung an die aus der galenischen Medizin bekannten *humores*.

4 *rGyud bzhi*. Der vollständige Titel dieses Werkes lautet *bdud rtsi snying po yan lag brgyad pa gsang ba man ngag gi rgyud*. Ein ausgezeichneter Überblick über die tibetische medizinische Literatur findet sich in Kapitel 4 (S. 27–31) des Buches *Grundlagen tibetischer Heilkunde, Band 1* von Elisabeth Finckh.

5 *rTsa ba'i rgyud.*

6 *bShad pa'i rgyud.*

7 *Man ngag gi rgyud.*

8 *Phyi ma'i rgyud.*

9 Für eine inhaltliche Übersicht zu den vier Tantras siehe: Elisabeth Finckh, *Grundlagen tibetischer Heilkunde* Band 1, Kapitel 5 (S. 33–42); T. J. Tsarong, *Fundamentals of Tibetan Medicine* (Dharamsala: Tibetan Medical Centre, 1981), S. 100–108. Der Anhang B des vorliegenden Buches gibt einen detaillierten Überblick zum ersten Tantra *(rtsa ba'i rgyud)* und zu den ersten 15 Kapiteln des zweiten Tantra *(bshad pa'i rgyud)*.

10 Für weitere Darstellungen hierzu siehe: Elisabeth Finckh, *Grundlagen tibetischer Heilkunde,* Band 1, Kapitel 6 und 7 (S. 43–80); Dr. Yeshi Donden: *The Ambrosia Heart Tantra,* ins Englische übersetzt von Jhampa Kelsang (Alan Wallace), Dharamsala: Library of Tibetan Works and Archives, 1977), S. 41–42; R. E. Emmerick, A Chapter from the *Rgyud-bži, Asia Major,* Band XIX, 2, S. 141–162; T. J. Tsarong, *Fundamentals of Tibetan Medicine*, S. 45–70, Dharamsala 1981.

11 *gNas lugs rtsa ba. gNas lugs* heißt soviel wie »Beschaffenheit« oder »eigentlicher Zustand«. Eine andere Bezeichnung für diese Wurzel ist *gnas lugs nad gzhi* (»der eigentliche Zustand [des Körpers] als Grundlage für die Krankheit«).

12 Das System von drei Körpersäften hat eine Entsprechung in den drei Qualitäten des indischen Samkhyasystems, nämlich *sattva, rajas* und *tamas.* Auch bei den Begriffen für den im Gleichgewicht befindlichen (*rnam par ma gyur pa*) und den im Ungleichgewicht befindlichen (*rnam par gyur pa*) Zustand bestehenden Übereinstimmungen. Tsong-khapa bezeichnet in seinem Test *Die Große Darstellung des Geheimen Mantra* die drei subtileren Bewußtseinszustände, die im Höchsten Yoga Tantra dem Geisteszustand des Klaren Lichtes vorausgehen, mit *sattva, rajas* und *tamas.*

13 Zu Varianten bei den tibetischen Bezeichnungen der jeweils fünf Arten von Wind, Galle und Schleim sowie zu ihren Entsprechungen im Sanskrit siehe R. E. Emmerick, »A Chapter from the *Rgyud-bźi, Asia Major,* Band XIX, 2, S. 148–150.

14 Vgl. Dr. Yeshi Donden, *The Ambrosia Heart Tantra,* Band 1, S. 33–35 und Elisabeth Finckh, *Grundlagen tibetischer Heilkunde,* Band 1, Kapitel 7 (S. 57–80).

15 Es gibt daneben eine Klassifizierung der Krankheiten in fünf Gruppen, die sich darauf bezieht, welche Art von Menschen von ihnen betroffen werden. Es werden Krankheiten unterschieden, die speziell bei Männern, bei Frauen, bei Kindern, oder bei alten Leuten auftreten sowie Krankheiten, die bei allen diesen Gruppen auftreten können. Vgl. *Ambrosia Heart Tantra*, Band 1, S. 87–110. Das *Ambrosia Heart Tantra* erwähnt kurz noch eine andere Art der Unterteilung von Krankheiten, die sich auf deren charakteristischen Eigenschaften gründet (Band 1, S. 110).

16 Der entsprechende Abschnitt im *Ambrosia Heart Tantra* findet sich auf den Seiten 76–77.

17 Der entsprechende Abschnitt im *Ambrosia Heart Tantra* findet sich auf den Seiten 78–80.

18 Der entsprechende Abschnitt im *Ambrosia Heart Tantra* findet sich auf Seite 81.

19 Eine Liste der Organe findet sich in Anhang A.

20 Für eine Erörterung der philologischen Schwierigkeiten mit den »15 Zirkulationswegen« siehe den Aufsatz von R. E. Emmerick, »A chapter from the *Rgyud-bźi, Asia Major,* Band XIX, 2, S. 154–155.

21 Die Library of Tibetan and Archives in Dharamsala (Indien) gibt unter dem Titel *Tibetan Medicine* eine Zeitschrift in englischer Sprache heraus, die zu einer ganzen Reihe von Themen sehr nützliche Beiträge enthält. Mit der Pulsdiagnose befassen sich die Artikel »Pulse Diagnosis in Tibetan Medicine: Translated from the first chapter of the fourth Tantra« (Series No. 1, 1980, S. 13–29) von Yeshi Donden und Sonam

Topgay (als Übersetzer) sowie »Pulse Analysis in Tibetan Medicine« (Series No. 3, 1981, S. 45–52) von Lobsang Rabgay, Sonam Topgay und Lobsang Rabgay sind ein und dieselbe Person.

In dem Text *Blauer Vaiḍūrya* von sDe-srid Sangs-rgyas-rgya-mtsho (dem wohl populärsten Kommentar zu den *Vier Tantras*) findet sich der Abschnitt über den Puls in Band 4 auf den Seiten 2–88. »Vaiḍūrya« wird manchmal mit Lapislazuli, ein anderes Mal mit Katzenauge oder Beryll übersetzt. Für eine kurze Erörterung hierzu siehe Elisabeth Finckh, *Grundlagen tibetischer Heilkunde*, Band 1, S. 92, Anmerkung 3.

22 Der entsprechende Abschnitt im *Blauen Vaiḍūrya* von sDe-srid Sangs-rgyas-rgya-mtsho beginnt in Band 4 auf Seite 32 Zeile 2.

23 Der entsprechende Abschnitt im *Blauen Vaiḍūrya von sDe-srid Sangs-rgyas-rgya-mtsho beginnt in Band 4 auf Seite 33.4.*

24 *Der entsprechende Abschnitt im Blauen Vaiḍūrya* von sDe-srid Sangs-rgyas-rgya-mtsho beginnt in Band 4 auf Seite 34.6.

25 Als Maßeinheit wird die Länge des zweiten Daumengliedes (des Patienten) angegeben.

26 Der entsprechende Abschnitt im Blauen *Vaiḍūrya* von sDe-srid Sangs-rgyas-rgya-mtsho beginnt in Band 4 auf Seite 37.4.

27 Der entsprechende Abschnitt im *Blauen Vaiḍūrya* von sDe-srid Sangs-rgyas-rgya-mtsho beginnt in Band 4 auf Seite 38.1.

28 Der entsprechende Abschnitt im *Blauen Vaiḍūrya* von sDe-srid Sangs-rgyas-rgya-mtsho beginnt in Band 4 auf Seite 40.1.

29 Der entsprechende Abschnitt im *Blauen Vaiḍūrya* von sDe-srid Sangs-rgyas-rgya-mtsho beginnt in Band 4 auf Seite 42.2.

30 *Sha ba nag po.*

31 Der entsprechende Abschnitt im *Blauen Vaiḍūrya* von sDe-srid Sangs-rgyas-rgya-mtsho beginnt in Band 4 auf Seite 48.1.

32 *gNyan.*

33 *rGyal po.*

34 *bTsan.*

35 *bDud.*

36 *dKor bdag.*

37 *Sa bdag.*

38 *Klu srin.*

39 *Dam sri.*

40 Der entsprechende Abschnitt im *Blauen Vaiḍūrya* von sDe-srid Sangs-rgyas-rgya-mtsho beginnt in Band 4 auf Seite 62.5.

41 Der entsprechende Abschnitt im *Blauen Vaiḍūrya* von sDe-srid Sangs-rgyas-rgya-mtsho beginnt in Band 4 auf Seite 66.3.

42 *sTongs tshad.* Siehe hierzu *Tibetan Medicine,* Series 1, 1980, S. 26 und dBang 'dus (Hrsg.), *gSo ba rig pa'i tshig modzod gYu thog dgongs rgyan,* (Tibetisches Wörterbuch der Medizin), Peking, 1982, S. 212. (Anm. d. Üb.).

43 *rNyogs tshad.* Siehe hierzu *gSo ba rig pa'i tshig mdzod gYu thog dgongs rgyan,* S. 195 (Anm. d. Üb.).

44 Für eine Liste der Organe siehe Anhang A.

45 Der entsprechende Abschnitt im *Blauen Vaiḍūrya* von sDe-srid Sangs-rgyas-rgya-mtsho beginnt in Band 4 auf Seite 74.4.

46 Der entsprechende Abschnitt im *Blauen Vaiḍūrya* von sDe-srid Sangs-rgyas-rgya-mtsho beginnt in Band 4 auf Seite 78.4.

47 *Lha srung.*

48 *rGyal po.*

49 *Klu bdud.*

50 *Klu btsan.*

51 *Sa bdag.*

52 *Gre mo.*

53 *Gre po gnyan.*

54 *gNyan.*

55 *mTsho sman.*

56 *Glu bsen mo.*

57 *dKor bdag rgyal po.*

58 *bTsan.*

59 *bDud glu btsan.*

60 *Ma mo byang sman.*

61 *Glu gnyan.*

62 *Sa bdag.*

63 Der entsprechende Abschnitt im *Blauen Vaiḍūrya* von sDe-srid Sangs-rgyas-rgya-mtsho beginnt in Band 4 auf Seite 80.3.

64 *Chos mngon pa'i mdzod, abhidharmakośa.*

65 Vergl. auch Lobsang Rabgay, »Urine Analysis in Tibetan Medicine« in *Tibetan Medicine,* Series No. 3, 1981, S. 53–60 und Lobsang Rapgay, *The Art of Tibetan Urinanalysis – A Do-it-yourself Technique,* Delhi: Dr. Lobsang Rapgay, 1986, Im *Blauen Vaiḍūrya* von sDe-srid Sangs-rgyas-rgya-mtsho befindet sich der Abschnitt zur Urinanalyse in Band 4 auf den Seiten 84–127.

66 *Cu gang.* Die Kieselansammlungen in den Höhlungen der Halme des Bambus.

67 Der entsprechende Abschnitt im *Blauen Vaiḍūrya* von sDe-srid Sangs-rgyas-rgya-mtsho beginnt in Band 1 auf Seite 308.2. Vgl. auch *Ambrosia Heart Tantra* S. 112–116.

68 Der entsprechende Abschnitt im *Blauen Vaiḍūrya* von sDe-srid Sangs-rgyas-rgya-mtsho beginnt in Band 1 auf Seite 322.2. Vgl. auch *Ambrosia Heart Tantra* S. 117–119.

69 Der entsprechende Abschnitt im *Blauen Vaiḍūrya* von sDe-srid Sangs-rgyas-rgya-mtsho beginnt in Band 1 auf Seite 332.2. Vgl. auch *Ambrosia Heart Tantra* S. 120–122.

70 Der Abschnitt über die Ernährung im *Blauen Vaiḍūrya* von sDe-srid Sangs-rgyas-rgya-mtsho beginnt in Band 1 auf Seite 336.4. In der

Ausgabe aus Leh von 1973 haben die Seiten diese Abschnittes versehentlich falsche Nummern erhalten. Die mit der Nummer 339 versehene Seite ist tatsächlich die Seite 335. Weiter gilt: 340–336, 335–337, 336–338, 337–339 und 338–340.

71 *Khra ma,* Hordeum distichum, Zweizeilige Gerste.

72 *So ba.*

73 *Sre da,* Hordeum spontaneum, Wildgerste, Im *Blauen Vaiḍūrya,* 1, 337.6 lies *sre da* statt *sra da,* entsprechend S. 339.1.

74 *rGya sran.*

75 *Ma sha.*

76 *Sran chung leb mo.*

77 Til dkar nag.

78 *Zar ma.*

79 *Bra bo.*

80 Der Abschnitt über die Tiere beginnt im *Blauen Vaiḍūrya* von sDe-srid Sangs-rgyas-rgya-mtsho in Band 1 auf Seite 340.2. Seite 340 trägt irrtümlich die Seitennummer 338.

81 *rMa bya.*

82 *Gong mo,* Tetragallus himalayensis.

83 *sKyungs ka,*Pyrrhocax pyrrhocax.

84 *Bya nag.*

85 *Ne tso.*

86 *Khu byug,* Cuculus canorus.

87 *Thi ba zhar ma,* Columba oenas?

88 *sKya ga.*

89 *'Jol mo.*

90 *Bri'u.*

91 *Sha ba.*

92 *Gla ba.*

93 *dGo ba,* Procapra picticaudata.

94 *gNyan.*

95 *Ri bong.*

96 *brTsod.*

97 *gNa'ba,* Ovis ammon hodgsoni.

98 *rGya.*

99 *Kha sha,* Cervus eaphus wallichii.

100 *Ra rgod.*

101 *Phag rgod.*

102 *Ma he.*

103 *bSe ru.*

104 *sMyug stag.*

105 *rKyang.*

106 *gYag rgod* oder *'brong.*

107 *mDzo rgod.*

108 *sTag.*

109 *gZig.*
110 *Dom.*
111 *Dred.*
112 *gSa'.*
113 *sPyangs kyi,* Vielfraß?
114 *gYi.*
115 *Wa.*
116 *'Phar ba.*
117 *sBre,* wird in S.Ch. Das, *Tibetan-English Dictionary,* S. 944 als Wiesel oder Steinfuchs identifiziert.
118 *Bya rgod.*
119 *Khva ta,* Corvus macrorhynchos.
120 *Bya rlag.*
121 *Ne le* oder *'Ol pa;* F. Meyer, *Gso ba rig pa – Le système médical tibétain,* S. 179 identifiziert *'ol pa* (bei ihm *'ol ba*) als Falco cherrug.
122 *Bya rog.*
123 *'Ug pa.*
124 *Khra.*
125 *mDzo.*
126 *'Bri.*
127 *gYag.*
128 *rNga mo.*
129 *rTa.*
130 *Bong bu.*
131 *Ba lang.*
132 *sKom po.*
133 *Ra.*
134 *Lug.*
135 *Khyim bya.*
136 *'Phyi ba.*
137 *gZugs mo phyi thur,* Hystrix indica.
138 *sBal pa.*
139 *sBrul.*
140 *Grum pa.*
141 *rMigs pa.*
142 *rTsangs pa.*
143 *sDig pa.*
144 *Khrung khrung,* Grus siberica.
145 *Ngang skya.*
146 *Ngur pa.*
147 *So bya* oder *so to rog po.*
148 *sKyar mo,* Egretta alba.
149 *Sram.*
150 Nya.
151 *'Brum nag.*

152 Der Abschnitt über die Fette im *Blauen Vaiḍūrya* von sDe-srid Sangs-rgyas-rgya-mtsho beginnt in Band 1 auf Seite 346.6.

153 *sNgo ngad.*

154 *Srin nad.* Das medizinische Wörterbuch *gSo ba rig pa'i tshig mdzod gYu thog dgongs rgyan*, Peking, 1982, S. 642 zitiert unter diesem Stichwort einen Kommentar zu den *Vier Tantras*: ». . . allgemein gesprochen, gibt es in unserem Körper 84000 kleine Organismen, von denen bekannt ist, daß sie helfen, die Nahrung zu verdauen und dem Körper Kraft und Glanz zu verleihen. Wenn sie zu Krankheit werden, kann dem Körper unerträglicher Schmerz entstehen; man spricht dann von Krankheiten, [die durch] Kleinorganismen [hervorgerufen werden].« (Anm. d. Üb.)

155 *lCum,* Rheum palmatum.

156 *Chu lo,* Rheum emodi.

157 *Kheng po.* Für Spekulationen zur Bedeutung dieses und anderer Ausdrücke siehe R. Emmerick, »Some lexical items from the *Rgyud-bźi*«, *Proceedings of the Csoma de Körös Symposium,* Hrsg, von Louis Ligeti, Budapest: Akadémiai Kiadó, 1978. Emmerick schlägt für *kheng po* als Übersetzung »puffed up» (aufgebläht, aufgeblasen) vor, wobei er von der Grundbedeutung des Wortes *khengs po* (aufgebläht, stolz, hochmütig, arrogant) ausgeht.

158 *lCam pa,* Malva verticillata.

159 *Pe khur.* Eine andere Bezeichnung ist Plantago depressa. Der *Blaue Vaiḍūrya* von sDe-srid Sangs-rgyas-rgya-mtsho gibt als Synonym *tha ram* (Band 1, Seite 350.2).

160 *Dva ba,* entweder Arisaema intermedium oder Typhonium giganteum.

161 *sNe'u,* Chenopodium album.

162 *Mon sne dmar po.*

163 *Lo gsar me tog.*

164 *sKyabs.*

165 *sNgo sga,* Cremanthodium.

166 *lCa ba.* Es wird in S.Ch.Das *Tibetan-English Dictionary,* S. 396 als eine Art von Möhre identifiziert. (Laut F. Meyer, *Gso ba rig pa – Le système médical tibétain,* S. 174 handelt es sich um Selinum tenuifolium und andere Doldengewächse. Anm. d. Üb.).

167 *Ra mnye,* Polygonatum cirrhifolium.

168 *La phug.*

169 *sGog skya* und *sgog sngon,* in S.Ch. Das *Tibetan-English Dictionary* als Allium nival Jacqm, bzw. als Allium rubellum identifiziert.

170 *gYer ma,* Xantoxylum tibetanum. In S.Ch. Das *Tibetan-English Dictionary:* »Capsicum«.

171 *sGa.*

172 *Shing kun,* Ferula Assa foetida; auch Stinkasant.

173 Der entsprechende Abschnitt im *Blauen Vaiḍūrya* von sDe-srid Sangs-rgyas-rgya-mtsho beginnt in Band 1 auf Seite 351.2.

174 *Khri srong lde btsan.*

175 *Mu khri btsan po.*

176 *gSang sngags,* die übliche tibetische Bezeichnung für die Lehren des Diamantfahrzeugs (*vajrayāna*). (Anm. d. Üb.)

177 *gCin snyi ba.* Der entsprechende Abschnitt im *Blauen Vaiḍūrya* von sDe-srid Sangs-rgyas-rgya-mtsho beginnt in Band 2 auf Seite 519. Dieses Kapitel geht auf einen Vortrag zurück, den Dr. Donden an der Medical School der University of Virginia gehalten hat.

178 Der entsprechende Abschnitt im *Blauen Vaiḍūrya* von sDe-srid Sangs-rgyas-rgya-mtsho befindet sich in Band 2 auf den Seiten 134–153. Anm. d. Üb.

179 *gNyan nad bco brgyad.* Vergleiche hierzu Dr. Pema Dorjee: »Cancer: a traditional tibetan medical view« in *Tibetan Medicine*, Series No. 1, 1980. Der Artikel beruht auf einem Text von sDe-srid Sangs-rgyas rGya-mtsho, der seinen Kommentar zum *Tantra der mündlichen Unterweisungen* ergänzt (*man ngag yon tan rgyud kyi lhan thabs*). Anm. d. Üb.

180 *Zangs ltar dmar ba.*

181 *Ro tsa ba.* Der entsprechende Abschnitt im *Blauen Vaiḍūrya* von sDe-srid Sangs-rgyas-rgya-mtsho beginnt in Band 3 auf Seite 150.6.

182 *bCud len.* Der entsprechende Abschnitt im *Blauen Vaiḍūrya* von sDe-srid Sangs-rgyas-rgya-mtsho beginnt in Band 3 auf Seite 496.6.

183 *sMan pa'i rgyal po.*

184 *sMan bla, bhaiṣajyaguru.*

185 Die Form des Mantras hier weicht nur geringfügig von der Version ab, die Raoul Birnbaum in seinem hilfreichen Buch *Der Heilende Buddha* (München: O. W. Barth, 1982) zitiert. Siehe Seite 300, Anmerkung 21 (zu Seite 133), Auf S. 309, Anm. 11 (zu Seite 216) gibt Birnbaum eine Übersetzung des Mantra (hier in der deutschen Übersetzung von Rosemarie Fuchs):
»Ich verehre den Tathāgata, den Arhat, den Vollkommen Erleuchteten, den erhabenen Meister des Heilens, den König im Lapislazuli-Glanz: Ehre sei dem Heiligen, dem Heilen, dem höchsten Heilen!«

Falls Sie an weiteren Informationen zur tibetischen Medizin interessiert sind, wenden Sie sich bitte an:

DĀNA e.V.
Gesellschaft zur Erhaltung
tibetischer Kultur und Medizin
Leopoldstraße 194
80804 München

Heilwissen

Tenzin Choedrak

Ganzheitlich leben und heilen

Der Leibarzt des Dalai Lama über Vorbeugung und Therapie von Krankheiten

Band 4263

Die sanfte tibetische Heilkunde: eine echte Alternative zur hochtechnisierten Apparatemedizin.

Wolfgang G.A. Schmidt (Hrsg.)

Der Klassiker des Gelben Kaisers zur Inneren Medizin

Das Grundbuch chinesischen Heilwissens

Band 4260

Das Basisbuch der über 2000jährigen Geschichte traditioneller chinesischer Medizin endlich auf deutsch: Heilwissen über Körper, Geist und Seele.

Wolfgang G. A. Schmidt

Die alte Heilkunst der Chinesen

Ihre Kultur und ihre Anwendung

Band 4136

Akupunktur, natürliche Heilmittel und die praktischen Geheimnisse aus der Tradition einer sanften Medizin.

Hildegard von Bingen

Heilkraft der Natur – Physica

Rezepte und Ratschläge für ein gesundes Leben

Band 4159

Naturlehre und Heilwissen der heiligen Hildegard: der Klassiker der sanften Medizin. Mit praktischem Register und Querverweisen.

Hildegard von Bingen

Heilwissen

Von den Ursachen und der Behandlung von Krankheiten

Band 4050

Ein Klassiker der sanften Medizin, heute aktueller denn je: alle Ratschläge der genialen heilkundigen Frau in einem Band.

Henry D. Thoreau
Leben aus den Wurzeln
Die Inspiration der Stille als Weg zum Wesentlichen
Hrsg. von Susanne Schaup
Band 4507

Einfach leben, achtsam sein – das war sein Weg. Weisheitstexte, die die wahren Werte des Lebens ins Zentrum stellen.

Reinhold Messner
Die Grenzen der Seele wirst du nicht finden
Michael Albus im Gespräch mit einem modernen Abenteurer
Band 4503

Messner ganz anders: Das faszinierende Porträt eines Grenzgängers.

Ruth Pfau
Verrückter kann man gar nicht leben
Ärztin, Nonne, Powerfrau
Band 4436

Illegal im Afghanistan-Krieg. Allein auf Himalaya-Pfaden. Zupackend im Elend der Städte. Eine atemberaubend starke Frau, die vor den Mauern der Not nicht haltmacht.

Klemens Ludwig
Flüstere zu dem Felsen
Die Botschaft der Ureinwohner unserer Erde zur Bewahrung der Schöpfung
Band 4195

Menschen, die nie aufgehört haben, im Einklang mit der Natur zu leben, erheben in diesem Buch eindringlich ihre Stimme.

Tisa von der Schulenburg
Ich hab's gewagt
Bildhauerin und Ordensfrau – ein unkonventionelles Leben
Band 4169

Das abenteuerliche Leben einer ungewöhnlichen Frau: Tisa von der Schulenburg erzählt, wie sie die Freiheit fand, die sie immer gesucht hat.